DU

CHOLÉRA-MORBUS

ÉPIDÉMIQUE

DU

CHOLÉRA-MORBUS

ÉPIDÉMIQUE

PAR

AUGUSTE MILLET

MÉDECIN DE L'HOPITAL SPÉCIAL DES CHOLÉRIQUES
(AMBULANCE DE GRAMMONT, TOURS)

Docteur en Médecine et Lauréat de la Faculté de Paris,
Professeur suppléant à l'École secondaire de Médecine de Tours,
Médecin du Bureau de Bienfaisance,
Lauréat et Secrétaire adjoint de la Société médicale d'Indre-et-Loire,
Membre correspondant de l'Académie chirurgicale de Madrid,
de la Société nationale de Médecine de Marseille, etc., etc.

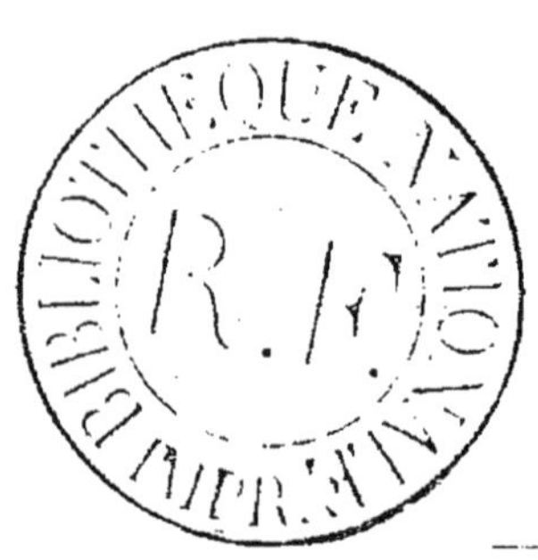

« Neque verò satis est, ad ea quæ facto opus sunt, præstò esse, sed et ægrum, et eos qui præsentes sunt, et res externas, ad id probè comparatos esse oportet. »

HIPPOCRATE, *Aphor.* I.

PARIS

LABÉ, ÉDITEUR

LIBRAIRE DE LA FACULTÉ DE MÉDECINE

Rue de l'École-de-Médecine, 23 (ancien n° 4).

1851

PRÉFACE

En 1849, le choléra est venu pour la seconde fois porter la désolation en France, et glacer d'épouvante les populations, qui n'avaient pas encore eu le temps d'oublier ses premiers ravages.

La ville de Tours n'a pas eu le privilége d'échapper à l'influence de ces désastreuses épidémies, et deux fois en moins de dix-sept années elle a payé son fatal tribut. En 1832, le fléau indien a laissé en Touraine peu de traces de son passage; mais il n'en a pas été de même en 1849; car nous avons eu la douleur de voir arriver dans nos murs une de ces horribles catastrophes comme le choléra sait en faire naître quelquefois dans certaines localités qu'il entoure de sa fâcheuse prédilection. Nous voulons faire allusion à l'effroyable mortalité qui a frappé les hôtes du pénitencier.

Ce fut le 13 mai 1849 que le premier cas de choléra se manifesta à Tours. Bien avant cette époque, l'autorité municipale, prévoyant l'invasion de l'épidémie cholérique en Touraine, s'était occupée de créer un hôpital temporaire destiné à recevoir les malheureux qu'atteindrait le fléau. Le local désigné était l'école de Saint-Étienne, située dans l'avenue de Grammont, à peu de distance de la ville. Trois médecins, au nombre desquels j'étais heureux de figurer, avaient été choisis par M. Lange, alors maire de Tours, pour faire le service de cet hôpital; mes honorables collègues étaient MM. les docteurs Thomas et de Lonjon.

Au milieu des scènes de désolation auxquelles nous avons assisté, nous avons vu éclater de nombreux actes de dévouement qui auraient besoin d'être mentionnés avec détail; mais, pour conserver toute notre indépendance et pour faire preuve de froide impartialité, nous avons résolu de consigner, aussi brièvement que possible, les noms de ceux qui se sont le plus distingués dans ces temps de douloureuses épreuves.

En tête des personnes que nous avons à citer, figure le vénérable archevêque de Tours, Mgr Morlot, dont le zèle fut infatigable, la charité sans bornes et le dévouement hors de toute appréciation.

Quelques membres du clergé plus particulièrement placés pour rendre d'éminents services, bravèrent avec le calme de la résignation chrétienne les dangers dont était entouré l'accomplissement de leur saint ministère.

Les pieuses filles de la Présentation de la très-sainte Vierge prodiguèrent aux pauvres cholériques les soins les plus touchants.

Les dignes religieuses de Marie-Joseph attachées au service du pénitencier de Tours, en présence du danger qui planait sur leurs têtes, n'abandonnèrent pas les malheureux détenus et redoublèrent à leur égard d'attentions délicates et intelligentes; deux de ces anges de la terre moururent victimes de leur héroïsme.

M. Marquiset, directeur du pénitencier, malgré

la douleur qu'il dut ressentir en voyant sa fille succomber aux atteintes du choléra, déploya dans l'exercice de ses fonctions un zèle et une activité qu'on ne saurait trop louer.

M. Sagey, membre de la commission d'administration des prisons, et M. Fovaud, secrétaire de cette même commission, méritent des éloges sincères pour le courage et l'abnégation dont ils ont fait preuve pendant ces lugubres journées.

Nous ne devons point oublier de mentionner honorablement les gardiens du pénitencier; dans leurs modestes fonctions ils ont été sublimes, et ceux d'entre eux qui sont tombés mortellement frappés, ont péri esclaves de leur devoir !..

Nous ne dirons rien du zèle et du dévouement dont le corps médical de Tours a fait preuve pendant la dernière épidémie de choléra : on comprendra notre réserve.

MM. Moisant, Mercieul et Baron, internes de l'hospice de Tours, jeunes gens pleins de cœur et de bonne volonté, ont déployé à l'ambulance de Grammont, pendant toute la durée du fléau, la plus louable activité.

Les apparitions rapprochées que le choléra a faites sur le territoire de la France ont donné lieu à de nombreuses publications médicales, entreprises pour la plupart par des hommes éminents, qui avaient tous été bien placés pour étudier les épidémies dont ils se constituaient ensuite les narrateurs. Malgré cette richesse d'écrits, de dissertations, de mémoires, nous avons été frappé de la difficulté qu'il y avait à étudier fructueusement l'immense question du choléra, et nous avons éprouvé un découragement profond, en voyant qu'on avait laissé, disséminés, épars çà et là, des matériaux précieux, qu'il eût été fort important de réunir en faisceaux. Jusqu'alors la pensée de faire un ouvrage sur le choléra ne nous était jamais venue; mais les ravages causés à Tours par l'épidémie cholérique nous suggérèrent l'idée d'écrire quelques pages sur le choléra de Touraine. Utilisant donc les notes que nous avions recueillies, soit à l'ambulance de Grammont, soit dans notre pratique particulière, nous nous mîmes à l'œuvre. Insensiblement, et presque sans nous en apercevoir, nous sortîmes du cadre un peu restreint que nous nous étions primitivement tracé, et nous nous trouvâmes bientôt avoir fait un aperçu général du choléra, plutôt qu'une histoire du choléra de Touraine. Nous dûmes alors renoncer à notre premier titre, et faire subir à notre manuscrit quelques changements devenus indispensables.

Voilà comment prit naissance le travail que nous offrons aujourd'hui au jugement et à l'appréciation du monde médical. L'accueil fait à cette publication, que nous nous sommes efforcé de rendre aussi complète que possible, nous prouvera si nous avons eu tort de l'entreprendre.

Mars 1851.

CHAPITRE I.

DÉFINITION. — SYNONYMIE. — HISTORIQUE.

Le choléra-morbus est une maladie qui, des bords marécageux du Gange où elle a pris naissance, s'est répandue sur tous les points du globe, semant sur son passage la désolation et la mort.

On ne peut donner une définition précise de cette terrible affection, qu'en relatant qu'elle est caractérisée par des déjections alvines aqueuses, blanchâtres, *riziformes*, tenant en suspension des flocons albumineux; par des vomissements de même nature, des crampes atroces dans les membres, de la cyanose, un état particulier de la peau, la faiblesse extrême du pouls, l'altération de la voix, la suppression de l'urine, etc., etc. Malgré ce cortége de symptômes effrayants, l'intelligence reste intacte.

Depuis Hippocrate, le choléra a été décrit par un grand nombre d'auteurs, soit sous le nom de *choléra*, soit sous des noms différents. Ainsi Cœlius Aurelianus l'appelle *passio cholerica;* Willis, *dysenteria incruenta;* Curtis, *cholera spasmodica;* Baumes, *cholérée;* Chaussier, *cholerrhagie;* M. Bally, *choladrée lymphatique;* MM. Serres et Nonat, *psorentérie;* Scipion Pinel, Delpech, Ozanam, *trisplanchnite*, etc., etc.

Le choléra a reçu différentes dénominations dans les pays divers qu'il a ravagés. Dans l'Inde on le nomme *morxi* ou *mordechi;* en Perse, *ouebb;* en Chine, *hô-louan;* en Arabie, *hochaiza;* en Arménie, *haoucha;* en Russie, *cornaja-coleza;* en France, on le connaît depuis longtemps sous le nom de *trousse-galant*.

Nous emploierons, dans le courant de cet ouvrage, le nom de choléra-morbus épidémique, ou celui de choléra indien.

Le choléra-morbus est-il une affection nouvelle, ou n'est-il que la forme épidémique de la maladie dont on trouve une description, ou au moins quelques mots, dans les auteurs les plus anciens? Telle est la question qui divise encore aujourd'hui les pathologistes.

Les uns, avec M. Littré [1], prétendent que le

[1] *Dict. de Méd. en 30 vol.*, t. VII, p. 536.

choléra est une maladie toute récente; d'autres, au contraire, au nombre desquels figurent MM. J. Brown, Gendrin, Double, Ozanam, etc., établissent qu'il date d'une époque fort reculée.

Nous adoptons cette dernière manière de voir, parce que nous la croyons fondée sur des preuves irréfragables.

D'après les manuscrits chinois et les livres sanscrits, le choléra existe de temps immémorial.

Hippocrate [1], Arétée [2], Celse [3], Galien [4], Cœlius Aurelianus [5], Ætius [6], Paul d'Égine [7], Alexandre de Tralles [8], ont traité du choléra dans leurs ouvrages.

Mais c'est surtout vers le XVIe, le XVIIe et le XVIIIe siècle que l'on rencontre des observations relatives au choléra épidémique.

Mézeray dit que de 1528 à 1534, après un dérangement complet des saisons et une famine universelle, on vit survenir le *trousse-galant*, puis une furieuse peste, qui emportèrent en Europe le quart de la population.

[1] *Épidémies*, liv. V et VII.

[2] *De causis et signis acutorum morborum*, lib. II, cap. V.

[3] *De arte medicâ.*

[4] *De attenuante victûs ratione.*

[5] *De morbis acutis et chronicis*, lib. III, cap. XIX, XX et XXI.

[6] *De re medicâ.*

[7] *De re medicâ.*

[8] *De arte medicâ*, lib. VII, cap. XIV, XV et XVI.

Rivière [1] observa et donna une description du choléra qui sévit à Nîmes en 1564.

Zacutus Lusitanus [2] a laissé quelques détails sur la terrible épidémie appelée *trousse-galant*, qui parcourut l'Europe en 1600, laissant partout d'horribles traces de son passage.

A peu près à la même époque, Jacques Bontius [3], qui habita pendant un grand nombre d'années l'île de Java, a tracé une description assez précise du choléra indien.

Mais, sans contredit, les histoires les plus remarquables qui nous aient été léguées par des auteurs de cette époque sont celles de Willis [4], Sydenham [5] et Torti [6].

Englishmann [7] rapporte que les Chinois avaient observé le choléra, dans leur *Céleste-Empire*, dès le temps d'Hippocrate : ils l'appelaient *hô-louan*. Ce fut le médecin Vang-Chou-Ko qui le décrivit bien longtemps avant qu'il eût déployé un caractère épidémique dans l'Inde.

Au dire d'Ozanam [8], ce ne fut que vers la fin

[1] *Praxis medica*, cap. IX. Paris, 1640.

[2] *Praxis medica admiranda*, lib. II, obs. XXIII. Lugd., 1643.

[3] *De medicinâ Indorum*, cap. VI. Leyde, 1642.

[4] *Opera omnia*, t. II, p. 74. Genève, 1680.

[5] *Opera omnia*, p. 106 et 184. Genève, 1723.

[6] *Therapeutice specialis*, lib. III, cap. II, et lib. IV, cap. II.

[7] *Bibl. britan.* Avril, 1831.

[8] *Mal. épid.*, t. II, p. 256, 2e édit.

du siècle dernier que des médecins et des naturalistes européens recueillirent des observations sur les épidémies cholériques de l'Inde. Paisley décrivit celle de Trinquemale en 1773; Sonnesat, celle de la côte de Coromandel de 1774 à 1780; plusieurs autres relatèrent celle de l'île Maurice en 1775, de Calcutta en 1781, de Arcot en 1787, etc., etc.

Depuis lors, l'occasion d'étudier le choléra n'a malheureusement pas manqué : aussi, après l'épidémie de 1832 et celle de 1849, des publications excessivement importantes et nombreuses vinrent compléter l'histoire de cette maladie. Nous n'avons pas la prétention de donner un aperçu bibliographique, même succinct, des immenses travaux qui ont été entrepris à l'occasion du choléra épidémique; nous nous contenterons de citer quelques noms.

En France : MM. Gérardin et Gaimard, Littré, Foy, Serres et Nonat, Bouillaud, Leuret, Gendrin, Fabre, Magendie, Récamier, Sandras, Dalmas, Cayol, Bally, Rayer, Delpech, Scoutetten, Broussais, Cruveilhier, Michel Lévy, Monneret, Barth, Contour, Burguières, Briquet et Mignot, Ambroise Tardieu, Roche, Martinencq, Verdé de Lisle, etc.

En Allemagne : MM. Grünberg, Prchall, Diefenbach, Casper, August, Horn.

En Angleterre : MM. J. Brown, J. Copland, Mac-Michaël, Gairdner, Crighton, Prater, Annesley, William Stevens, Elliotson, O'Shaugnessy, Graves, etc.

En Russie : MM. Sokotow, Czermack, Siewruck, Chardienko, Mackenzie, etc.

Nous puiserons toujours aux meilleures sources, et nous nous efforcerons, dans le courant de cet ouvrage, de mettre à profit les recherches, souvent pleines d'intérêt, auxquelles se sont livrés quelques-uns de ces auteurs.

CHAPITRE II.

DESCRIPTION.

En compulsant les descriptions qui ont été données du choléra observé sur tous les points du globe, on est frappé de rencontrer, malgré la multiplicité des symptômes propres à cette affection, une uniformité constante dans la relation des phénomènes que les auteurs ont signalés. C'est une preuve bien évidente que la physionomie du choléra a été partout la même.

Pour donner une idée nette et précise du choléra, nous avons cru devoir mettre en tête de ce chapitre une description générale de la maladie, nous réservant de revenir ensuite sur chaque symptôme en particulier; puis nous étudierons les affections concomitantes et secondaires, et les diverses formes de ce fléau.

DESCRIPTION GÉNÉRALE.

Le choléra ne débute presque jamais d'emblée ; il s'annonce très-fréquemment par une série de symptômes auxquels malades et médecins doivent attacher la plus grande importance. Il est presque toujours précédé d'un état de souffrance vague, de céphalalgie, de borborygmes, de nausées, de vomissements, de coliques, de constipation quelquefois opiniâtre, ordinairement de diarrhée ; l'appétit se perd, la langue devient saburrale ; il y a des symptômes d'étouffement, parfois des sueurs abondantes ; en général, une grande prostration de forces. Cet état, qui dure habituellement vingt-quatre ou quarante-huit heures, peut se prolonger pendant six ou huit jours, comme nous avons eu occasion de l'observer souvent.

Si la maladie n'est point enrayée dès son début, elle continue de marcher, et les symptômes se succèdent dans un ordre régulier qui permet d'assigner à cette affection deux périodes bien tranchées.

Première période. — Période algide ou cyanique.

Les symptômes que nous venons d'énumérer prennent de l'accroissement ; les vomissements et les évacuations alvines se succèdent avec une effrayante rapidité; les vomissements, tantôt bilieux, tantôt aqueux, paraissent augmentés par l'ingestion des boissons. Les selles, d'abord bilieuses, ne tardent pas à revêtir un caractère tout à fait particulier : elles deviennent tantôt séreuses et alors très-fétides, tantôt blanchâtres, ressemblant à une décoction de riz, et presque toujours, à cette époque, inodores. Le malade éprouve une soif inextinguible, une sorte de constriction douloureuse, une sensation de barre à l'épigastre, du hoquet, des crampes atroces dans les mollets, dans les orteils, dans les cuisses; le pouls ne tarde pas à devenir imperceptible; les traits sont profondément altérés, la figure est émaciée, les yeux sont enfoncés dans les orbites et entourés d'un cercle noirâtre, le nez est effilé; la peau, froide et recouverte d'une sueur visqueuse, a perdu son élasticité. Des plaques bleuâtres se montrent sur toutes les parties du corps; les ongles sont noirs, les doigts comme macérés; la respiration est faible et lente, ou rare et anxieuse; la langue est froide, le pouls cesse d'être perçu, la voix devient sépulcrale, l'urine n'est plus excrétée, la cornée se sèche et même s'ulcère quelquefois, la sclérotique est assez souvent le siége d'ecchymoses très-foncées; l'haleine est glacée; l'intelligence, qui jusque alors avait conservé toute son intégrité, se perd; la respiration s'embarrasse, et le malade ne tarde pas à succomber.

Seconde période. — Période de réaction ou période œstueuse.

Si le cholérique ne succombe pas pendant la première période, la maladie change d'aspect : le froid cesse de faire des progrès, la chaleur revient peu à peu, le pouls prend du développement et devient de plus en plus sensible aux artères radiales, le visage se colore et s'anime, la respiration devient plus large et plus profonde. Si la maladie doit se terminer par le retour à la santé, les vomissements diminuent de fréquence et ne tardent pas à s'arrêter, les selles perdent leur caractère particulier et redeviennent bilieuses, l'urine est excrétée, la voix perd de sa raucité, la peau se colore, et la convalescence commence. Mais si la réaction doit amener la mort, la maladie peut revêtir diverses formes. Tantôt le malade tombe dans un état comateux dont on ne peut le tirer qu'avec beaucoup de difficulté; les lèvres et les dents se couvrent de fuliginosités, la langue est sèche et râpeuse, les membres sont agités de légers mouvements spasmodiques : c'est la réaction *typhoïde* des auteurs. Tantôt les facultés cérébrales, digestives, circulatoires, etc., sont dans une faiblesse extrême : c'est la réaction *adyna-*

mique. Tantôt il se fait des congestions vers le cerveau, vers les poumons, etc. Il est d'autres circonstances, enfin, où la réaction est incomplète, et alors les symptômes que nous avons rapportés à la première période prennent bientôt le dessus, et enlèvent le malade plus ou moins rapidement.

Il n'est pas rare de voir, au déclin de la maladie, se manifester des parotides et diverses éruptions, telles que la roséole, l'urticaire, l'érythème, l'érysipèle, le purpura, etc.

La durée du choléra est singulièrement variable : il tue quelquefois en cinq ou six heures, et dans d'autres circonstances il met huit, dix, quinze, vingt jours et même plus, à disputer sa proie.

Pour ce qui est de la convalescence, elle est quelquefois nulle, et le malade passe brusquement de l'état de maladie à l'état de santé. Nous avons vu un homme affecté gravement du choléra, être guéri et travailler en moins de quatre jours. Mais le plus ordinairement la convalescence est longue et difficile; et nous avons pu voir de malheureux cholériques chez lesquels la santé s'est fait attendre plus de deux mois; il est même quelques personnes chez lesquelles la santé est pour toujours compromise à la suite d'une attaque de choléra; et nous avons dans notre clientèle une femme qui, frappée du choléra en 1832, a conservé depuis lors une gastralgie rebelle, contre laquelle sont venus échouer les traitements de plusieurs praticiens recommandables.

ÉTUDE DES SYMPTÔMES.

Nous allons actuellement rechercher, dans l'examen approfondi des nombreux symptômes du choléra, ce que chacun d'eux peut offrir de remarquable.

Évacuations intestinales. — Au début de la maladie, les selles sont bilieuses; à mesure que le mal fait des progrès, elles se décolorent de plus en plus et deviennent blanchâtres; tantôt elles sont presque entièrement séreuses, d'une couleur légèrement citrine; tantôt elles sont chargées de nombreux flocons blanchâtres qui nagent au milieu d'un liquide séreux, et ressemblent à une décoction de riz; tantôt elles tiennent en suspension des lambeaux muqueux; quelquefois elles sont opaques, crémeuses, ressemblant à une bouillie peu épaisse; d'autres fois elles sont rougeâtres comme dans la dysenterie, et alors elles ont une odeur infecte. Une grande partie des malheureux détenus frappés du choléra au pénitencier de Tours, et qui ont été vus par nous à l'ambulance de Grammont, ont présenté cette espèce de diarrhée rougeâtre.

La fréquence des selles varie à l'infini. Quelques malades ont seulement douze à quinze garde-robes dans les vingt-quatre heures, tandis que d'autres ne peuvent rester plus d'un quart d'heure sans être tourmentés par des envies d'aller. « Il arrive même, dit M. Valleix [1], lorsque les « selles sont si fréquentes, que le besoin de les « rendre est tellement impérieux que les malades « ne peuvent pas attendre un instant et les ren- « dent dans leur lit, sans que pour cela elles « soient involontaires. »

Quand la maladie doit avoir une issue heureuse, les évacuations, en devenant plus rares, prennent une certaine consistance, une couleur bilieuse et une odeur fécale très-prononcée. On voit quelquefois à cette époque survenir une constipation très-opiniâtre.

Les micrographes ont examiné avec un soin particulier les déjections des cholériques, et ont cru y trouver des insectes ou des animalcules.

M. Pouchet [2], professeur de zoologie à la faculté des sciences de Rouen, ayant eu l'occasion d'examiner les déjections alvines de quatre cholériques, a pu vérifier qu'il existait dans celles-ci une immense quantité d'infusoires microscopiques, qui

[1] *Guide du méd. prat.*, t. V, p. 436.

[2] Acad. des Sciences, séance du 23 avril 1849.

ne sont autre chose que le *vibrio rugula* de Müller et de Schrank. Il offre de 7 à 81 millièmes de millimètre de longueur; ses mouvements sont parfois brusques et rapides : aussi un œil exercé parvient-il facilement à le distinguer parmi une foule de corpuscules ou de granules allongés, animés du mouvement brownien, et au milieu desquels il s'agite. M. Pouchet n'a trouvé ces animalcules que dans les selles caractéristiques, ayant l'apparence de l'eau de riz ou du petit-lait, et lorsqu'elles étaient examinées très-peu de temps après avoir été rendues. Il ne les a pas rencontrés dans les matières des vomissements. C'est cette même espèce de vibrion que Leuwenhoeck découvrit dans les déjections dysentériques.

Laissons de côté les animalcules, et occupons-nous actuellement de l'analyse chimique des déjections alvines dans le choléra.

M. Mialhe[1] est venu confirmer ce que M. le professeur Andral avait déjà constaté en 1847, que les déjections stomacales et intestinales des cholériques ne renferment point d'albumine, mais seulement de l'*albuminose*, substance qui se coagule comme l'albumine par l'action de plusieurs sels métalliques, du chlore, du tannin; mais qui ne se coagule point, comme cette dernière, sous

[1] Acad. de Méd., séance du 3 avril 1849.

l'influence de la *chaleur* et des *acides*, même de l'acide nitrique.

Dans le service de M. Michel Lévy, au Val-de-Grâce, on a constaté, jusqu'au 10 avril 1849, que les selles des cholériques peuvent contenir ou ne pas contenir d'albumine, suivant certaines circonstances; toutefois, la présence de l'albumine est le fait le plus constant.

La nature des selles semble avoir une grande influence sur la présence ou l'absence de la matière albumineuse : sont-elles aqueuses, presque transparentes, légèrement blanchâtres comme une décoction de riz, avec un léger dépôt pelliculaire ou floconneux, elles ne contiennent pas d'albumine ou seulement des traces de cette substance; sont-elles, au contraire, épaisses, jaunâtres, visqueuses, avec quelques stries de sang à leur surface, l'albumine s'y trouve en quantité notable, dans une proportion qui va jusqu'à 4 et 5 pour 100.

M. Masselot, chef de clinique de M. Michel Lévy, auquel on doit ces intéressants détails, qui ne s'accordent point avec les résultats obtenus par M. Mialhe, a fait une remarque assez curieuse : c'est que chez les mêmes malades dont les selles, observées pendant la vie, ne donnaient qu'une quantité insignifiante d'albumine, le liquide recueilli dans l'intestin, après la mort, en contenaît une proportion souvent fort considérable. Enfin, il semble que la durée de la maladie exerce, elle aussi, une action sur la présence de l'albumine; car les premières selles cholériques en contiennent ordinairement fort peu, tandis qu'à une époque plus avancée la proportion en augmente très-notablement.

M. A. Becquerel [1] a fait également l'analyse des évacuations alvines des cholériques, et il a consigné que c'était une eau légèrement albumineuse, contenant, outre l'albumine en dissolution, une quantité variable d'albumine coagulée, unie à une très-petite quantité de mucus. Cette eau albumineuse est, en général, neutre ou légèrement alcaline, et contient une quantité relativement assez considérable de chlorure de sodium.

M. le docteur Gairdner [2], l'un des médecins de l'infirmerie royale d'Édimbourg, a observé que, quand on laisse les évacuations alvines des cholériques au repos, ou qu'on les filtre, elles se séparent en deux parties: l'une liquide, l'autre solide et floconneuse. La partie liquide, incolore ou légèrement colorée, alcaline, d'une pesanteur spécifique de 1,005 à 1,010, ne renferme qu'une très-petite proportion de matériaux solides, com-

[1] Soc. méd. des Hôpit. de Paris, séance du 8 août 1849.

[2] *Union méd.*, 19 juillet 1849.

posés principalement de sels. La présence de l'albumine n'y est pas constante, mais on l'y rencontre assez souvent, surtout lorsque les garde-robes contiennent une petite quantité de sang. Mais ce qui y est constant, c'est la présence d'une faible proportion de matière organique, qui est précipitée par l'alcool, par le sublimé corrosif, et, lorsqu'elle est acidulée, par le ferro-cyanate de potasse. Cette matière, qui présente sous tous les autres rapports les réactions chimiques du mucus, est, au dire de M. Gairdner, celle qui a reçu de M. Mialhe le nom d'*albuminose*. Quant aux flocons qui forment le sédiment ou la partie solide des évacuations cholériques, ils se rapprochent très-exactement du mucus par leurs propriétés physiques et leurs réactions chimiques. Au microscope, on y découvre une espèce de trame hyaline, finement striée, dans laquelle se trouvent compris de nombreux granules, des noyaux et des cellules. Les noyaux ont de $\frac{1}{250}$ à $\frac{1}{180}$ de ligne de diamètre; ils sont circulaires ou légèrement ovales; l'acide acetique ne les dissout pas. Les cellules sont peu nombreuses, globuleuses pour la plupart; elles ont rarement plus de $\frac{1}{150}$ de ligne de diamètre. Parmi ces cellules, quelques-unes offrent l'aspect de globules de pus et sont attaquées par l'acide acétique, mais c'est le plus petit nombre. Pour toutes les personnes familières à l'étude des phé-

2

nomènes pathologiques que présentent les membranes muqueuses enflammées, les caractères microscopiques précédents établissent une analogie parfaite entre les évacuations cholériques et le catarrhe des membranes muqueuses; le seul caractère qui appartienne au liquide cholérique, c'est l'abondance des matières salines et aqueuses, c'est la faible proportion de l'albumine sécrétée, c'est enfin l'absence presque complète de globules de pus.

M. Follin[1] a examiné avec soin et un très-grand nombre de fois les matières blanches rendues par les garde-robes : il a constaté que, dans la plupart des cas, ces amas blancs et le liquide au milieu duquel ils nagent sont formés : 1° par des globules très-nombreux, granuleux à leur surface, irrégulièrement arrondis et réunis entre eux par une masse amorphe. Ces globules sont insolubles dans l'acide acétique, qui a paru au contraire dissoudre la matière amorphe interposée entre eux. Ils ne contiennent point, à leur intérieur, de noyaux distincts : on y constate seulement un ou deux points plus brillants que le reste. M. Follin a regardé ces globules comme étant des globules de pus récemment formés et développés d'une manière incomplète; mais il arrive quelque-

[1] Soc. de Biologie, séances de mars 1849.

fois qu'au milieu de ces globules existent un grand nombre de globules de pus à plusieurs noyaux bien distincts, et des globules pyoïdes.

2° Un autre élément également très-abondant dans les selles cholériques, mais qu'on remarque surtout au début des évacuations, ou dans la période qui précède la mort, c'est l'épithélium cylindrique du canal intestinal. Souvent, des cellules épithéliales ou des plaques de cellules épithéliales sont intimement mêlées aux globules précédemment indiqués. Ces cellules épithéliales ont conservé leur forme cylindrique et sont assez fréquemment accolées les unes aux autres, sur la même ligne.

3° M. Follin a également constaté, au milieu de ces matières blanches, une assez grande quantité de cristaux de cholestérine.

Les travaux de M. Follin ne s'accordent pas complétement avec les recherches de M. Gairdner, qui n'a presque jamais rencontré de globules de pus dans les déjections alvines cholériques, tandis que M. Follin en signale de nombreuses quantités.

En 1832, M. Lassaigne avait en vain cherché dans les selles cholériques le principe de la bile; d'autres chimistes s'étaient mis à l'œuvre et n'avaient pas été plus heureux que lui. Cependant un chimiste distingué, M. Simon, en traitant à chaud ces matières par une petite quantité d'acide nitrique, avait remarqué qu'elles prenaient une teinte violette, ou d'œillet ou de pourpre, qu'il attribua à la présence dans les selles d'une certaine quantité de *bile modifiée.* Cette opinion n'était pas partagée par les autres savants; et M. le docteur Parkes [1], qui n'avait jamais rencontré la couleur verte que produit ordinairement l'acide nitrique, ne crut pas devoir se ranger du côté de M. Simon, et se rallia au contraire aux idées de M. Lassaigne. Mais dans des expériences ultérieures, M. Parkes obtint la coloration violette ou purpurine en traitant par l'acide nitrique des déjections provenant d'individus sains et d'individus affectés de fièvre typhoïde; et comme le liquide pancréatique ou la matière des exsudations intestinales ne peut donner lieu à une réaction semblable, il en conclut, par voie d'exclusion, que la réaction doit être attribuée à la présence de la bile. La coloration violette par l'acide nitrique serait donc un caractère propre à dévoiler le mélange des principes de la bile à un liquide : seulement, ce caractère n'appartiendrait qu'à une bile plus ou moins *modifiée*, tandis que la coloration verte par le même acide annoncerait la présence d'une bile *normale.* Toutefois, dans un assez

[1] Monthly, *Journal of medical science*, 1849.

grand nombre de cas, la coloration violette ne peut être obtenue pendant la période d'augment du choléra : en sorte qu'il paraît y avoir souvent, à cette période, rétention complète de la bile hors des voies digestives.

Borborygmes. — Dans un certain nombre de cas, les selles s'accompagnent de borborygmes qui font quelquefois souffrir le malade et lui occasionnent des coliques assez violentes.

Vomissements. — La diarrhée est quelquefois précédée, quelquefois suivie de nausées et de vomissements. Les matières rendues par les vomissements sont formées d'un liquide ou verdâtre, ou grisâtre, ou blanchâtre, ordinairement louche et contenant fréquemment des flocons muqueux semblables à ceux qui ont été décrits dans les selles. Quelquefois cependant on les a vus composés d'aliments mal digérés ou de boissons; dans quelques cas, en effet, la moindre quantité de liquide introduite dans l'estomac provoque immédiatement des vomissements.

Il n'est pas rare de voir les vomissements durer pendant toute la période d'asphyxie, et nous avons été souvent à même d'observer des moribonds qui sortaient précipitamment de leur lit pour vomir. Ils cessent, en général, vers la fin de la première période et alternent quelquefois avec un hoquet très-douloureux.

L'analyse des vomissements permet de les considérer comme constitués par du sérum du sang étendu d'une quantité d'eau variable, ordinairement très-considérable. Au milieu de ce sérum étendu, nage de l'albumine coagulée, dont les fragments ténus sont unis et agglomérés par une petite quantité de mucus.

Voici ce que M. A. Becquerel a trouvé en faisant l'analyse des matières rendues par les vomissements :

1° L'albumine en dissolution ;

2° L'albumine coagulée, qui donne aux matières des vomissements des cholériques l'apparence d'eau de riz ;

3° L'abondance plus grande de ces deux albumines à une époque plus rapprochée du début ;

4° La présence d'une quantité notable de chlorure de sodium, quantité qu'on trouve presque triple de ce qu'elle est dans le sang, si l'on fait pour un instant abstraction de l'eau et si l'on n'envisage le chlorure de sodium que relativement aux parties solides des vomissements ;

5° Enfin, l'acidité des vomissements.

M. Andral a presque toujours trouvé acides les matières rendues par les vomissements.

Voici ce que M. Burguières a été à même d'examiner à Smyrne, en 1848 [1] : Tout à fait au

[1] *Études sur le choléra observé à Smyrne en* 1848, p. 76.

début, les premières matières vomies étaient fortement acides et contenaient alors des détritus d'aliments ayant subi un commencement de digestion. Lorsque les malades avaient vomi trois ou quatre fois, l'acidité naturelle des matières rendues disparaissait et était remplacée par une réaction *manifestement alcaline*. Cette réaction existait dans des cas où les matières vomies étaient bilieuses ou simplement muqueuses; elle était surtout marquée lorsque ces matières prenaient l'apparence blanchâtre et floconneuse qui caractérise spécialement les évacuations cholériques.

Anxiété épigastrique. — Les cholériques sont presque tous tourmentés par un sentiment d'angoisse dans la région épigastrique. La douleur qu'ils ressentent s'étend souvent dans l'un et l'autre hypocondre, et leur arrache des cris; ils éprouvent tantôt la sensation d'un poids énorme, tantôt la sensation d'une barre, etc.; ils réclament toujours avec instance qu'on les débarrasse de cette sensation importune. La pression exaspère ces souffrances : elle permet de constater une sorte d'empâtement des parties douloureuses. Il y a dans presque toute l'étendue de l'abdomen un son mat à la percussion ; on sent quelquefois, sous la pression, les liquides et les gaz se déplacer. M. le docteur Wahu, médecin de l'hôpital militaire du Roule, à Paris, a rencontré chez un grand nombre de cholériques un *gargouillement* plus ou moins prononcé qui existe dans la fosse iliaque gauche. Ce symptôme, dit M. Wahu, n'a été observé ou du moins indiqué par aucun de ceux qui ont écrit sur le choléra [1].

L'anxiété épigastrique est sensiblement accrue par le hoquet.

Anorexie. Soif. — L'appétit diminue, et souvent se perd presque entièrement lors de l'apparition des phénomènes précurseurs. Nous avons cependant vu quelques cholériques, en proie à une attaque bien confirmée de choléra, faire des efforts pour manger; mais les vomissements abondants qui survenaient alors les forçaient de renoncer à leur désir. Si l'appétit a disparu, en revanche la soif est des plus vives; les malades réclament à boire à chaque instant. Rien de plus lugubre que ce cri : *A boire! à boire!* poussé par les malades réunis dans les salles spécialement affectées aux cholériques. Quoi qu'en aient dit quelques auteurs, il est de toute évidence que les pauvres patients ont un désir bien marqué pour les boissons froides et même glacées.

État de la langue. — Au début, la langue est blanche, humide; ses papilles ne sont pas développées; elle est froide au toucher et paraît cou-

[1] *Union méd.*, 19 mai 1849.

verte d'un mucus glutineux qui colle aux doigts. Lorsque la période de réaction se manifeste, la langue reprend sa chaleur ordinaire. Si le malade tombe dans un état typhoïde, comme cela s'est surtout observé pendant l'épidémie de 1849, la langue devient jaunâtre, sèche, ràpeuse.

Suppression de l'urine. — La sécrétion urinaire diminue quelquefois notablement au début d'une attaque de choléra; mais c'est surtout dans la période algide qu'elle se supprime entièrement. Il est rare que les urines soient restées naturelles pendant tout le cours de l'affection. Dans un petit nombre de cas, après avoir été rares et supprimées, les urines ont reparu en plus ou moins grande abondance vers le milieu de la période algide, pour se supprimer ensuite à la fin. Nous avons vu quelques malades chez lesquels la suppression de l'urine a duré quatre, cinq et même six jours. Nous en avons rencontré quelques-uns à l'ambulance de Grammont, et dans notre pratique, qui ont présenté ce fait remarquable, c'est que l'émission des urines étant complétement nulle depuis vingt-quatre, trente-six ou quarante-huit heures, ils éprouvaient assez fréquemment un besoin impérieux d'uriner, et chez tous la vessie était dans l'état de vacuité. Nous avons, du reste, pu nous en assurer en sondant, avec beaucoup de difficulté, un vieillard de soixante-douze ans, atteint de choléra et qui était tourmenté par cette envie d'uriner. Nous obtînmes deux à trois gouttes d'urine sanguinolente.

Si la période de réaction marche franchement, le cours de l'urine se rétablit d'une manière régulière et durable.

Nous allons actuellement exposer les recherches auxquelles on s'est livré pour arriver à la connaissance de la composition chimique de l'urine des cholériques.

M. Michel Lévy [1] a constaté, au moyen des réactifs connus, la présence de l'albumine dans l'urine des cholériques. Selon ce professeur, la diminution de l'albumine dans l'urine est un signe favorable. Au contraire, alors même qu'une certaine amélioration survient dans les phénomènes généraux ou locaux de la maladie, si les réactifs ne décèlent pas une diminution de l'albumine dans l'urine, le pronostic doit être grave.

M. le professeur Rostan partage la manière de voir de M. Lévy, et regarde la présence de l'albumine dans l'urine des cholériques comme un signe diagnostique et pronostique de la plus grande valeur.

Quelques-uns des médecins qui font partie de la Société médicale des hôpitaux de Paris ont,

[1] Acad. de Méd., séance du 10 avril 1849.

dans la séance du 8 août 1849, agité la question de savoir si l'urine des cholériques était toujours albumineuse.

M. A. Becquerel a dit qu'il n'avait jamais trouvé d'albumine dans les urines des cholériques; et, à ce sujet, il s'est demandé si cette absence d'albumine ne tenait pas à l'époque ou à l'âge de l'épidémie, et si l'albumine observée au moment où l'épidémie régnait avec le plus de violence n'avait pas disparu au moment du déclin de l'épidémie.

MM. Gendrin et Martin Solon ont prétendu n'avoir rencontré l'albumine dans les urines des cholériques qu'à l'époque où cette sécrétion recommence, alors que se manifeste la période de réaction. Ils ne voudraient pas laisser établir l'opinion que l'urine des cholériques est toujours albumineuse.

MM. Gillette, Sandras, Nonat et Legroux ont *toujours* trouvé l'urine albumineuse; et ils disent que pour arriver à ce résultat il est nécessaire d'employer toujours un excès d'acide.

M. le professeur Chardienko de Charkoff a publié, dans la *Gazette militaire de Saint-Pétersbourg*, une analyse de l'urine des cholériques, que nous allons reproduire. Sur 1,000 parties elle a donné 25,47 de matière grasse, acide lactique libre, lactate d'ammoniaque, chlorure de sodium et matière extractive : le tout soluble dans l'alcool ; 8,35 de phosphate de soude, de sulfate de soude et de potasse, et de mucus ; 0,5 d'acide urique et des traces de phosphate ammoniaco-magnésien. L'urine était d'un vert pâle, d'une réaction acide, d'une pesanteur spécifique de 1,014 ; elle contenait une très-petite proportion d'*urée*.

M. Parkes [1] dit avoir rencontré, dans l'urine excrétée après la période algide, une grande quantité d'une substance qui, traitée par l'acide nitrique, prend exactement la coloration particulière que donne le même acide à la matière des digestions. Il en a rencontré, soit que l'urine fût ou ne fût pas albumineuse, soit qu'elle ne contînt plus ou qu'elle contînt encore une certaine quantité d'urée. Cette substance, il la regarde comme identique à celle que contiennent les selles. Comme cette dernière, elle est soluble dans l'alcool ; comme elle, elle prend, sous l'action de l'acide nitrique, la couleur de la violette ou de l'œillet ; comme elle, elle perd cette couleur quand l'acide est en excès, et prend alors une couleur jaune. Dans les deux cas enfin, si le liquide contient de l'albumine, celle-ci, coagulée par l'acide nitrique et la chaleur, prend une teinte rouge ou violette, à moins que la dose d'acide ne soit trop

[1] *Loc. cit.*

considérable. L'urine des cholériques contient donc souvent, d'après M. Parkes, de la *bile modifiée*.

Les expériences de M. Parkes ont été répétées avec un plein succès par M. Begbie, qui a également constaté 43 fois sur 68 la présence de la bile dans l'urine des cholériques.

Crampes. — L'un des phénomènes les plus remarquables du choléra consiste dans des crampes, qui donnent à cette maladie un caractère tout particulier. Quelquefois, elles se manifestent dès le début de l'affection; le plus souvent, elles apparaissent dans la période algide en même temps que les évacuations. Les crampes sont partielles ou générales : partielles, elles sont bornées à un ou plusieurs membres; générales, elles occupent presque tous les muscles du corps. C'est à cette dernière disposition, au dire du professeur Chomel, qu'il faut rattacher les convulsions générales et comme tétaniques qui, en 1832, enlevèrent un certain nombre de cholériques. Les crampes partielles consistent tantôt en des douleurs parfois atroces dans les membres, tantôt en convulsions qui peuvent affecter alternativement les muscles extenseurs et fléchisseurs, et donner lieu à l'extension et à la flexion des membres, ou se borner à un seul genre de muscles, les fléchisseurs par exemple, lesquels alors se montrent alternativement contractés et relâchés.

Ce symptôme, qui a été presque constant dans les épidémies de France, a été beaucoup plus rare dans l'épidémie qui a ravagé Naples en 1836.

Nous ne pourrons jamais oublier un homme qui avait eu la douleur de perdre en quelques jours ses deux fils par le choléra, et qui, atteint lui-même de cette redoutable maladie, ne pouvait rester dans son lit, et s'était rendu à l'église, située à une distance de plus de 2 kilomètres de sa demeure, afin d'assister au service célébré pour le repos de l'âme de ses enfants, quoiqu'il fût déjà cyanosé, sans pouls, qu'il eût des vomissements fréquents, des selles abondantes, des crampes atroces, etc. « *Je marche,* nous disait-il, *parce que les crampes me tortillent les orteils dès que je reste immobile.* »

Céphalalgie. — Nous avons dit que souvent, dans les symptômes précurseurs du choléra, les malades accusent une céphalalgie assez vive. Tantôt bornée au front, cette douleur s'étend quelquefois à toute la tête; elle occupe le plus ordinairement la région occipitale. Il est rare que la céphalalgie persiste lorsque le choléra est confirmé; mais si à la période algide succède la période de réaction, et que des phénomènes de congestion viennent à se manifester, les malades sont alors tourmentés par de violentes douleurs de tête, qui s'accompagnent de vertiges et d'éblouissements. A cette période de la maladie, la céphalalgie est quelquefois si intense que les cholériques peuvent à peine ouvrir les yeux et que la lumière leur est insupportable.

Troubles des sens. — L'état de la *vue* a, dans un certain nombre de cas, quelque chose de particulier. Parfois obscurcie dès le début, elle l'est bien plus souvent dans le cours de la période algide. Quelques malades présentent des phénomènes remarquables : les uns voient les objets colorés en jaune, en bleu, en rouge, en noir, etc.; les autres ont une véritable diplopie.

L'*ouïe* est presque toujours intacte, et si les malades ne répondent pas promptement aux questions qu'on leur adresse, c'est qu'ils sont plongés dans une espèce de torpeur dont on les tire avec peine. Quelques cholériques se plaignent, au début de la maladie et surtout dans la période æstueuse, de *tintements* et de *bourdonnements* d'oreille.

L'*odorat* n'a rien présenté de particulier. Le nez est froid, d'une teinte plus ou moins bleuâtre, effilé, paraissant tomber en gangrène chez quelques sujets. Les narines sont revêtues d'une couche pulvérulente qui s'attache aux *vibrisses*, et, au lieu de s'entr'ouvrir pour donner passage à l'air, elles sont souvent closes et semblent s'opposer à son introduction.

Le sens du *goût* et celui du *toucher* n'ont offert aucune modification remarquable.

Intelligence. — Dans l'immense majorité des cas, l'intelligence se maintient dans une complète intégrité; les malades semblent seulement plongés dans une grande indifférence sur leur position; ils sont comme assoupis; mais les crampes violentes auxquelles ils sont en proie les font presque toujours sortir de cet assoupissement. Lorsque la période algide est remplacée par une réaction violente avec prédominance de symptômes cérébraux, il arrive alors que l'intelligence disparaît et que le délire s'empare du malade.

Agitation. — L'assoupissement dont nous venons de parler n'est pas continuel : les malades, avons-nous dit, en sont souvent tirés par les crampes, les vomissements, etc.; alors cet état d'engourdissement fait place à une agitation réelle : les cholériques rejettent au loin leurs couvertures, se plaignent d'une chaleur atroce, insupportable, et réclament à grands cris du *froid.*

État des forces. — Ce qu'il y a d'étonnant, c'est que des individus qui semblent plongés dans une prostration profonde et chez lesquels la mort est prochaine, se lèvent tout à coup et marchent, soit pour satisfaire certains besoins ou pour tout autre motif. C'est ainsi que M. Dalmas vit un jour, à sa grande surprise, un soldat polonais presque moribond se lever et aller se plonger dans une baignoire. Nous-même nous avons vu, à l'ambulance de Grammont, un malade sur le point de succomber, sortir brusquement de son lit et courir dans la salle, tenant à la main un vase dans lequel il venait de vomir. Il en est qui s'agitent continuellement dans leur lit, sans jamais garder deux minutes de suite la même position; chez d'autres, tout le système musculaire semble frappé de torpeur, et il y a des lipothymies au moindre mouvement; chez d'autres, enfin, on remarque un véritable état de catalepsie, pendant lequel les membres et les autres parties du corps conservent la position qu'on leur a imprimée.

Altération de la voix. — Plus ou moins cassée, affaiblie, la voix a quelque chose de sépulcral qui frappe non-seulement le médecin, mais encore les personnes qui entourent le malade. Chez certains individus, il existe une aphonie complète qui persiste souvent jusqu'à la mort, ou jusqu'au passage de la première à la seconde période. Lorsque la voix est seulement faible, les sons ont un caractère voilé; et lorsqu'il y a aphonie, le malade semble parler péniblement à voix basse. Suivant la remarque de Broussais, quelquefois même les paroles paraissent comme *soufflées*. Cependant la voix reprend par moments une certaine ampleur, et les malades poussent des cris très-aigus ou demandent avec force et impérativement ce dont ils ont besoin.

Respiration. — La respiration est ordinairement très-pénible et accompagnée d'une oppression parfois intolérable. Le nombre des inspirations est à peu près le même qu'à l'état normal, 16 à 24 par minute, excepté dans les derniers moments de la vie, où nous en avons compté une fois 48 et une autre fois 64.

La percussion donne un son parfaitement clair, et l'auscultation ne révèle qu'un affaiblissement notable du murmure vésiculaire. Dans les cas où des râles de diverses natures ont été notés, c'est qu'il existait quelques complications tout à fait en dehors de la maladie principale.

L'air expiré par les cholériques produit à la sortie des voies aériennes une sensation de froid plus ou moins prononcée.

Plusieurs chimistes ou pathologistes ont essayé de déterminer avec exactitude les modifications diverses que l'air subit, dans l'acte respiratoire, chez les sujets atteints de choléra et qui sont dans la période algide.

M. John Davy assure que, dans l'Inde, la respiration des cholériques a donné une moindre absorption d'oxygène, et par conséquent une moindre proportion d'acide carbonique.

M. le docteur Clauny [1] s'est convaincu que dans l'air expiré par les cholériques il n'y a pas la moindre trace d'acide carbonique.

M. Barruel [2] a déclaré que l'air introduit dans les poumons des cholériques ne subit pas d'altération et sort comme il est entré.

M. Rayer [3] conclut d'expériences analogues : 1° Que l'air expiré par les cholériques non cyanosés contient à peu près la même proportion d'oxygène que l'air expiré par l'homme sain ; 2° que l'air expiré par les cholériques asphyxiés contient notablement plus d'oxygène que celui de l'homme sain ; 3° que dans quelques cas, l'air ne subit aucune modification dans le poumon des cholériques ; 4° que la diminution ou le défaut d'absorption d'oxygène coïncide avec l'abaissement de la température du corps, l'altération du sang et l'imperfection de l'hématose.

M. Doyère [4], pour obtenir l'air expiré pur de tout mélange avec l'air atmosphérique, a imaginé de le diriger, à l'aide d'un appareil à soupapes, dans des ballons en verre, d'un litre environ, pleins d'hydrogène sec, tenus renversés pendant l'opération et fermés ensuite à l'aide d'un

[1] Delpech, *Études sur le Choléra*, p. 50.

[2] Acad. de Médecine, séance du 2 mai 1832.

[3] *Gaz. méd. de Paris*, 1832, n° 37.

[4] Acad. des Sciences, séances des 21 mai et 22 oct. 1849.

bouchon à l'émeri enduit d'une matière grasse.

M. Doyère a rapporté une série d'analyses qu'il a faites, et desquelles il résulte que dans la période algide l'acide carbonique expiré tombe à 10 ou 20 pour 1000, tandis que dans la période de réaction la proportion d'acide carbonique revient à la proportion de 25 pour 1000.

La période de réaction rétablit l'équilibre dans les fonctions respiratoires et fait cesser cette oppression, si pénible pour les malheureux en proie à l'asphyxie, qui se manifeste dans la période algide du choléra.

Circulation. — Le fait capital du choléra bleu, dit M. Magendie [1], est la diminution de la contraction des ventricules du cœur. Les mouvements de cet organe s'accélèrent, mais ils perdent de leur force à chaque instant; il arrive même un moment où l'on n'entend plus que le bruit clair, le bruit sourd a disparu. Quand le cholérique n'a plus que quelques instants à vivre, c'est en vain qu'on applique l'oreille sur sa poitrine: les bruits du cœur ont cessé complétement, et l'on pourrait présumer que ses contractions n'existent plus; elles persistent cependant, mais le cœur n'a pas assez d'énergie pour aller frapper contre les parois de la poitrine.

[1] *Leçons sur le Choléra*, p. 24 et 29.

M. le docteur Bouchut [1] a observé que, pendant les deux dernières heures de l'existence, un *simple bruit* remplace le *double tac* qui existe dans l'état naturel.

Selon le même auteur, « au début, dans le « cours de la cyanose et même encore au com- « mencement de la période de réaction, quelques « malades ont paru éprouver de la gêne à la région « précordiale, et des bruits anormaux trahirent « chez eux le trouble de l'organe central de la cir- « culation.

« Une fois, ce fut un bruit de souffle au second « temps, au-dessus et en dehors du mamelon « gauche.

« Chez d'autres, on nota à la région précor- « diale, tantôt à la base, tantôt à la pointe, des « bruits de frottement plus ou moins marqués « qui rentraient évidemment dans la catégorie « des bruits de cuir neuf.

« Ainsi, dit M. Bouchut, dans la première pé- « riode du choléra, il peut y avoir une modifica- « tion passagère de la texture du cœur, soit une « congestion de l'endocarde avec épaississement « des valvules, soit un état phlegmasique du pé- « ricarde.

« D'autres bruits se manifestent dans la pé-

[1] *Gaz. méd. de Paris*, 1849, p. 437.

« riode de convalescence : ce sont des bruits de « souffle au premier temps, se propageant dans « les carotides. Ces bruits sont évidemment dus à « l'anémie. »

Contrairement aux assertions émises par M. le docteur Bouchut, M. le professeur Michel Lévy [1] a consigné que, chez les malades auscultés dans son service, *les deux bruits du cœur ont persisté jusqu'à la mort,* mais sourds, faibles, éloignés et obscurs.

D'autres n'ont présenté aucun changement dans le caractère ou dans le rhythme des bruits.

Quelques-uns, enfin, ont offert des bruits anormaux au premier temps.

Quelques autres ont offert des bruits anormaux au second temps.

Quant aux bruits de frottement, jamais on n'a rien entendu de semblable dans le service de M. Lévy; et sur cent quarante autopsies pratiquées par MM. Masselot et Tholozan, en présence du professeur et de témoins nombreux, on n'a jamais trouvé d'altération inflammatoire du péricarde.

Le pouls, qui dans les phénomènes précurseurs était petit, déprimé, filiforme, disparaît presque toujours dans la période algide. En général, le

[1] *Gaz. méd. de Paris*, 1849, p. 558.

pouls radial gauche disparaît un peu plus tôt que le pouls radial droit; plus tard, on cesse de sentir les pulsations dans les artères plus volumineuses que les radiales, telles que les artères brachiales, carotides, crurales, iliaques, etc., etc. [1]. La circulation cesse en effet dans les gros troncs artériels: les artères temporale, radiale, brachiale, carotide même, ont été mises à nu et ouvertes, et, au grand étonnement des opérateurs, elles ne contenaient pas une goutte de sang et ne renfermaient qu'un petit caillot rouge de la grosseur d'un fil à coudre; les parois artérielles étaient nettes et blanches [2].

L'état des veines mérite aussi de fixer l'attention: elles sont à peine saillantes au-dessus du niveau de la peau; si l'on a intercepté momentanément le cours du sang dans leurs canaux, il ne s'y rétablit qu'avec la plus grande lenteur; si l'on fait une ouverture à leur paroi, on en obtient à peine quelques gouttes d'un sang noir, visqueux, épais, ne coulant qu'avec une extrême difficulté, et dont le coagulum ressemble à de la gelée de groseilles.

L'analyse chimique du sang a fait reconnaître à M. B. Corenwinder [3] que la proportion de matière

[1] *Compendium de Méd. prat.*, t. II, p. 251.

[2] Scoutetten, *Des Moyens prés. et curat. du Choléra.* Metz, 1849.

[3] Acad. des Sciences, séance du 11 février 1849.

sèche augmente dans le sang, que le chlorure de sodium y diminue en quantité variable, pouvant aller jusqu'au cinquième du poids constaté dans le sang normal; enfin, que la composition du sérum n'éprouve pas de notables variations.

Le professeur Chardienko [1] n'a pu analyser le sang que dans un petit nombre de cas : le sérum était peu abondant, filtrait difficilement, était trouble et paraissait presque entièrement formé d'albumine; il était impossible d'y reconnaître des traces d'urée.

M. A. Becquerel [2] est arrivé dans ses recherches aux résultats suivants :

1° Densité considérable du sang considéré en masse, et du sérum considéré en particulier;

2° Augmentation considérable de la proportion des globules, 189,6 et 160,2;

3° Diminution considérable de l'eau du sang;

4° Augmentation du poids des matières extractives, des divers sels, du chlorure de sodium, et surtout des matières grasses, dont les proportions sont presque triples de ce qu'on retrouve à l'état normal;

5° Conservation ou plutôt diminution de la proportion d'albumine pure du sérum;

6° La fibrine a été trouvée une fois diminuée

[1] *Loc. cit.*
[2] *Loc. cit.*

dans un cas où le sang ne s'est pas coagulé 1,88, et dans un autre cas elle était notablement augmentée ; il est vrai que la maladie était plus avancée, que la période de réaction datait de quelque temps, et que le dernier malade a été saigné pour une espèce de rechute.

M. Follin [1] a examiné dans deux cas le sang, immédiatement après sa sortie de la veine. Mise sous le microscope, la gouttelette de sang a offert un grand nombre de globules dépourvus de leur forme et de leur aspect général : ils étaient allongés, irréguliers, quelques-uns crénelés à leurs bords ; un petit nombre seulement avaient conservé leur forme normale. En s'aplatissant, la plupart de ces globules laissaient transsuder au delà de leurs parois la matière colorante qu'on voyait dans la masse liquide environnante.

M. le docteur Burguières [2] a pu s'assurer que le sang extrait des vaisseaux pendant la vie ne variait pas dans sa réaction, qui était franchement alcaline.

Aspect de la peau. — Un des phénomènes les plus frappants que présente le tégument externe chez les cholériques, dans la période algide, est la coloration bleue ou violette due à la stagnation du sang dans les vaisseaux veineux. Cette colora-

[1] Société de Biologie, mars 1849.
[2] *Loc. cit.*, p. 76.

tion, à laquelle on a donné le nom de *cyanose*, est ordinairement bornée à la face, aux pieds, aux mains, aux parties génitales et à la partie interne des cuisses; elle envahit quelquefois la totalité de la surface cutanée. Boisseau [1] a remarqué que chez les sujets sanguins, pléthoriques, la cyanose venait promptement; qu'elle était très-prononcée, très-rebelle pendant la vie et encore très-marquée après la mort.

La peau des pieds et des mains se ride spécialement à leur région dorsale : on dirait que ces parties ont été macérées dans de l'eau. Les ongles présentent une couleur bleue très-prononcée. L'émaciation que le corps a subie est si considérable et si rapide que la membrane cutanée, devenue trop large pour les parties qu'elle revêt, se ride au point que la face des cholériques, même jeunes, présente un aspect sénile. Les plis que l'on forme sur la peau s'effacent lentement. Portée à son plus haut degré, la stase du sang a quelquefois occasionné la gangrène du nez, des parties sexuelles, etc.

La sensibilité cutanée est parfois notablement diminuée, et nous avons pu observer quelques malades chez lesquels les pincements les plus forts ne déterminaient pas la moindre douleur.

[1] *Journ. hebd.*, p. 294. 1832.

La peau ne présente pas habituellement de sécheresse remarquable; dans un assez grand nombre de cas, au contraire, on observe une sueur ordinairement froide, parfois visqueuse, au visage, à la partie supérieure du thorax et sur les bras. Cette sueur visqueuse, selon M. Burguières [1], perd son acidité normale, mais elle ne devient pas alcaline; il l'a constamment trouvée neutre. Dans la période de réaction, la sueur redevient acide : c'est en général un bon signe. La peau, soumise au contact de la main, procure la sensation qu'on éprouverait en touchant un reptile ou un batracien.

M. Doyère [2] s'est livré à des recherches intéressantes sur la sueur visqueuse des cholériques; en voici le résumé :

Sur quatre malades atteints de choléra, la sueur visqueuse recueillie avec soin sur le front, les joues, les bras, les avant-bras, renfermait une substance capable de réduire les composés de cuivre, du réactif de M. Bareswill à la manière du sucre des fruits.

Cette matière est-elle du sucre? C'est ce que l'on ne pourra savoir qu'après des épreuves plus décisives, sur lesquelles M. Doyère appelle l'attention des observateurs.

[1] *Loc. cit.*, p. 76.

[2] Acad. des Sciences, séance du 28 août 1849.

L'appel de M. Doyère a été entendu, et M. Poirson, interne en pharmacie à l'hospice de la Salpêtrière [1], annonce qu'il a constaté le fait signalé par M. Doyère, de la présence du sucre de raisin dans la sueur des cholériques. La malade qui fournit le sujet de cette expérience, âgée de soixante ans environ, avait présenté, entre autres symptômes d'un choléra des plus intenses auquel elle succomba le lendemain, une sueur visqueuse des plus caractérisées. Cette sueur, recueillie sur les parties de la face qui n'avaient pu être en contact avec les boissons sucrées administrées à la malade, fut reprise par l'eau distillée et traitée par le tartrate de potasse et de cuivre précipité; puis, redissoute par la potasse, elle a réduit à 100 degrés une quantité d'oxyde de cuivre assez abondante pour que le médecin de service n'ait pas hésité à penser que la viscosité pût être attribuée à la présence de ce sucre. L'expérience a été réitérée plusieurs fois sur la même solution et toujours avec le même résultat.

Dès que la réaction se manifeste franchement, la cyanose disparaît, la peau reprend son élasticité, elle devient moite et se couvre quelquefois même d'une sueur critique que M. Michel Lévy regarde comme favorable.

[1] Acad. des Sciences, séance du 15 oct. 1849.

Température du corps. — Les troubles qui surviennent dans la respiration et dans la circulation amènent bientôt un abaissement de la température générale du corps. Les extrémités supérieures, qui sont très-fréquemment hors du lit, deviennent ordinairement froides les premières, ainsi que la face; plus tard, les extrémités inférieures participent au refroidissement. L'haleine elle-même est froide, ainsi que l'intérieur de la bouche. L'air expiré n'a plus qu'une température de 25 à 27 degrés centigrades. Pour ce qui est de l'appréciation rigoureuse de l'abaissement de température du corps des cholériques, les expériences thermométriques ont fourni les résultats suivants :

A Vienne, le professeur Czermak [1] a constamment observé : 1° le maximum de refroidissement aux pieds, puis aux mains et à la langue, enfin à la figure, au cou, à l'épigastre; 2° le refroidissement des pieds est descendu jusqu'à 17 degrés et celui de la langue jusqu'à 19; 3° l'appréciation de cette température peut être d'une importance énorme pour établir le pronostic du choléra : en effet, au-dessous de la température de 25 degrés, il n'y a pas eu d'exemple de guérison.

Dans les expériences faites par MM. Gaimard et Gérardin, l'extrémité inférieure du nez fut tou-

[1] Gaimard et Gérardin, *Hist. du Choléra en Russie*, p. 121.

jours plus froide que les pieds ; la région du cœur et le creux de l'aisselle ont toujours offert le plus haut degré de chaleur.

M. Bouillaud[1] a observé chez un sujet que la température des mains était de 22 degrés et celle du vagin de 38.

M. Burguières[2] a spécialement étudié la température des différentes parties du corps pendant la période algide. La chaleur des parties centrales s'est conservée à peu près intacte, et le thermomètre placé sous l'aisselle marquait 35 à 36 degrés. Les extrémités, le visage, la langue, sont descendus dans certains cas à 23 degrés, mais jamais plus bas.

MM. Briquet et Mignot[3] se sont livrés, à l'hôpital de la Charité, à une série d'expériences sur l'état de la température générale dans le choléra. Voici quel a été le résultat de leurs nombreuses recherches :

1° Les changements qui surviennent dans la température générale des cholériques justifient, pour le plus grand nombre des cas, les dénominations de période *algide* et de période de *réaction* par lesquelles on a désigné les deux phases les plus caractéristiques de la maladie. C'est en effet

[1] *Traité théor. et prat. du Choléra.* Paris, 1832.

[2] *Loc. cit.*, p. 68.

[3] *Traité prat. et analyt. du Choléra*, p. 298 et suiv. Paris, 1850.

dans la *période* dite *algide* que l'on trouve, sauf des exceptions, le plus grand refroidissement. Nos expériences démontrent que, du reste, assez souvent il n'y a pas d'abaissement de la température générale pendant la période algide; que, lorsqu'il a lieu, il n'a jamais été de plus de 3 degrés et quelques dixièmes de degré au-dessous de 37 degrés, chiffre qui représente la température de l'homme en santé; que rarement il a été de plus de 1 degré, et que le plus souvent il n'a été que de quelques dixièmes de degré seulement.

2° La période de réaction s'accompagne ordinairement d'une élévation de la température générale; mais cet accroissement n'est pas proportionnel aux autres changements survenus dans l'état général du malade, tels que retour ou amélioration du pouls et de la voix, diminution ou disparition de la cyanose, des crampes et des évacuations cholériques, etc.; car il n'y a qu'une ascension de la colonne mercurielle de 2 ou 3 degrés au plus, le plus souvent de 1 degré, et même de quelques dixièmes de degré seulement.

3° Il existe durant toute la durée des phénomènes cholériques, quelles que soient la période, la forme et les complications de la maladie, de la tendance au refroidissement. A ce sujet, MM. Briquet et Mignot rapportent des faits qui prouvent d'une manière évidente qu'il existe non-seulement durant la période algide, mais encore pendant toute la durée des phénomènes cholériques, une tendance au refroidissement, en vertu de laquelle l'abaissement de la température est dans quelques cas plus prononcé à la période de réaction que dans la période cyanique.

4° En prenant pour type du degré de chaleur de l'homme en santé le chiffre qui a été indiqué par la plupart des savants qui ont fait des recherches sur la chaleur animale, savoir, 37 degrés centigrades, on voit, si l'on examine le tableau des morts, que dans la majorité des cas, c'est-à-dire 29 fois sur 48 cas, le thermomètre est descendu au-dessous de ce chiffre de 37 degrés durant la période algide, et que dans la minorité des cas, ou 19 fois sur 48 cas, il s'est élevé au-dessus de lui durant cette période.

Si, au contraire, on examine le tableau des guérisons, on voit que dans la minorité des cas, c'est-à-dire 5 fois sur 20 cas, la température générale s'est abaissée au-dessous du chiffre physiologique pendant la période algide, tandis que dans les 15 autres cas elle s'est élevée au-dessus de lui.

5° Si l'on réunit les 48 cas de mort aux 20 cas de guérison, on trouve qu'en somme le nombre des cas dans lesquels il y a eu abaissement de la température générale est égal à celui dans lesquels il y a eu, soit le même degré de chaleur qu'à l'état normal, soit un degré de chaleur plus élevé.

Ce résultat paraîtra peut-être surprenant, car il semble contradictoire avec les phénomènes apparents d'algidité, qui feraient croire le plus souvent à un refroidissement considérable.

Il est à remarquer aussi que la gravité des cas est proportionnelle à l'abaissement de la température, et que tous les malades chez lesquels la température s'est abaissée au-dessous de 36 degrés ont succombé.

6° Le refroidissement de certaines parties du corps, des membres, du nez, de la langue, des oreilles, de toutes les extrémités en un mot, n'est pas dans la proportion de l'abaissement de la température générale : il va bien au delà ; car on a pu constater une différence de 10 degrés et plus entre le degré de chaleur de l'aisselle ou des viscères internes et celui des extrémités.

7° Quoique le choléra n'offre point un abaissement de la température générale tel qu'avaient paru l'indiquer certaines exagérations nées d'apparences trompeuses ou d'expériences incomprises, il n'en est pas moins vrai qu'aucune des maladies connues de l'âge adulte ne produit un abaissement aussi grand, ou même approximatif.

8° En comparant les différentes périodes d'âge des malades, et en ne tenant compte que de ceux qui ont succombé, on observe qu'à partir de vingt jusqu'à soixante ans, l'intensité de l'abaissement de la température générale et la fréquence des cas où elle existe s'accroissent à mesure que le nombre des années augmente.

9° La constitution des divers sujets pris du choléra n'a pas eu une influence bien puissante sur la production du refroidissement; cependant MM. Briquet et Mignot ont noté que les sujets faibles et chétifs ont été plus susceptibles de se refroidir que les sujets forts et vigoureux.

Tandis que la surface du corps présente un abaissement de température quelquefois considérable, on trouve des malades qui se plaignent d'être consumés par un feu dévorant.

La chaleur ne tarde pas à renaître lorsque la maladie s'amende, et que la période de réaction se fait sentir.

Facies. — M. Magendie a dit avec raison que le choléra *cadavérisait* promptement ceux qui en étaient atteints. Le visage s'*hippocratise* et prend un aspect vraiment hideux, le front est sillonné de rides nombreuses, les tempes et les joues se creusent, le nez s'effile, les narines deviennent pulvérulentes, les lèvres s'amincissent et s'appliquent sur les dents; les yeux, secs, ternes, comme flétris, inanimés, sont profondément enfoncés dans les orbites et entourés d'un cercle livide ou même noirâtre. Nous avons vu un malade, couché à l'ambulance de Grammont, qui fut pris du choléra le 5 juin, à onze heures du soir, et qui le lendemain, à dix heures du matin, présentait une ulcération profonde de la cornée de l'œil gauche. A une heure de l'après-midi, il avait cessé de vivre.

La maladie avait duré en tout quatorze heures.

Les paupières, immobiles, laissent à découvert le globe de l'œil; la conjonctive oculaire, enflammée, s'injecte et est bientôt envahie par une ecchymose dont la couleur varie depuis le rose jusqu'au rouge-brun : il en résulte alors un aspect tout particulier et sinistre du regard. La face est froide, cyanosée, recouverte d'une sueur visqueuse.

A mesure que la réaction s'opère, il survient des changements notables dans l'aspect de la physionomie du cholérique. La cyanose fait place à une vive rougeur; l'œil devient brillant, animé; les lèvres reprennent leur couleur vermeille. L'amaigrissement seul persiste, et laisse sur le visage une empreinte de la redoutable maladie à laquelle le cholérique vient d'échapper.

AFFECTIONS CONCOMITANTES ET CONSÉCUTIVES.

Les maladies qui compliquent le plus souvent le choléra, et qui se développent dans les différentes périodes de cette terrible affection, sont, au dire de M. le professeur Rostan[1], presque toujours de nature inflammatoire. Ces inflammations ne se traduisent pas toujours par leurs signes ordinaires : le plus communément il faut les rechercher pour les reconnaître; mais, avec un peu d'habitude, on les laisse rarement échapper.

Après la période algide, lorsque le malade présente les symptômes d'une réaction trop intense, lorsque la face est fortement colorée, que les yeux sont brillants, que la peau est chaude, la langue sèche, la soif vive, le pouls fort et développé, cherchez attentivement, et vous découvrirez très-probablement quelque organe important à la vie plus ou moins profondément enflammé.

Les organes de la respiration sont très-souvent le siége de ces inflammations ; c'est presque toujours la percussion et l'auscultation qui en trahissent l'existence. Les symptômes directs, tels que la douleur de côté plus ou moins vive, la toux, l'expectoration, manquent dans le plus grand nombre des cas. Mais dans la *pleurésie*, le son mat à la partie la plus déclive du poumon, la faiblesse ou l'absence du murmure vésiculaire, le souffle bronchique, l'égophonie distincte, ne permettent pas de méconnaître un épanchement. Dans la *pneumonie* au premier degré, le râle

[1] *Gaz. des Hôpitaux*, 4 août 1849.

crépitant fin met le médecin sur la voie; et au second degré, la matité, le souffle tubaire, la bronchophonie, etc., trahissent suffisamment l'existence de cette inflammation. La *bronchite* se reconnaîtra aux râles sous-muqueux, aux ronchus, aux sifflements qui existent dans les deux côtés de la poitrine et qui ne sont point accompagnés de matité. L'*œdème du poumon* se révèlera par des râles très-fins des deux côtés de la poitrine et par un peu d'obscurité à la percussion. La *gangrène du poumon*, qui a été observée par MM. Rostan, Michel Lévy, et autres praticiens, est facile à diagnostiquer par la fétidité caractéristique de l'haleine et des crachats des malades.

La *péricardite* est une complication plus fréquente qu'on ne pense du choléra; mais cette affection, obscure pour les médecins les plus habiles il y a peu d'années, passe encore inaperçue pour un grand nombre aujourd'hui. Les bruits qui la caractérisent ne peuvent être saisis que par une oreille attentive et exercée.

Chez un certain nombre de malades, on observe, vers la fin de la maladie, un *bruit de souffle* que l'on ne peut attribuer qu'à quelque modification survenue dans la composition du sang [1].

[1] Bouchut, *loc. cit.*

L'*hépatite* est une complication très-rare du choléra : une douleur dans l'hypocondre droit, de la matité plus étendue que dans l'état normal à cette région, et surtout l'ictère, font reconnaître l'existence de cette inflammation.

La *méningo-encéphalite* se décèle par de la céphalalgie, du délire et des troubles variés des sens, de la sensibilité et du mouvement.

La *myélite* a été également notée comme une complication assez commune de la maladie qui nous occupe.

Parmi les maladies de la peau qui accompagnent le choléra, la plus fréquente de toutes est l'*érysipèle de la face.*

Nous devons mentionner ici une maladie que nous n'avons vue signalée nulle part comme compliquant le choléra, et que nous avons fréquemment observée à Tours pendant l'épidémie de 1849 : nous voulons parler de la *diphthérite.* Cette diphthérite n'est pas toujours restée bornée à la muqueuse buccale et pharyngienne ; elle a quelquefois envahi les plaies causées aux membres inférieurs par l'application des vésicatoires. Une malheureuse fille de cinquante-huit ans, nommée Nanette, demeurant rue de la Lamproie, nous en a surtout fourni un exemple remarquable. Nanette fut prise d'une violente attaque de choléra le 8 juin 1850, à trois heures du matin ;

quelques heures après elle était amenée à l'ambulance de Grammont, dans un état presque désespéré. Elle lutta pendant plusieurs jours avec succès contre la maladie à laquelle elle était en proie, et tomba dans un état typhoïde qui nous fit concevoir les plus sérieuses inquiétudes. Des vésicatoires furent appliqués aux mollets d'abord, puis aux cuisses un peu plus tard. La malade commençait à aller un peu mieux, lorsqu'elle nous présenta sur toute la surface du corps des plaques énormes de *purpura hemorrhagica*. A peu près en même temps survenait une diphthérite des plus intenses, occupant toute l'arrière-bouche. Nanette eut assez de force pour résister à toutes ces complications. Mais la maladie durait déjà depuis plus de quinze jours, et la pauvre fille, à peine en convalescence, se trouvait être la seule malade qui restât à l'hôpital spécial des cholériques. Il était impossible que, pour une seule personne, l'administration municipale laissât ouvert un établissement comme celui de Grammont : on offrit à Nanette d'aller à l'hôpital général pour achever de se rétablir; elle ne voulut pas y consentir; et nous nous offrîmes, mon collègue et excellent ami le docteur de Lonjon et moi, à aller tous les jours lui prodiguer nos soins chez elle. Cette pauvre fille nous remercia avec effusion, et se fit transporter à son domicile, où elle aurait dû trouver la misère et les privations; mais la charité chrétienne veillait sur elle. Sa diphthérite pharyngienne était en voie de guérison, lorsque les vésicatoires qu'elle avait aux extrémités inférieures se recouvrirent de plaques grisâtres de mauvais aspect. Des cautérisations assez profondes furent pratiquées, et quelques semaines après, cette fille reprenait ses anciennes occupations et son métier de chiffonnière. La gravité de cette diphthérite avait été jusqu'à compromettre les jours de cette malheureuse.

M. Corbin (d'Orléans) [1] a observé quelque chose d'analogue, nous le pensons du moins, à la diphthérite que nous avons signalée : c'est un véritable *muguet symptomatique*, s'étendant en tache sur toutes les parois buccales et s'accompagnant de stomatite.

Nous avons distingué avec intention les maladies qui compliquent le choléra de celles qui le suivent. Parmi ces dernières, voici celles qui se sont le plus souvent offertes à l'observation :

On voit des malades qui, après avoir été atteints du choléra, ont présenté quelquefois pendant fort longtemps les symptômes caractéristiques d'une *gastro-entérite* très-intense.

Comme complication du choléra, nous avons déjà parlé de la *pleurésie* et de la *pneumonie* anormales ; nous devons encore les mentionner comme

[1] *Gaz. méd. de Paris*, 1849, p. 526.

suites de la même maladie. MM. Michel Lévy, Fouquier, Chomel, Gendrin, Martin-Solon, en ont observé quelques exemples.

M. Rostan[1] a noté comme affection consécutive du choléra, le typhus qui s'observe assez souvent vers la période de réaction, ou au commencement de la convalescence. Ce typhus se distingue du typhus ordinaire par quelques différences. Les caractères principaux du typhus cholérique sont la stupeur et l'abattement; mais les taches lenticulaires rosées et les soubresauts des tendons manquent souvent. La durée de cette variété de typhus est indéterminable. L'éruption des parotides, qui est un accident si rare dans la fièvre typhoïde, s'observe au contraire assez fréquemment dans le typhus qui succède au choléra; cependant elle a été plus rare en 1849 qu'en 1832. C'est surtout vers la fin de l'épidémie cholérique que le typhus se montre en grand nombre.

Les maladies peut-être les plus communes à la suite du choléra sont les maladies éruptives; les plus fréquentes de ces éruptions sont l'érythème, la roséole, la rougeole, l'urticaire, le purpura, la scarlatine et surtout la suette miliaire. Il est probable qu'il existe une certaine affinité entre cette dernière éruption et le choléra; car, en 1832

[1] *Loc. cit.*

comme en 1849, elle a sévi dans certaines localités et a revêtu le caractère épidémique.

Des phénomènes nerveux nombreux et variés s'observent après le choléra. Nous avons vu, dit M. Rostan, un certain nombre de fois le délire dit nerveux, c'est-à-dire apyrétique, l'impossibilité de suivre un raisonnement, la divagation, l'incohérence dans les idées ; d'autres fois une idée fixe, des hallucinations, de la lypémanie, formaient le principal caractère de ces désordres intellectuels.

Parmi les phénomènes morbides qu'offre la sensibilité, rien n'est plus remarquable que ces espèces de *secousses électriques* dont se plaignent quelques malades. Il leur semble qu'une étincelle électrique leur parcourt instantanément tout le corps, de la tête aux pieds. Ces sortes de secousses se répètent fréquemment et incommodent beaucoup les malades; elles ont quelquefois duré plusieurs années.

Dans les mouvements, on observe surtout une faiblesse extrême, qui persiste pendant fort longtemps. Il existe même de véritables paralysies et des paraplégies presque complètes.

Quelques malades conservent dans certains muscles des contractions permanentes, des crampes douloureuses.

Nous terminerons en signalant comme se rattachant à ces affections consécutives de véritables accès fébriles intermittents, avec frisson initial, revêtant quelquefois le type quotidien, mais plus souvent le type tierce. M. Dalmas a constaté ce fait plus souvent en Pologne qu'en France.

DURÉE. — MARCHE. — TERMINAISONS.

Le temps qui s'écoule depuis l'apparition des premiers accidents jusqu'à la mort est très-variable, et parfois fort court. Dans les diverses épidémies signalées par les auteurs, et que nous avons étudiées attentivement, nous avons vu rapporter qu'un assez grand nombre d'individus tombaient tout à coup sans connaissance sur les routes, dans les rues; ils étaient pris de défaillance, devenaient promptement froids et bleus, et mouraient souvent avant qu'on eût eu le temps de leur porter secours. A Mascate le mal était si violent, que souvent la mort survenaït en dix minutes. A Schiraz, en 1821, on vit des voyageurs en marche tomber tout à coup, et expirer sur-le-champ comme frappés de la foudre, sans avoir pu proférer une seule plainte; on vit des ouvriers périr les outils à la main, des laboureurs à la charrue, et des brahmines assis, récitant leur chapelet. A Laodicée et à Antioche, en 1823, la mort survenait en deux heures; tous les secours humains étaient inutiles. A Paris, en 1832, on a souvent observé des faits semblables, qui ont donné lieu à ces sinistres rumeurs d'empoisonnement et à ces terribles scènes de massacre dont ont été victimes quelques personnes d'ailleurs bien innocentes. De ces faits on a conclu avec raison à l'existence d'un choléra foudroyant, qui enlève les malades en quelques heures et même en quelques minutes.

Selon quelques auteurs, ces malades ont été mal observés : on ignorait que presque toujours ils étaient indisposés déjà depuis plusieurs jours, qu'ils avaient de la diarrhée, et que, malgré ces accidents, ils continuaient à se livrer à leurs occupations ordinaires, jusqu'au moment où ils tombaient foudroyés par la maladie qu'ils portaient avec eux.

Nous ne pouvons partager cette manière de voir, et nous croyons à l'existence d'un choléra d'emblée, foudroyant : nous avons malheureusement eu le triste privilége d'en observer quelques cas bien avérés.

La commission centrale du département de la Seine a examiné scrupuleusement la durée du choléra, sans distinction de sexe, de constitution; et, dans le travail [1] qu'elle a publié à ce sujet, elle

[1] *Rapport sur la marche et les effets du Choléra*, p. 70. Paris, 1834.

a trouvé que, sur 4,907 individus, la durée de la maladie a été :

De 1 à 6 heures,	294 fois.
6 à 12	615
12 à 18	392
18 à 24	1173
1 à 2 jours,	823
2 à 3	502
3 à 4	382
4 à 5	240
5 à 6	125
6 à 7	79
7 à 8	171
8 à 9	35
9 à 10	36
10 à 15	111
15 à 20	19

Tout en ayant égard à l'âge, la même commission a noté que :

De la naissance à 1 an le choléra a duré		43 heures.
De 1 à 5 ans,	———	49
5 à 10	———	42
10 à 15	———	55
15 à 60	———	64
60 à 90	———	60

Il faut encore tenir compte, dans la durée de la maladie, de l'époque à laquelle les malades ont été atteints; car il n'a échappé à aucun observateur que la mort arrive bien plus promptement au début et dans les recrudescences qu'au déclin d'une épidémie.

Nous ne reviendrons pas sur ce que nous avons dit lorsque nous avons tracé la description du choléra ; nous nous contenterons de mentionner que sa marche est généralement rapide. Parfois, quelques heures suffisent pour amener la mort; et même quand la maladie ne doit pas avoir une issue funeste, on l'a vue quelquefois se terminer d'une manière excessivement prompte. Ainsi la cyanose, le refroidissement général et des crampes portées au degré le plus intense peuvent se déclarer chez un malade et épuiser toute leur action en vingt-quatre heures, après lesquelles l'état morbide cesse pour faire place à la convalescence.

Indépendamment des phénomènes précurseurs qui existent souvent, nous avons admis deux périodes distinctes dans la description que nous avons donnée du choléra : la première, dite algide, de cyanose ou de refroidissement; la seconde, dite de réaction.

En effet, dans les circonstances où les prodromes viennent à manquer, l'individu atteint de choléra devient tout à coup froid, cyanosé et sans pouls; puis, soit à l'aide de certains moyens, ou avec les seules ressources de la nature, la chaleur se rétablit peu à peu. C'est ce dernier état qu'on désigne sous le nom de réaction.

Il faut bien se garder de confondre la cessation des accidents cholériques et le retour, en quelque sorte, à la santé, avec ces formes de réaction morbide que l'on trouve partout décrites. Dans le premier cas, en effet, le froid et la gène de la circulation et des autres fonctions venant à cesser, l'économie tend à rentrer dans son état normal; les fonctions, profondément troublées, recommencent à s'exécuter comme à l'ordinaire, ainsi que le prouvent le retour de la chaleur, la disparition de la cyanose et des autres troubles de la circulation. Mais si les choses ne s'arrêtent pas là, il survient une *chaleur morbide*, qui succède au *froid morbide* : c'est à cette forme de la maladie que M. Chomel [1] a donné le nom de *réaction morbide*. Alors la chaleur est sèche et mordicante, le pouls assez résistant, la face est congestionnée, les conjonctives peuvent être injectées, des symptômes cérébraux se déclarent. Il est rare que les malades échappent aux dangers de la réaction morbide; la mort, en pareil cas, est produite par la persistance des vomissements et de la diarrhée, ou est déterminée par l'intensité des symptômes cérébraux. Il est une autre forme de réaction,

[1] *Gazette des Hôpitaux*, 1849, p. 156 et suiv.

c'est la forme typhoïde caractérisée par des phénomènes souvent vagues et mal définis, parmi lesquels dominent la céphalalgie, l'anxiété, l'affaiblissement, l'injection des conjonctives, la torpeur, etc., etc. Il ne faut pas s'y tromper cependant, la réaction typhoïde du choléra n'a de commun avec la fièvre typhoïde que le nom ; les symptômes durant la vie aussi bien que les altérations après la mort diffèrent essentiellement. Seulement la torpeur de la forme typhoïde cholérique a une certaine analogie avec celle de la dothiénentérie.

Quoi qu'il en soit, quand on voit survenir les phénomènes énoncés plus haut, on doit porter le pronostic le plus grave sur l'issue de la maladie; le malade se trouve plus en danger que pendant la période algide. L'état typhoïde des cholériques a été infiniment plus commun dans l'épidémie de 1849 que dans celle de 1832.

Le choléra se termine tantôt par la mort, tantôt par le retour à la santé. Selon M. le professeur Chomel, « la terminaison du choléra, quoique « mortelle dans le plus grand nombre des cas, ne « l'est pas dans une aussi forte proportion qu'on « serait tenté de l'admettre *à priori*. Ainsi, en « réunissant tous les cas de choléra qui se sont « déclarés à Paris pendant l'épidémie de 1832, « qui a laissé des souvenirs effrayants dans l'esprit

« de tout le monde, on voit que le tiers seulement des individus atteints a succombé. C'est « une mortalité moindre que celle que donne la « péritonite, bien moins forte surtout que celle « observée dans les épidémies de fièvre puerpérale. On peut même dire que la mortalité dans « le choléra épidémique de 1832 ne s'est pas « élevée au-dessus de celle que fournissent les cas « de pneumonie, réunis sans acception d'âge, de « constitution ni de gravité. » Certes, ce résultat, tout à fait inattendu, qu'aucun auteur autre que M. Chomel n'a signalé, nous semblerait, s'il était exact, propre à diminuer les craintes, les terreurs même que le choléra est en droit d'inspirer. La mort survient dans le choléra parce que la chaleur ne se rétablit pas ; ou parce que la circulation cesse de se produire et que le cœur s'arrête; ou par l'intensité des douleurs, des crampes ou des convulsions auxquelles le malade est en proie ; ou par l'amaigrissement excessif, ou, pour mieux dire, la colliquation générale dont les vomissements et les selles sont les phénomènes ; ou enfin la mort peut être le résultat de symptômes cérébraux.

Lorsque la maladie doit se terminer par la guérison, on voit quelquefois la convalescence s'établir d'emblée et marcher avec une rapidité très-grande; mais, en général, la guérison demande un laps de temps assez long pour se consolider; les malades éprouvent souvent pendant des mois entiers des malaises et un état de faiblesse générale qui réclament un traitement approprié. Le facies reste longtemps amaigri, les yeux sont cernés et enfoncés dans les orbites, l'appétit est presque nul, les garde-robes sont diarrhéiques, bilieuses ; l'intelligence semble engourdie, etc., etc. Si les soins les plus assidus ne sont pas alors prodigués aux malades, il arrive quelquefois une nouvelle attaque de choléra, une *rechute*, et le malade peut être emporté en quelques heures, comme nous avons eu occasion de le voir deux fois. Nous ne sommes pas, sur ce point, d'accord avec les observateurs qui ont traité du choléra et qui ont parlé des rechutes, qu'ils considèrent comme étant moins graves que la première attaque. Quoi qu'il en soit, c'est un devoir pour les médecins de ne pas abandonner trop tôt les malades à leurs propres inspirations, et de leur signaler les dangers des rechutes, en leur apprenant que le choléra a d'autant plus de tendance à affecter un individu que celui-ci a déjà subi plus péniblement ses atteintes.

La guérison s'effectue quelquefois par les seuls efforts de la nature. Nous en avons vu rapporter plusieurs cas : nous choisirons, entre autres, celui cité par M. le docteur Lombard [1], et qu'il

[1] Acad. de Méd. de Belgique, séance du 24 février 1849.

doit à l'obligeance du docteur Wasseige, médecin très-distingué de la ville de Liége.

En 1832, dans le village d'Ans, situé à une demi-lieue de Liége, au-dessus de l'une des plus grandes élévations du bassin de la Meuse, au versant de la montagne, en regard de l'orient, lieu sec, muni d'abondantes eaux de fontaine, le choléra décima littéralement la population. Une femme de soixante-dix ans resta seule dans sa maison : son fils et sa bru, exerçant la profession de messager, étaient partis pour plusieurs jours. Cette malheureuse fut prise de vomissements et de diarrhée ; les forces lui manquèrent à ce point qu'elle ne put demander des secours à ses voisins, éloignés d'une centaine de mètres de sa maison. Elle parvint à attirer auprès de son lit une table sur laquelle il y avait plusieurs terrines d'eau fraîche : elle y puisa tant que ses forces le lui permirent. Trois jours se passèrent. Ses voisins s'aperçurent enfin que sa porte restait fermée : ils s'en inquiétèrent, frappèrent ; mais la cholérique, sans voix, ne put répondre ; ils se décidèrent à enfoncer la porte, et trouvèrent la vieille mourante sur son lit, où elle était depuis quatre jours. M. le docteur Wasseige fut appelé : il apprit, outre ces particularités, qu'à dater de l'instant où l'on était entré auprès de la malade jusqu'à celui de son arrivée, l'état de celle-ci s'était beaucoup amélioré. Frappé de ce fait, il eut l'heureuse idée d'en profiter pour connaître si, par bonheur, le choléra dans toute son intensité pouvait guérir par les seules forces de la nature, secondée par l'eau froide. Il se borna donc à ne prescrire qu'une simple potion émolliente; et, ne voulant rien compromettre, il retourna voir la malade quelques heures après. L'amélioration indiquée s'était accrue; la cyanose se dissipa, le pouls reprit du développement, et enfin, après quelques jours, la malade fut entièrement rétablie.

Nous ne pouvons terminer ce paragraphe sans nous élever contre les opinions trop exclusives du docteur Gendrin [1], qui admet que *constamment* le choléra s'est terminé par des *crises* ou par des *métastases*. Nous n'avons, quant à nous, jamais rien vu de semblable toutes les fois que le choléra s'est terminé par le retour à la santé.

FORMES.

Les auteurs qui ont écrit sur le choléra ont, suivant quelques variétés de symptômes par eux observées, voulu en inférer qu'il devait y avoir tantôt un choléra flatulent, tantôt un choléra bilieux, tantôt un choléra spasmodique, tantôt

[1] *Monographie du Choléra*, 1832.

un choléra ataxique, tantôt un choléra adynamique, etc., etc. M. le professeur Chomel, dans les leçons qu'il a faites à l'Hôtel-Dieu de Paris en 1849, a admis six formes principales de choléra : 1° une forme *nerveuse;* 2° une forme *inflammatoire;* 3° une forme avec troubles marqués de la respiration ; 4° une forme avec troubles marqués de la circulation ; 5° une forme avec dérangement des voies digestives; 6° une forme chronique.

Nous ne pouvons admettre ces distinctions, basées sur la prédominance de tel ou tel symptôme, et nous nous contenterons de reconnaître trois formes de choléra : 1° un choléra léger, ou cholérine; 2° un choléra grave, qui a servi de texte à la description que nous avons donnée; 3° enfin un choléra foudroyant.

Nous ferons une mention spéciale pour le choléra des jeunes enfants, et nous le décrirons à part.

Pour justifier la division que nous avons adoptée, nous ne croyons pas pouvoir donner de meilleures raisons que celles qui ont été alléguées par M. le docteur Thirial [1]; les voici :

« L'économie nous offre à considérer deux grands ordres de fonctions : les unes vraiment fondamentales, ce sont les fonctions dites *géné-*

[1] Soc. méd. des Hôpit. de Paris, séance du 8 août 1849.

rales, ou vitales *communes;* les autres moins immédiatement essentielles à la vie, ce sont les fonctions dites *spéciales.* Or, c'est dans la lésion, soit isolée, soit simultanée, ou plus ou moins prédominante, existant dans ces deux ordres de fonctions que doit reposer la distinction rationnelle des principales formes assignées au choléra.

« Que si, par exemple, la cause inconnue qui produit cette maladie vient à frapper directement et d'une manière aussi subite que profonde sur les fonctions radicales de l'économie, et à éteindre presque d'emblée la caloricité qui se trouve placée sous leur intime dépendance, alors on a sous les yeux un de ces cas de choléra dit *foudroyant,* qui est caractérisé presque exclusivement par l'anéantissement instantané des forces, une oppression épigastrique excessive, le froid glacial de tout le corps; en un mot, par tous les signes annonçant une extinction vitale imminente, et le plus souvent par une mort extrêmement rapide.

« D'un autre côté, si l'on suppose que cette même affection, soit primitive, soit secondaire, des fonctions radicales de l'organisme existe, mais non portée à ce degré extrême d'intensité; si l'on suppose en même temps qu'il vienne s'y joindre une perturbation plus ou moins considérable dans les diverses fonctions *spéciales,* et surtout dans les fonctions digestives et leurs annexes, on aura alors le choléra tout à fait complet et se manifestant avec son cortége habituel de symptômes; en un mot, on aura le *choléra classique*, avec ses degrés nombreux et avec un pronostic variable, mais toujours grave.

« Si l'on admet enfin que la cause épidémique n'ait eu sur l'organisme qu'une faible influence, et surtout qu'elle ait limité en quelque sorte son action sur certains appareils spéciaux et notamment sur l'appareil gastro-intestinal, on n'aura plus affaire alors qu'à la cholérine, c'est-à-dire à la forme bénigne du choléra. »

Cholérine. — En traitant de la cholérine et en décrivant cette forme spéciale de choléra, nous ne voulons pas parler des phénomènes précurseurs ou de la période prodromique que nous avons signalés en faisant le tableau du choléra ; nous entendons par le mot de *cholérine* un choléra léger, susceptible cependant de dégénérer quelquefois en choléra grave, ainsi que nous avons eu l'occasion de l'observer plusieurs fois.

La cholérine traduit sa présence par les symptômes suivants : malaise général, abattement physique et moral, insomnies, rêvasseries, céphalalgie sus-orbitaire, bourdonnements et tintements d'oreilles, vertiges, lipothymies, langue blanche, jaunâtre, sèche; soif assez vive, appétit capricieux, anxiété et douleur épigastrique, altération sensible de la voix, borborygmes, nausées, vomissements quelquefois bilieux, quelquefois aqueux; selles abondantes, jaunâtres, verdâtres, sanguinolentes, ou même ressemblant tout à fait à celles du choléra grave : lorsqu'elles ont ce caractère, elles sont moins aqueuses, plus féculentes; les urines sont rouges, sédimenteuses, et sont excrétées en moins grande quantité que dans l'état normal, quelquefois même elles se suppriment. La peau est fraîche, le pouls est petit, mou, ordinairement peu fréquent; il n'est pas rare de voir survenir des crampes, surtout dans les membres inférieurs. La cyanose ne se manifeste presque jamais; cependant nous avons vu un de nos amis, affecté d'une cholérine excessivement grave qui a mis ses jours en danger, chez lequel le teint était tellement plombé qu'on ne pouvait s'empêcher de reconnaître le début de ce terrible symptôme. Le pouls était, dans ce cas, très-faible et très-dépressible.

La cholérine dure ordinairement trois ou quatre jours; rarement elle s'étend jusqu'à huit jours. Si à cette époque on n'a pu se rendre maître de cette affection, on doit concevoir les craintes les plus sérieuses sur la santé du malade, et redouter de voir surgir des symptômes tellement graves qu'ils pourraient en peu de temps amener la mort.

En général, la cholérine se termine presque

toujours par la guérison; quelquefois cependant la convalescence est excessivement difficile à s'établir; et nous avons pu observer assez souvent que la cholérine exigeait pour l'entier rétablissement des malades un temps beaucoup plus long que le choléra.

Choléra foudroyant. — Dans tous les pays où le choléra a exercé ses ravages, les médecins ont mentionné des cas de choléra qui ont présenté tout d'abord des symptômes d'une intensité telle, que la mort survenait en quelques heures. Ainsi, à Liége [1], on a noté que cette maladie marchait avec une effrayante rapidité : en une ou deux heures, les malades présentaient déjà des symptômes très-alarmants; il y en avait qui succombaient en cinq ou six heures. La période algide se trouvait, pour ainsi dire, établie d'emblée.

M. Dalmas [2] dit qu'il y a des malades qui succombent avant la coloration bleuâtre, par le fait seul des évacuations et des crampes qui se répètent à chaque instant. Il a vu en Pologne des soldats être pris, en pleine marche, de vertiges et de crampes atroces, quitter le rang, déposer leurs armes sur le bord de la route, et mourir en deux heures.

Dans cette forme, il faut en convenir, l'art est

[1] *Le Scalpel*, 5 janvier 1849.
[2] *Loc. cit.*, p. 491.

impuissant, et l'on n'a pu jusqu'à présent avoir la moindre prise sur cette terrible maladie, dont la durée est excessivement variable, mais ne se prolonge pas habituellement au delà de trente-six heures. Nous réservons l'épithète de *foudroyant* pour les cas de choléra dans lesquels la médication même la plus énergique ne peut amender les symptômes formidables contre lesquels le médecin lutte de tous ses efforts. Jamais un malade atteint de *choléra foudroyant* n'éprouve de réaction, même incomplète : il succombe toujours dans la période algide. Ces cas ont malheureusement été très-fréquents dans l'épidémie de 1849, et nous avons pu en voir un grand nombre, surtout parmi les détenus du pénitencier de Tours ; car sur 88 détenus, 71 ont été atteints par l'épidémie, et 55 ont succombé. Sur ce chiffre de 55, on doit noter que 20 individus ont péri en moins de trente-six heures, et 33 en moins de soixante heures.

Choléra des enfants. — Tous les ans, pendant les mois les plus chauds de l'année (juin, juillet, août, septembre), nous observons chez les très-jeunes enfants, et surtout chez ceux qui ne tettent pas, des accidents que nous avons depuis longtemps rapportés au choléra : aussi avons-nous éprouvé une véritable satisfaction en apprenant qu'un praticien célèbre à juste titre avait émis des opinions en tout semblables aux nôtres. En effet, notre compatriote M. le professeur Trousseau [1] a traité de main de maître cette histoire du choléra chez les jeunes enfants, et nous avons reconnu exactement, dans la description qu'il en a donnée, les symptômes que nous avons été à même d'observer si souvent, et qui ont été bien plus fréquents en 1849 que dans les années précédentes.

L'enfant qui fait des dents, et qui ne tette pas, est très-souvent pris d'une diarrhée que la nourrice regarde comme utile puisqu'elle doit empêcher les convulsions, qui sont d'ordinaire si fréquentes pendant le travail de la dentition : aussi se garde-t-elle bien d'en parler au médecin. Du reste, il est quelques médecins qui pensent, d'après Sydenham, que cette diarrhée est salutaire et qu'on doit la respecter. Nous ne saurions partager ces croyances erronées, et nous sommes d'avis qu'il est toujours nécessaire d'employer des moyens propres à se rendre maître de cette diarrhée. Quand elle ne dure que vingt-quatre ou quarante-huit heures, ce n'est rien; mais si elle se prolonge au delà de ce terme, on se trouvera toujours bien de l'arrêter. Lorsqu'on ne se préoccupe pas de cette diarrhée, elle dure quelquefois six ou huit jours sans que l'enfant paraisse en souffrir notablement; puis tout à coup surviennent des

[1] *Histoire des diverses espèces de diarrhées.* (*Gaz. des Hôpit.*, 1er sept. 1849.)

vomissements violents, de couleur verdâtre d'abord, et une diarrhée séreuse très-abondante. L'enfant pousse des cris continuels ; ses yeux sont enfoncés dans les orbites, sa peau est cyanosée; la peau et la langue sont froides, les téguments ont perdu leur élasticité et conservent les plis qu'on leur imprime en les pinçant. Les vomissements changent de nature : ils deviennent aqueux et sont en tout semblables aux matières rendues par les selles. L'enfant agite ses membres, il n'a pas un moment de calme et de repos ; il ne peut dormir; en quelques heures il a maigri sensiblement: s'il était auparavant gras et ferme, il est maintenant mou, ses chairs sont devenues flasques; le pouls est très-fréquent, misérable, et quelquefois même insensible.

Parfois la diarrhée cesse tout à coup, et les vomissements deviennent plus violents; la plus petite quantité de liquide ingérée dans l'estomac suffit pour les provoquer, et l'enfant rejette sans efforts des flots de liquide. Quelquefois les vomissements et la diarrhée s'arrêtent, et les accidents persistent, comme dans le choléra. Les cris deviennent de plus en plus faibles, le timbre de la voix est notablement altéré.

Cet état dure de quelques heures à quelques jours, ordinairement de douze à trente-six heures, et la mort arrive.

Il est facile d'estimer, par des relevés statistiques faits pendant plusieurs années, quel est le degré de gravité de cette maladie : eh bien, les sept huitièmes des très-jeunes enfants qui ne tettent pas succombent à cette diarrhée, tandis que la moitié de ceux qui tettent lutte avec avantage contre cette redoutable affection, et prend le dessus. Quant aux enfants qui font des dents et qui tettent, ils résistent beaucoup mieux que ceux qui ne tettent pas. On peut donc inférer de là que le choléra des enfants est une maladie excessivement grave.

CHAPITRE III.

INFLUENCE DU CHOLÉRA-MORBUS SUR CERTAINS ÉTATS PHYSIOLOGIQUES ET SUR CERTAINS ÉTATS PATHOLOGIQUES.

Dans le courant de ce chapitre, nous montrerons quelle influence le choléra exerce sur la grossesse, sur l'allaitement, sur la menstruation. Nous étudierons ensuite l'influence du choléra sur les maladies dans le cours desquelles il vient à se déclarer, et nous dirons quelques mots de l'influence des maladies préexistantes sur le choléra. Nous terminerons en relatant l'influence du choléra sur la suette, et celle de la suette sur le choléra.

INFLUENCE DU CHOLÉRA SUR LA GROSSESSE.

N'ayant pas en notre possession un nombre suffisant de faits pour résoudre une question aussi importante que celle qui nous occupe actuellement, nous avons dû faire un emprunt à tous les auteurs qui se sont occupés de ce sujet.

M. Bouchut est un de ceux qui ont recueilli le plus de faits, puisque son travail est basé sur 52 observations.

Nous avons rassemblé 69 observations de choléra sur des femmes parvenues aux différentes époques de la grossesse, et nous avons vu que ces faits se répartissaient de la manière suivante :

21 femmes ont avorté et ont guéri,
9 —— ont avorté et sont mortes,
14 —— n'ont pas avorté et ont guéri,
25 —— n'ont pas avorté et sont mortes.

TOTAL : 69.

Quelle signification peut-on donner à ces faits ? C'est que le choléra exerce une action fâcheuse sur la grossesse, et qu'il détermine très-souvent l'avortement ; et que l'avortement a souvent une influence heureuse sur la marche de la maladie. Quelques praticiens ont été tellement frappés de ces résultats, qu'ils ont conseillé de provoquer dans un certain nombre de cas l'accouchement prématuré artificiel. M. Devilliers fils a même soumis cette question au jugement de l'Académie de médecine [1]. Ce corps savant a nommé pour rapporteurs MM. Villeneuve et Moreau. M. Villeneuve, dans la séance du 16 juillet 1850, a dit que si, jugeant *à priori* et dans l'état actuel de l'expérience à ce sujet, la commission de l'Académie était obligée de porter un jugement définitif sur l'opinion dont il s'agit, elle croirait prudent de ne se prononcer que d'une manière négative; mais comme il n'en est point ainsi, et tout en faisant ses réserves, elle attendra pour asseoir son jugement que de nouveaux faits viennent éclairer la question.

En attendant, la commission de l'Académie croit devoir recommander à ceux qui adopteront dès à présent les idées de M. Devilliers fils de n'agir, comme lui, qu'avec une prudence extrême, et surtout de s'abstenir dans les cas douteux.

Presque toutes les fois que l'avortement a eu lieu, ou que le chirurgien a eu recours à l'accouchement prématuré artificiel, l'enfant est venu mort; et il est probable que c'est la mort du fœtus qui, dans le plus grand nombre des cas, a occasionné l'avortement.

[1] Séance du 19 juin 1849.

Dans les circonstances où les femmes ont succombé sans avoir avorté, on a observé, toutes les fois que l'autopsie a pu être faite, que le fœtus était contenu dans ses membranes, et que le liquide amniotique n'avait pas éprouvé de diminution notable.

L'aspect extérieur du fœtus était bleuâtre, et le tube digestif ne contenait pas de matières ayant la moindre analogie avec le liquide cholérique.

En général, l'avortement n'a pas eu lieu avant le quatrième mois de la gestation ; la plupart des femmes qui ont avorté et qui ont guéri étaient enceintes de cinq ou de six mois.

Ces avortements n'ont jamais été accompagnés de métrorrhagies inquiétantes.

INFLUENCE DU CHOLÉRA SUR L'ALLAITEMENT.

Plusieurs auteurs ont signalé que la sécrétion du lait ne se faisait plus chez les nourrices atteintes du choléra. Nous pouvons, sans nous inscrire en faux contre cette assertion puisque nous ne possédons que deux faits, dire que chez les deux nourrices que nous avons vues affectées de choléra, la sécrétion du lait a continué à se faire, et que l'enfant de l'une de ces femmes a pu teter impunément et à plusieurs reprises, pendant que la femme était froide, cyanosée, sans pouls.

Dès que nous fûmes arrivé près de cette femme, nous ordonnâmes de ne plus présenter le sein à l'enfant; et pendant vingt-quatre heures que cette pauvre nourrice vécut encore, elle ne cessa de nous solliciter de lui donner quelque chose à prendre pour débarrasser les seins du lait qui les engorgeait réellement.

Quelques médecins ont cité des expériences qui établissent l'altération chimique du lait chez les femmes nourrices frappées de choléra; mais ces expériences n'ont pas été assez multipliées pour qu'on puisse accuser des altérations constantes.

INFLUENCE DU CHOLÉRA SUR LA MENSTRUATION.

La menstruation, cette fonction si délicate qu'un accident souvent fort léger suffit pour avancer, retarder ou suspendre, a cependant pu, dans un assez grand nombre de cas, suivre son cours accoutumé au milieu de cette commotion générale que le choléra produit dans l'organisme.

Chez un certain nombre de malades, la menstruation a paru pendant la période prodromique, avant que l'état algide fût prononcé, et elle a continué pendant la période de cyanose.

Chez d'autres, l'apparition des règles a eu lieu pendant la période algide, et n'a point été interrompue.

Chez quelques malades, les règles sont survenues pendant la période de réaction, mais n'ont pas apporté ou semblé apporter de modification favorable à l'état des malades.

D'autres les ont eues seulement pendant la convalescence.

Quelques femmes nous ont dit que leurs menstrues n'étaient point arrivées à l'époque accoutumée, et qu'elles avaient éprouvé un retard causé vraisemblablement par l'apparition du choléra.

Enfin, chez quelques filles ou femmes, les époques ont été plus abondantes, et plusieurs fois même elles ont apparu beaucoup plus tôt qu'elles n'auraient dû le faire.

Nous avons vu une jeune fille de dix-huit ans atteinte d'une cholérine très-grave, le 26 juillet 1849, et chez laquelle l'apparition des règles se fit le 1er août.

Le 2, la cholérine dégénéra en choléra de moyenne intensité.

Le 3, les menstrues se supprimèrent.

Le 8, lorsque la période de réaction fut bien prononcée, elles reparurent, et durèrent encore trois jours très-abondamment.

Cette malade guérit; mais la convalescence fut très-longue et très-difficile.

M. le docteur Charcellay, professeur de clinique interne à l'École de médecine de Tours, nous a dit avoir vu quelques jeunes filles qui n'étaient pas encore réglées, et chez lesquelles la menstruation a paru pour la première fois pendant la période de réaction.

INFLUENCE DES MALADIES PRÉEXISTANTES SUR LE CHOLÉRA.

Lorsque le choléra est survenu pendant le cours d'une maladie aiguë, telle que rhumatisme, fièvre typhoïde, pleurésie, pneumonie, etc., l'état fébrile intense qui accompagne ordinairement ces affections a formé, le plus souvent, une opposition efficace à l'explosion des accidents cholériques; et, dans les cas où l'influence épidémique prit le dessus, les phénomènes de la période algide furent modifiés et contrebalancés par les phénomènes fébriles.

Mais lorsque le choléra fit invasion chez un sujet atteint et débilité par une affection chronique, telle que cancer, phthisie, entérite chronique, etc., les choses ne se passèrent pas de même : au lieu d'entraver la maladie, il lui imprima au contraire un degré de violence extrême; et les sujets, affaiblis déjà par l'affection primitive, ne purent pour la plupart supporter la secousse qu'imprimèrent à leur économie viciée et défaillante les accidents cholériques.

INFLUENCE DU CHOLÉRA SUR LES MALADIES PRÉEXISTANTES.

Un certain nombre d'auteurs ont observé des faits qui tendent à faire admettre l'influence abortive du choléra sur les autres maladies.

Variole. — M. Sandras a vu une femme qui, au début d'une éruption variolique, fut prise du choléra; la variole alors disparut. Puis, au bout d'un mois, durant lequel le choléra suivit sa marche et guérit, la variole reparut : variole qui, au troisième ou au quatrième jour de sa réapparition dans la période de suppuration, mit la malade au tombeau. Le choléra s'était manifesté chez cette femme du troisième au quatrième jour de l'éruption des pustules.

Maladies de la peau. — Dans la séance du 26 septembre 1849 de la Société médicale des hôpitaux de Paris, M. Devergie a dit que, d'après ses observations, à l'exception de la *teigne*, du *lupus*, du *psoriasis* et du *rupia*, il n'est pas de maladie cutanée qui ne disparaisse sous l'influence du choléra. La *gale* même est dans ce cas. Le psoriasis et le lupus, sans disparaître, cessent de s'accroître; mais cette suspension n'est que momentanée; la maladie de peau revient presque avec la même intensité après le choléra.

Ascite. — MM. Piédagnel, Gillette, Gendrin, etc., ont cité un nombre assez considérable de faits dont ils ont été témoins, et dans lesquels des individus atteints d'anasarque et d'hydropisie ont vu, sous l'influence du choléra, la sérosité contenue dans le tissu cellulaire et dans le péritoine disparaître très-rapidement, pour reparaître au bout d'un certain temps.

Hydarthrose. — M. Gendrin a vu une hydarthrose du genou guérir en quelques heures, et se manifester de nouveau quelques mois après la guérison du choléra.

Rhumatismes. — Le choléra a toujours suspendu les douleurs rhumatismales, soit aiguës, soit chroniques; mais dès que la convalescence de la maladie intercurrente était établie, le rhumatisme se faisait de nouveau sentir, mais généralement avec moins d'intensité.

Névralgie. — Une femme très-nerveuse, tourmentée depuis dix ans par une cruelle névralgie intercostale rebelle à tous les remèdes, vint dans le service de M. Briquet pour chercher du soulagement, lorsqu'elle contracta la maladie épidémique. La douleur cessa bientôt comme par enchantement, et jusqu'au terme de la convalescence il n'en fut plus question. Le doux espoir que la malade caressait d'une entière délivrance fut toutefois un peu trompé : au bout de trois semaines la névralgie, si complétement calmée par le choléra, se réveilla, mais elle n'avait plus son ancienne acuité [1].

Aliénation mentale. — M. Billod, médecin de l'asile des aliénés de Blois, dans une lettre adressée à l'Académie de médecine [2], a pu constater sur quelques malades atteints de manie chronique un amendement ou une suspension momentanée du trouble mental pendant toute la durée de l'affection cholérique.

M. Delassiauve, médecin à Bicêtre, a observé une amélioration persistante, à la suite d'une attaque de choléra, chez un homme atteint de démence paralytique au dernier degré et dont la mort paraissait imminente.

Le même médecin a vu un homme qui, à la suite du choléra, fut pris d'aliénation mentale. L'aliénation durait depuis sept ou huit jours, lorsque survint une seconde attaque de choléra très-grave; et par ce fait, l'aliénation disparut.

INFLUENCE DE LA SUETTE SUR LE CHOLÉRA ET DU CHOLÉRA SUR LA SUETTE.

En 1849 comme en 1832, le choléra a eu, si l'on peut s'exprimer ainsi, pour compagne ordi-

[1] *Loc. cit.*, p. 369.

[2] Séance du 28 août 1849.

naire la *suette*, qui dans certaines contrées a frappé un grand nombre de personnes.

Cette affection est caractérisée par une sueur continue plus ou moins abondante, souvent excessive, d'une odeur particulière, et le plus ordinairement par une éruption, soit partielle, soit générale, tantôt blanche, transparente et perlée comme des grains de millet, d'autres fois rouge, vésiculeuse et accompagnée d'une vive irritation de la peau.

Le plus ordinairement, les malades atteints de suette éprouvent au début, de la céphalalgie, des lassitudes, de l'embarras gastrique et un sentiment très-douloureux de constriction à l'épigastre.

Quelques auteurs ont pensé que les malades atteints de suette jouissaient du privilége d'être épargnés par le choléra. MM. Perdrigeon, à Villejuif, et Boursier, à Creil, partagent cette manière de voir. M. le docteur Bucquoy, médecin des épidémies de l'arrondissement de Péronne, a observé: 1° que dans les communes où la suette a sévi avec le plus de gravité, on n'a pas vu un seul cas de choléra; 2° que dans les communes où le choléra a régné avec violence, on n'a pas constaté un seul cas de suette; 3° que dans les communes où la suette et le choléra ont sévi ensemble, le choléra ne s'est jamais manifesté chez un sujet affecté de suette, si ce n'est à la suite d'une imprudence de nature à troubler la marche de celle-ci.

M. le docteur Lachaise, qui a été envoyé en mission dans le département de l'Yonne, a noté que toutes les fois que dans une localité en proie au choléra la suette s'est déclarée d'une manière générale, le choléra s'est amendé et a bientôt touché à sa fin; que toutes les fois que la suette a marqué le début de l'épidémie, le choléra a été peu intense et n'a pas été de longue durée.

M. le docteur Réveillé-Parise a communiqué à l'Académie de médecine[1] que la commune de Tournay, forte d'environ 1,000 habitants, fut envahie par le choléra le 26 juillet 1849, et qu'une épidémie de suette se déclara en même temps; mais que depuis l'apparition de la suette, aucun nouveau cas de choléra ne se manifesta.

M. le docteur Bally a fait connaître qu'à l'Hôtel-Dieu de Rennes plusieurs faits de suette se sont présentés, et que ce phénomène a constamment prévenu l'invasion du choléra.

Dans l'opinion de l'honorable académicien, la sueur provoquée dans les premières heures est la première et la seule loi thérapeutique efficace que l'on connaisse contre le choléra.

M. le docteur Boinet, envoyé en mission par

[1] Séance du 25 septembre 1849.

M. le ministre de l'agriculture et du commerce dans l'arrondissement d'Épernay, a fait des observations qui ne concordent pas avec celles des auteurs que nous venons de citer. M. Boinet a vu des individus pris de suette devenir cholériques, et les symptômes du choléra se déclarer avant que ceux de la suette fussent entièrement disparus, de sorte que des malades avaient en même temps et la suette et le choléra.

Ce médecin n'a jamais observé d'individus atteints de suette après avoir eu le choléra, même dans la convalescence de cette affection.

La manière de voir de M. le docteur Boinet est corroborée par les observations qu'ont pu faire MM. les docteurs E. Badin d'Hurtebise et P. Sagot sur la suette qui a régné dans la vallée de l'Yonne.

Selon ces auteurs, la suette ne préserve pas du choléra ; elle a débuté en même temps que le choléra et les diarrhées cholériformes; elle a atteint quatre fois plus de personnes que le choléra.

Il est assez remarquable que les faits contradictoires que nous venons de faire connaître aient été observés dans un seul département. Nous ne pouvons, du reste, nous prononcer pour le moment et faire pencher la balance d'aucun côté; nous aurions besoin de faits plus nombreux et plus circonstanciés.

M. le docteur Blaud a pu observer à Beaucaire, où le choléra et la suette ont régné en même temps, un fait qui tendrait à prouver que la suette est un choléra transformé.

M. le docteur Dufay, médecin des épidémies de Blois, regarde la suette comme un choléra externe. Dans ce cas, la peau est chargée de remplacer la membrane muqueuse intestinale.

Nous serions d'autant plus tenté de partager l'opinion de M. Dufay, que nous avons observé, dans la famille Testu, deux cas de suette qui sont survenus chez les deux personnes que le choléra a épargnées.

CHAPITRE IV.

NATURE.

Tous ceux qui ont écrit sur le choléra ont proposé diverses explications, dans le but de faire connaître l'origine des accidents cholériques. C'est ainsi que le choléra a été considéré comme résultant :

1° D'une altération du sang;
2° D'une espèce d'asphyxie;
3° D'une altération de la moelle épinière;
4° D'une altération du grand sympathique;
5° D'une inflammation du tube digestif;
6° D'une fièvre algide;
7° D'un empoisonnement miasmatique, etc.

Un mot sur chacune de ces théories.

Le choléra est le résultat d'une altération du sang. — De nombreux auteurs ont dit que toutes les lésions anatomiques trouvées dans le système circulatoire des cholériques, tous les symptômes d'affaiblissement observés pendant leur vie dans la circulation, sont l'effet et non la cause des changements que le sang éprouve dans sa composition.

MM. Magendie, Gendrin, Bonnet (de Bordeaux), ont victorieusement combattu cette manière de voir. En effet, le sang n'offre pas la moindre altération au moment où la maladie se déclare chez un individu; et c'est là le point capital sur lequel il faut appeler l'attention. Plus tard, il est vrai, lorsque la phlegmorrhagie a enlevé au sang une énorme partie de ses principes les plus indispensables à la continuation de la nutrition, des sécrétions et des excrétions internes et externes, le sang est noir, épais, à demi coagulé; il offre une véritable altération; mais, il faut bien s'en convaincre, cette altération n'est pas primitive : elle est le résultat de la déperdition effrayante de sérosité qu'a subie le sang.

Ce n'est donc point à une altération de ce liquide qu'il faut rapporter la cause du choléra; car, au début de la maladie, le sang est parfaitement sain : « et nous ne pouvons admettre, dit M. Gendrin, le singulier phénomène d'un effet précédant sa cause. »

Il est le résultat d'une espèce d'asphyxie. — Un Allemand, M. Prchal, s'est exprimé de la manière suivante sur la nature du choléra : « Les symptômes de la maladie, aussi bien que les résultats nécroscopiques, prouvent que l'élaboration vicieuse du sang due à une production incomplète du sang artériel engendre dans le corps un empoisonnement qui, semblable à l'empoisonnement par l'acide cyanhydrique, par le cyanogène ou la vapeur de charbon, amène la mort par une espèce d'asphyxie. »

Cette théorie a trouvé un très-grand nombre de partisans, et elle a encore de nos jours été soutenue avec vigueur. S'il y a quelques analogies entre un cholérique et un asphyxié, il faut convenir aussi qu'il y a de bien notables différences.

Du reste, avec cette théorie, il est complétement impossible d'expliquer les évacuations intestinales et les crampes, symptômes qui jouent un rôle immense dans l'histoire du choléra.

Il est le résultat d'une altération de la moelle. — M. Foy [1] s'est surtout attaché à faire prévaloir cette opinion :

« Déjà, dit-il, dans les lettres que j'avais

[1] *Histoire médicale du choléra-morbus de Paris*, p. 21 et 22. (Juin 1832.)

adressées de Varsovie aux Académies des sciences et de médecine de Paris, j'avais considéré le choléra comme une maladie essentiellement nerveuse, et j'en avais placé le siége dans le rachis. Telle a été mon opinion il y a bientôt un an, telle elle est encore aujourd'hui. Cependant, tenant compte davantage de l'anxiété, des spasmes, de la cessation du pouls, du refroidissement général qui refoule le sang de la périphérie au centre des organes, de l'altération des fonctions de la vie de nutrition, et de beaucoup d'autres phénomènes physiologiques qu'on observe chez les malades, je pense, avec M. le docteur Scipion Pinel, qui à Varsovie donna à l'épidémie le nom de *trisplanchnie*, que le choléra peut être regardé comme une névrose qui a son siége dans le système du grand sympathique et dans le rachis. Cette névrose est souvent précédée de désordres plus ou moins prononcés dans les fonctions digestives. Plus tard, mais cependant avant son voyage en Angleterre, M. le professeur Delpech (de Montpellier) avait émis une opinion à peu près analogue, en disant que le siége du choléra était dans les ganglions semi-lunaires.

« Malheureusement, ces opinions n'ont pas été soutenues par l'anatomie pathologique, qui le plus ordinairement n'a présenté chez les cholériques aucune lésion, aucune altération sensible du cordon rachidien, du grand sympathique et de ses dépendances. Mais de ce que certaines altérations pathologiques, surtout celles des névroses, échappent à nos sens, nierons-nous leur existence? Non; car le cadavre sur lequel nous promenons actuellement nos instruments et nos regards scrutateurs est sous nos yeux: c'est celui d'un être qui tout à l'heure respirait encore, et je ne sache pas que l'on meure de rien. »

M. Foy a dit lui-même que l'autopsie ne révélait aucune lésion de la moelle chez les sujets morts du choléra; mais une raison meilleure que celle-là, et qu'il n'a pas donnée, c'est que les coliques, les borborygmes, les vomissements, les évacuations intestinales fréquentes ne sont pas des accidents qui résultent d'un état de souffrance de la pulpe rachidienne, et qu'il n'y a réellement que l'anxiété épigastrique, les spasmes et les crampes qui pourraient dénoter l'existence d'une irritation de la moelle et de ses annexes: or, ces deux ou trois symptômes ne constituent pas à eux seuls la maladie connue sous le nom de choléra.

Cette opinion est donc inadmissible.

Il est le résultat d'une altération du grand sympathique. — Cette opinion, qui, nous venons de le dire, fut émise à Varsovie par M. Scipion Pinel, fut plus tard suggérée à Delpech par quelques médecins allemands qui avaient observé, en 1831, l'épidémie dans le nord de l'Europe. Ils s'étayaient de ce que, chez tous les sujets qu'ils avaient eu occasion d'ouvrir, ils avaient trouvé le plexus solaire et les ganglions nerveux abdominaux rouges et enflammés. Mais on opposa à ces assertions que, dans aucune des nombreuses ouvertures de cadavres qui furent faites en France et en Angleterre, on ne rencontra de traces d'altération dans le grand sympathique et ses dépendances.

Malgré le peu d'accueil fait à cette théorie, M. Barbier (d'Amiens) l'adopta et la défendit avec ardeur.

Il est le résultat d'une inflammation du tube digestif. — Quelques-uns des symptômes propres au choléra, tels que vomissements, diarrhée, douleur épigastrique, soif inextinguible; quelques altérations trouvées dans le tube digestif après la mort, ont conduit un assez grand nombre d'auteurs à placer le siége du choléra dans les voies digestives et à en faire une *gastro-entérite.* Mais, arrivée à ce point, la question n'est pas résolue; car les médecins qui font du choléra une affection de l'estomac et des intestins ne sont d'accord ni sur la forme de cette affection, ni sur son étendue. Ainsi les uns pensent, avec MM. Serres et Nonat, qu'elle n'occupe que les glandes de Brunner; les autres croient, avec MM. Broussais et Bouillaud, qu'elle constitue une inflammation des plus violentes qui atteint la totalité des voies alimentaires.

L'opinion de MM. Serres et Nonat ne paraît pas de nature à satisfaire les esprits sévères. Il y a sans doute assez souvent dans le choléra cet état particulier de la muqueuse digestive auquel ils ont donné le nom de *psorentérie;* mais cette altération manque quelquefois dans le choléra le mieux caractérisé; et quoiqu'on admette, avec quelques auteurs, entre le degré de développement des follicules et la durée de la maladie un rapport tel que les follicules sont d'autant plus volumineux que la marche du choléra a été plus rapide et que le malade a succombé à une époque plus rapprochée du début, il est cependant quelques cas où ce rapport n'existe pas. D'ailleurs, la lésion des follicules, comme l'a dit M. Scoutetten, se montre dans un certain nombre de maladies autres que le choléra, et ne saurait être considérée comme le résultat ordinaire des phlegmasies. Donc, de cette seule altération, qui manque fréquemment et dont les conditions de développement sont si mal connues, on ne peut raisonnablement déduire la *nature inflammatoire* du choléra.

Pour ce qui est de l'opinion de MM. Broussais et Bouillaud, elle a joui d'une assez grande faveur; mais en jetant un coup d'œil sur les symptômes du choléra, on ne tarde pas à s'apercevoir qu'il en est bien peu qui appartiennent à une phlegmasie. En effet, dans une gastro-entérite intense, il y a chaleur de la peau, fréquence et dureté du pouls, langue rouge, etc., etc. Dans le choléra, au contraire, la peau est froide et cyanosée, le pouls est imperceptible, la langue est pâle et froide, etc. Si quelques symptômes, tels que la soif, l'anxiété épigastrique, les borborygmes, les vomissements et la diarrhée, ont pu militer en faveur de l'opinion d'un état inflammatoire, il est parfaitement évident qu'il y a une foule d'autres symptômes, tels que les crampes, la suppression de l'urine, etc., étrangers aux gastro-entérites même les plus intenses, quelle qu'en soit la cause.

Enfin, pour en finir avec les théories qui placent le siége du choléra dans le tube digestif, nous dirons que quelques médecins, prenant en considération l'abondance des évacuations, n'ont pas craint de ranger cette maladie parmi les *flux ou sécrétions morbides*. Mais il ne suffit pas de deux symptômes, qui, quoique habituels, ne sont pas constants, pour étayer une semblable théorie, que rien du reste ne justifie.

Le choléra est une fièvre algide. — MM. Alibert, Jolly, Coster, ont comparé le choléra à une fièvre intermittente pernicieuse. Cette théorie a compté beaucoup de partisans, et depuis l'épidémie de 1849 elle a été soutenue par un assez grand nombre de praticiens.

M. le professeur Chomel s'est à peu près rangé à cette opinion. Voici ce qu'il disait à ses leçons : « Quel serait donc le groupe de maladies dont le choléra paraîtrait le plus se rapprocher, et avec lequel il aurait le plus d'analogie, ou dont il s'éloignerait le moins ? Selon nous, ce serait des affections dues à l'*intoxication paludéenne*. Ces dernières produisent, en effet, dans l'économie la perturbation la plus complète; elles peuvent simuler toutes les maladies, leurs caractères fondamentaux restant les mêmes ; elles offrent seulement dans les phénomènes secondaires une foule de variétés; c'est ainsi que la fièvre intermittente pernicieuse revêt les différentes formes qu'on lui connaît, et parmi lesquelles on a décrit même une forme cholérique. Les affections paludéennes reconnaissent toutes une même cause, frappent une population nombreuse, règnent pendant un temps plus ou moins long. Dans le choléra, on observe tous les caractères d'une épidémie; seulement le choléra, au lieu, comme la fièvre intermittente, la fièvre jaune, de se borner à un certain pays et de ne pas en sortir, a parcouru lentement le monde entier, sans qu'on ait pu découvrir quelles conditions étaient contraires ou favorables à son développement. Aussi, si nous le rapprochons de l'affection paludéenne, dont la cause est si bien connue, c'est par l'analogie éloignée qui existe entre les caractères généraux du choléra et ceux de la fièvre intermittente pernicieuse. Le choléra, en effet, paraît dû à une sorte de principe morbide ou plutôt toxique qui agit sur l'économie tout entière, et qui produit une prompte sidération des forces; mais la manifestation extérieure de la maladie présente de si nombreuses variétés de formes, qu'il est parfois difficile d'en reconnaître la véritable nature. N'est-ce pas ce qui arrive si souvent dans les formes insidieuses de la fièvre intermittente pernicieuse? Mais, en terminant, nous rappellerons que c'est une analogie éloignée que nous avons cherché à établir entre le choléra et les fièvres de marais, et non pas une ressemblance que nous avons trouvée. »

Plusieurs praticiens de province ont surtout été partisans de cette théorie, parce qu'ils ont invoqué l'analogie lointaine qui existe entre le choléra et la fièvre cholérique que nous voyons régner dans les campagnes aux approches de l'automne.

Il y avait un moyen bien simple de juger la question et de faire pencher la balance du côté des partisans de cette opinion : c'était de constater le résultat de l'emploi du quinquina et du sulfate de quinine dans la prophylaxie, et surtout dans le traitement du choléra confirmé. Cette épreuve a été faite; mais, il faut l'avouer, le quinquina n'a pas plus fait merveille que bien d'autres médicaments préconisés à titre de spécifiques; et le choléra n'en a pas moins poursuivi sa marche meurtrière.

Nous ne pouvons nous dispenser de relater ici que M. Serres a regardé en 1849 le choléra comme résultant d'une *fièvre typhoïde pernicieuse*, et qu'il a employé, pour le combattre, les mercuriaux.

Il est le résultat de certains miasmes. — Nous voici enfin arrivé à l'opinion dominante, à celle qui regarde le choléra comme le résultat de l'action de certains miasmes inconnus dans leur nature, inconnus dans leur mode de formation, inconnus même dans leur mode de transmission, mais admis cependant par voie d'analogie, presque comme une démonstration mathématique.

Selon cette doctrine, le choléra est un véritable empoisonnement miasmatique.

En effet, étudions la maladie : les vomissements, la diarrhée, les coliques, l'anxiété précordiale seraient attribués à l'action directe de l'agent toxique; le froid des extrémités, la cyanose, la suppression des urines, la diminution du pouls, l'anéantissement des forces, les tintements d'oreilles, les crampes, à la puissante dérivation portée sur le tube intestinal et au trouble consécutif des fonctions nerveuses et circulatoires.

Tout s'explique donc par un empoisonnement, dit M. Félix Hatin ; il manque une chose cependant, c'est le poison.

Mais, en remontant à l'historique du choléra, on lui trouve pour berceau les bords du Gange et du Scind, c'est-à-dire un pays marécageux soumis à l'action presque incessante d'un soleil ardent.

N'est-ce pas là un vaste foyer de miasmes toxiques? Mais comment peuvent-ils de si loin arriver jusqu'à nous?

Si l'on étudie la marche du choléra, on le voit suivre les grands cours d'eau ; or ces grands cours d'eau suivent eux-mêmes les vallées. N'est-il pas naturel que les vents resserrés dans les gorges de ces vallées y circulent plus chargés de miasmes que là où ils sont libres de s'étendre en tout sens? N'est-ce pas aussi dans ces vallées et le long de ces grands cours d'eau que ces miasmes rencontrent les populations les plus agglomérées, et conséquemment les plus favorablement disposées pour le développement de toute espèce de maladie épidémique? Il est digne de remarque que le choléra s'avance en pointe et non pas en rayonnant. Eh bien, n'est-ce pas ainsi que marchent les vents?

Il procède par bonds et saute d'un point à un autre sans toucher aux points intermédiaires.

Les miasmes ne se dissolvent pas dans l'air comme un sel dans l'eau, de manière que chaque molécule aérienne soit imprégnée d'une molécule miasmatique; ils n'y sont que suspendus par la vapeur d'eau. Incessamment dilatés et alternativement condensés avec leur véhicule par les variations de la température, ballottés et déchirés par les courants divers, les orages et les vents; divisés par les grandes montagnes, et jetés dans des directions différentes par leurs anfractuosités; tamisés par les arbres des forêts, *il est impossible* qu'ils infectent l'atmosphère dans toutes ses parties; *il est impossible* qu'ils n'y soient pas dispersés par groupes; *il est impossible* qu'ils n'y forment pas une foule d'espèces de *nuages cholériques*, invisibles, qui voyagent au hasard là où le vent les porte, là où les cours d'eau les entraînent, et dans les directions diverses où les obstacles qu'ils rencontrent les dévient. S'il n'en était pas ainsi, ne voit-on pas que lorsqu'un miasme violent, comme celui du choléra, saturerait l'atmosphère, tous les hommes placés dans sa sphère d'action le respireraient en quantité proportionnellement égale, tous seraient malades à peu près au même degré, ou tous périraient?

A l'aide de cette théorie, on peut expliquer comment il se fait que la population la plus malheureuse soit presque toujours la plus maltraitée par le choléra. En effet, les quartiers habités par les classes pauvres sont ordinairement bas, humides, malpropres; les rues sont étroites, souvent tortueuses; les habitations sombres et presque toujours incomplétement aérées. Les miasmes, une fois suspendus dans l'atmosphère de ces quartiers, y séjourneront forcément beaucoup plus longtemps que dans les quartiers percés de rues larges, et leur séjour prolongé augmentera nécessairement bien des chances d'absorption.

Il n'est cependant pas rare de voir des quartiers bien aérés être plus maltraités que les quartiers insalubres. Cette anomalie a existé au Caire, en Espagne, à Vienne en Autriche, etc.; mais la raison qu'on en peut donner est que ces quartiers étaient sous le vent de l'infection qui poussait dans leur direction les nuages cholériques, tandis que les quartiers malsains étaient abrités contre ces vents.

Cette théorie des *nuages cholériques*, présentée avec un incontestable talent par M. le docteur Roche[1], a trouvé dans le monde médical quel-

[1] *Union méd.*, 12 juillet 1849.

ques incrédules; quant à nous, nous avouons qu'elle nous a séduit et que nous nous rangeons complétement à l'avis de l'illustre académicien. Sans cette théorie, il est impossible d'expliquer l'irruption du choléra sur le pénitencier de Tours, sur l'asile des aliénées de Bordeaux, sur l'hôpital du Dey (près d'Alger), sur quelques dépôts de mendicité, sur quelques chambrées de caserne, etc., etc.

L'explication donnée par M. Roche est si claire, qu'elle aurait dû, ce nous semble, satisfaire tous les esprits, même ceux qui se montrent ordinairement les plus exigeants. N'avons-nous pas tous les jours, dans un autre ordre de faits il est vrai, des exemples à peu près semblables sous les yeux? En effet, ne voit-on pas journellement un nuage chargé de grêle crever, et ravager une partie d'un champ de blé, ou bien un morceau de vigne, et ce phénomène se répéter dans plusieurs communes assez éloignées les unes des autres, sans que pour cela les points intermédiaires soient atteints et maltraités?

Ne voyons-nous pas fréquemment dans nos contrées un autre phénomène, qui est dû à l'influence des brouillards? Dans un morceau de vigne d'un ou de plusieurs hectares, il n'est pas rare de rencontrer une agglomération plusieurs fois répétée de huit à dix ceps de vigne dont les feuilles qui ont été exposées au brouillard, puis au soleil, sont comme rôties et tombent en poussière dès qu'on les froisse. Les feuilles des ceps environnants sont vertes et n'ont point ressenti la désastreuse influence que nous signalons.

Nous nous dispenserons d'entrer dans de plus grands détails, et nous tenons à ce qu'on soit bien édifié sur le mode de propagation du choléra, qui éclate à tel ou tel endroit, selon que le vent pousse vers cette contrée un nuage chargé de miasmes, et qui épargne tel ou tel hameau, selon qu'il est abrité contre ces vents.

Par quelle voie se produit l'intoxication cholérique? Les auteurs ne sont pas entièrement d'accord sur ce point. Les uns veulent que le poison soit respiré; d'autres prétendent qu'il est introduit dans les voies digestives; d'autres, enfin, soutiennent que l'intoxication a lieu au moyen de l'absorption cutanée.

Nous ne nous arrêterons pas à cette dernière manière de voir, parce qu'il est connu de tout le monde que la peau, revêtue de son épiderme, jouit de propriétés absorbantes bien restreintes.

Restent donc les deux grandes voies d'absorption que nous avons désignées : la muqueuse intestinale et la muqueuse pulmonaire.

La muqueuse digestive offre une très-grande surface à l'absorption. Cette considération peut bien avoir entraîné quelques théoriciens, surtout si l'on se rappelle que les premiers phénomènes qui trahissent l'empoisonnement cholérique ont lieu dans les voies digestives. En admettant cette opinion, il faut reconnaître que le bol alimentaire est le véhicule le plus ordinaire du poison cholérique. Cette manière de voir répugne singulièrement au bon sens ; car ceux qui donnent des soins aux cholériques, et qui sont victimes de leur dévouement, ont souvent été frappés avant d'avoir pris des aliments qui eussent pu être contaminés par ces miasmes. Cette voie d'absorption ne doit donc pas être invoquée pour expliquer la production du choléra.

Reste seulement maintenant la muqueuse pulmonaire. Eh bien, en jugeant par analogie, nous sommes obligé de reconnaître que c'est par elle que se fait l'intoxication cholérique. Est-ce par la peau, est-ce par la muqueuse intestinale que se produit la variole, que se propage le typhus, que prend naissance la peste, etc., etc.? Non évidemment : c'est par la muqueuse des voies respiratoires. Il en est de même dans le choléra ; et cette muqueuse est la seule qui transmette dans toute l'économie, et avec une rapidité effrayante, le poison et la mort.

« Si les idées que j'ai émises sont vraies, s'écrie M. Roche, il faut chercher les moyens de prévenir le choléra parmi ceux qui peuvent atteindre le miasme dans l'air au sein duquel il flotte, et parmi ceux qui peuvent en empêcher l'absorption par la voie pulmonaire. J'ignore jusqu'à quel point, d'une part, les grands feux allumés autour des villes, les détonations propres à ébranler l'atmosphère, et de l'autre, les fumigations désinfectantes autour et au milieu des habitations, les cassolettes, les parfums portés par les personnes, l'action de fumer, en faisant toutefois arriver la fumée de tabac ou de toute autre substance jusque dans les voies aériennes; j'ignore, dis-je, jusqu'à quel point l'emploi de ces moyens atteindrait le but. Mais ce que je sais, c'est qu'on les a beaucoup trop négligés, on ne les a pas suffisamment étudiés, et la science n'a pas pu dire son dernier mot à leur égard.

« La plus impérieuse indication à remplir dans le traitement du choléra, c'est de neutraliser le poison au sein même des organes, en faisant pénétrer le remède, l'antidote, quand on l'aura trouvé, par toutes les voies possibles et principalement par la respiration. »

Nous en avons fini avec les théories qui ont été émises sur la nature du choléra; mais nous devons dire que nous en avons passé une certaine quantité sous silence. Pouvions-nous, en effet, entretenir nos lecteurs des idées de M. Hossard (d'Angers), qui prétend que le choléra est bien moins une maladie que la conséquence de la débilitation générale dont tout le monde a été atteint dans ces derniers temps? Aussi ce médecin a-t-il vanté, comme moyens préservatifs et curatifs, le café, le sucre, le vin rouge et l'inhalation d'oxygène pur.

Devions-nous également consacrer de longues pages à l'opinion de M. Castel? Pour cet honorable académicien, le choléra est le successeur de la variole, la dégénération ou plutôt la transformation de la variole. Il provient de l'impuissance de la vaccine contre le ferment variolique; il règne partout, parce que la vaccine est partout usitée.

Nous n'en dirons pas davantage; nous laisserons en paix toutes ces théories plus singulières les unes que les autres, et nous nous en tiendrons à celle que nous avons adoptée.

CHAPITRE V.

ÉTIOLOGIE.

Il est difficile de concevoir le luxe de théories, d'hypothèses qui ont été émises pour expliquer le développement ou la propagation du choléra. Nous n'avons pas la prétention de les relater toutes dans ce travail : nous dirons cependant quelques mots de celles qui ont eu et qui ont encore le plus de partisans.

Climats. — Que dire de l'influence des climats sur la propagation du choléra? Né dans l'Inde, où il exerce de grands ravages, n'a-t-il pas porté la désolation en Russie, en Angleterre, en France, aussi bien qu'en Italie, en Espagne, en Afrique? Il semblerait que, hors des lieux qui lui ont donné naissance, l'influence climatérique devient nulle.

Température. Saisons. — Les mêmes réflexions s'appliquent à l'influence des saisons. Dans l'Inde, cette influence se fait visiblement sentir; car les auteurs anglais qui ont observé le choléra dans ce pays, ont remarqué qu'il sévissait principalement aux époques de l'année où des nuits très-froides succèdent à des journées très-chaudes. M. Tardieu [1] prétend que l'influence de la température s'exerce d'une manière très-manifeste sur la marche des épidémies. « Non-seulement, dit-il, « le fléau a pris naissance dans un pays très-« chaud, mais encore la chaleur a constamment « favorisé ses progrès, tandis que le froid les a « partout suspendus, quelquefois même défini-« tivement arrêtés. » Mais en consultant ce qui s'est passé dans diverses contrées du globe, on sera convaincu que cette assertion est trop générale et trop tranchée, car nous voyons qu'en janvier 1849 le choléra a éclaté à Césarée (Turquie), et que, malgré la rigueur de la saison, il fit environ vingt-deux victimes par jour. A Vienne en Autriche, le choléra allait en augmentant dans le courant de janvier 1849. A Baltimore le froid était excessif, le port était gelé, et, malgré la rigueur de la saison, le choléra conti-

[1] *Loc. cit.*, p. 119.

nuait ses ravages. Nous pourrions multiplier ces exemples à l'infini.

Le passage subit du chaud au froid, effet fréquent des variations de l'atmosphère, l'impression prompte de l'air frais des nuits sur le corps échauffé, ont sur le développement de la maladie une influence très-marquée. Pour comprendre toute la réalité de cette cause, il faut se rappeler que dans maintes contrées les alternatives de chaud et de froid surviennent avec une intensité et une promptitude tout à fait incroyables. Ainsi en Pologne, quand le vent souffle du nord, il faut, même aux mois de juin et de juillet, s'envelopper dans son manteau, dès que le soleil baisse vers l'horizon, si l'on ne veut ressentir les atteintes d'un froid glacial. Aux Indes orientales, à la côte de Coromandel, sous un ciel habituellement très-chaud, le vêtement des naturels suffit une partie de l'année; mais quand le mousson du nord-est vient à souffler, les variations de température sont subites, et les malheureux Indiens sont frappés de mille maladies, et surtout enlevés par le choléra, dont les ravages, dit M. le capitaine de la Place, paraîtraient fabuleux sans la triste épreuve que nous avons faite de sa puissance. A Paris, on a examiné avec attention la constitution atmosphérique des deux années 1831 et 1832, puisque la première avait précédé l'apparition du choléra, et que la seconde l'avait vu éclater. On a noté que la température moyenne de l'année 1831 avait dépassé d'un peu plus d'un degré la moyenne ordinaire, et que pendant l'épidémie de 1832 les indications thermométriques, d'ailleurs très-variables, n'avaient présenté aucun rapport fixe avec les oscillations qui ont marqué la marche du fléau.

Composition de l'air. — De nombreuses analyses ont été faites dans le but de rechercher si l'air avait subi quelques modifications dans ses qualités chimiques ou physiques, dans les localités où éclatèrent les épidémies de choléra. Un médecin anglais, le docteur Prout [1], a constaté une augmentation notable de la densité de l'air au moment où le choléra se manifesta dans la ville qu'il habitait. Il se servit de ce fait pour établir une certaine corrélation entre le développement du choléra et l'accident météorologique dont il venait d'être le témoin.

En 1832, M. Julia-Fontenelle s'est occupé de l'analyse de l'air des différents quartiers de la capitale, et, comme il était facile de le prévoir, il trouva 79 parties d'azote et 21 d'oxygène. Cependant on a fait jouer aux altérations de l'air un rôle fort important dans la production des accidents cholériques. M. August, directeur du

[1] *Phil. Trans.*, 1832

gymnase mathématique établi à Berlin, a remarqué qu'à mesure que l'atmosphère de cette ville devenait plus humide, l'intensité de la maladie augmentait. Une analyse de l'air faite en 1848 par le docteur Luskowski, professeur de pharmacie à Moscou, n'a donné qu'un résultat tout à fait négatif.

M. Schœnbein (de Bâle) a fait jouer tout dernièrement un grand rôle à l'*ozone* dans la production des maladies épidémiques. Ce gaz, qui se trouve dans l'air, et dont on n'a pu encore faire l'analyse, a l'odeur du chlore.

Les assertions de M. Schœnbein sont loin d'être accréditées dans la science.

Action des vents. — Est-il permis d'attacher réellement de l'importance à l'action des vents sur la production du choléra dans telle ou telle contrée, ou de croire à l'influence de tel vent plutôt que de tel autre, pour expliquer les recrudescences qui se manifestent pendant la durée d'une épidémie?

Il existe une trop grande quantité de faits contradictoires pour qu'on puisse en déduire une loi générale. Nous allons donc nous borner à consigner les observations qui ont été faites à cet égard en différents pays. M. le professeur August a remarqué que l'épidémie de Berlin, en 1831, était sensiblement augmentée par les vents d'est et de nord-est, tandis qu'elle décroissait lorsque les vents venaient de l'ouest et du midi. La même observation a été faite à Paris lors de l'épidémie de 1832, et il a été noté que du 27 mars au 17 avril, c'est-à-dire pendant dix-sept jours, le vent fut constamment nord et nord-est : or on sait que le 9 avril l'épidémie atteignit son maximum d'intensité. Dans les premiers jours de juillet, une recrudescence terrible se manifesta, et la mortalité s'éleva rapidement de 20 décès jusqu'à 225 par jour (18 juillet); eh bien, ce fut encore le même vent de nord-nord-est qui souffla pendant les premiers jours de cette période d'accroissement.

A Tours, en 1849, le choléra régnait depuis plus de six semaines, et après différentes oscillations il touchait évidemment à sa fin, lorsque, le vent d'est soufflant depuis deux jours avec violence, le fléau fit tout à coup irruption dans le pénitencier, et y sévit bientôt avec une effroyable intensité.

Composition du sol. — D'après les recherches auxquelles se sont livrés certains géologues, il semble résulter pour eux que la cause du choléra n'existe point dans l'atmosphère, car on le verrait alors se propager d'une manière uniforme, progressive. Il ne surgirait point spontanément dans quelques contrées, en épargnant une foule de localités intermédiaires.

MM. Nérée-Boubée et Fourcault se sont faits les champions de cette doctrine, qu'ils ont soutenue avec talent; mais malheureusement le choléra n'a pas donné gain de cause à leur théorie, et les apparitions de ce terrible fléau dans des lieux qui devaient être à jamais respectés, et sa non-apparition dans des pays qui devaient être horriblement maltraités, selon l'opinion de ces savants, ont singulièrement refroidi les esprits qui auraient pu se laisser séduire par ces idées préconçues.

Exposons leur théorie en quelques mots : Parmi les éléments minéralogiques qui favorisent les progrès du choléra, il faut placer au premier rang les terrains d'alluvion, le calcaire grossier, les argiles, le terrain carbonifère et cet autre élément désigné par les Anglais sous le nom de *Magnesian Limestone*, très-abondant à Sunderland, atteint primitivement par les épidémies de 1831 et de 1848. Au contraire, le choléra se développe plus rarement sur les groupes épais de sables moyens et supérieurs, sur les conglomérats de silex et sur le sable de même nature, sur la craie, sur les terrains de transition, et enfin sur les roches primitives. Cependant, lorsque l'eau pénètre ou environne ces diverses formations, elle leur enlève en partie leur propriété isolante, et par conséquent leur vertu préservatrice.

Dès lors toute mesure, toute circonstance naturelle ou artificielle qui tend à diminuer l'imbibition et l'évaporation du sol, doit être recherchée par-dessus tout, comme propre à diminuer l'intensité de l'épidémie.

Pour se garantir infailliblement de l'atteinte du fléau, il n'y a aucun moyen plus assuré que de se porter et de s'établir pendant toute la durée de l'épidémie sur un point qui par sa constitution géologique en doive être le plus sûrement préservé. M. Boubée désignait une grande partie de la Bretagne, le Limousin, l'Auvergne, les Cévennes et les Pyrénées, comme devant être en France les pays les plus sûrs pour se mettre à l'abri du fléau. Mais, ô malheur! parmi les contrées désignées par ce géologue comme les foyers les plus funestes, on trouve Lyon, la Guyenne, la Gascogne, qui, en fait, ont été complétement épargnés.

La géographie médicale des diverses villes de France n'est pas encore assez bien connue pour qu'on puisse rigoureusement condamner toutes les opinions émises par ces deux savants. Toujours est-il que de nombreuses infractions aux règles citées par MM. Boubée et Fourcault ont eu lieu, et que le choléra, dans sa marche capricieuse, a impitoyablement maltraité leur théorie.

Il est cependant un point sur lequel nous nous montrerons d'accord avec M. Boubée: c'est celui où il conseille, pour diminuer l'intensité du fléau, de rechercher toute circonstance naturelle ou artificielle ayant pour but de diminuer l'imbibition et l'évaporation du sol ; et nous saisirons avec empressement cette occasion pour parler de l'arrosage des rues de nos cités.

En été, les rues doivent, par arrêté du maire, être arrosées deux fois par jour, le matin à huit heures et le soir à six heures. Quelquefois même, et en certaines circonstances, l'arrosage se fait dans le courant du jour. Eh bien, tel qu'on le pratique, cet arrosage est aussi contraire à la propreté qu'à la salubrité de la voie publique. L'effet immédiat de l'arrosage est non-seulement de produire de la boue, mais encore de favoriser le développement de miasmes morbifères. En délayant ainsi les détritus de toute nature qui forment la poussière des rues, et en les étalant sur la chaussée à l'action d'un soleil ardent, on fait justement tout ce qu'il faut pour les volatiliser et en imprégner l'air que nous respirons.

Révolutions du globe. Tremblements de terre.— Quelques auteurs, et entre autres M. Schnurrer, ont invoqué les révolutions du globe et les tremblements de terre comme pouvant expliquer la diffusion du choléra sur la plus grande partie de l'univers. Ces hypothèses ne s'appuient pas sur un grand nombre de faits bien probants, et nous ne les consignons ici que pour mention.

Électricité. — Les phénomènes électriques les plus variés ont été tour à tour invoqués pour expliquer l'apparition du choléra épidémique. C'est ainsi que dans quelques pays on a vu l'apparition ou la disparition du choléra coïncider avec des orages très-violents. A Moscou, en 1847, M. le professeur Blumenthal remarqua que les appareils condensateurs retenaient moins sûrement l'électricité; que la force des aimants était notablement diminuée; que l'aiguille aimantée ne présentait plus son inclinaison habituelle.

Le 28 août 1848, M. Demidoff communiquait à l'Académie des sciences, par l'entremise de M. Arago, une lettre qu'il recevait de Saint-Pétersbourg, et dans laquelle on mentionnait que pendant tout le temps où le choléra a sévi avec la plus grande intensité, temps où les cas de maladie atteignaient *mille* par jour, sur lesquels on comptait *cinq cents* décès, l'aiguille aimantée n'a cessé d'être agitée et vacillante. Cette anomalie n'a été suspendue que pendant un jour où le brouillard régnait sur cette ville. On a remarqué encore que les appareils électriques perdaient beaucoup de leur puissance, et que celle-ci augmentait peu à peu à mesure que l'influence du fléau s'atténuait.

M. Arago, tout en faisant cette communication, fit ses réserves tant sur la réalité que sur l'explication du phénomène. A Rotterdam, en octobre 1848, époque à laquelle le choléra sévissait, le télégraphe électrique qui s'étend jusqu'à Amsterdam est resté inactif. Enfin M. Contour rapporte qu'à son arrivée à Moscou il a été frappé de la facilité avec laquelle la chevelure de plusieurs personnes devenait électrique. Ce même observateur a appris que, du 27 septembre au 27 décembre 1847, quatre aurores boréales avaient été signalées à une époque, disait-on, où ces météores sont ordinairement beaucoup plus rares. Il n'est pas jusqu'aux étoiles filantes qui n'aient été regardées comme une cause productrice du choléra.

Tels sont les faits indiqués comme pouvant servir à démontrer le rapport qui existe entre la perturbation de l'électricité atmosphérique et l'apparition des épidémies de choléra. Nous allons essayer de les interpréter d'après les principes certains de la physique.

Pour ce qui est de la déperdition que subissent les appareils de condensation ou les conducteurs électriques, ce phénomène dépend tout simplement de circonstances locales, et particulièrement de l'humidité du milieu dans lequel se trouvent placés les appareils. En voici des preuves bien convaincantes : depuis que le choléra sévit à Paris avec plus ou moins de rigueur, M. Andraud[1] a observé journellement l'action de la machine électrique, afin de s'assurer s'il n'y a

[1] Acad. des Sciences, séance du 11 juin 1849.

pas une certaine relation entre l'intensité du fléau et l'absence du fluide électrique répandu habituellement dans l'atmosphère. La machine qui a servi à ces observations donne dans un temps ordinaire, après deux ou trois tours de roue, des étincelles fulgurantes de 5 à 6 centimètres. Il a pu d'abord remarquer que depuis l'invasion de l'épidémie il lui a été impossible de reproduire une seule fois les mêmes effets. Dans le courant des mois d'avril et de mai, les étincelles obtenues à grand'peine n'ont jamais dépassé 2 et 3 centimètres; et, *à peu de chose près,* leurs variations ont concordé avec les oscillations du choléra.

La machine, consultée de nouveau pendant la chaleur et le beau temps, loin d'accuser une augmentation d'électricité, n'en a donné que des signes de moins en moins sensibles, à tel point, que pendant les journées du 4, du 5 et du 6 juin, il a été impossible d'en obtenir autre chose que de légères crépitations sans étincelles; enfin, le 7, la machine a été complétement muette. Or, cette nouvelle décroissance du fluide électrique a parfaitement concordé avec les nouvelles violences du choléra. Enfin, le 8 au matin, de faibles étincelles ont reparu; d'heure en heure leur intensité augmentait. Je sentais avec bonheur, dit M. Andraud, que le fluide vivifiant faisait retour dans le vide de l'air. Vers le soir, un orage annonçait que l'électricité était rentrée dans son domaine. Le lendemain 9, la machine, au moindre attouchement, rendait avec facilité de vives étincelles.

En Belgique, les faits sont tout à fait opposés à ceux que nous venons de signaler; et M. Stacquez, qui s'occupe beaucoup de questions relatives à l'électricité, s'est enquis avec beaucoup de soin du rôle de l'électricité dans la production du choléra. Après avoir fait ressortir tout ce qu'a de variable la quantité de fluide donnée par une même machine, indépendamment des influences exercées par l'état hygrométrique de la température de l'atmosphère, il dit que pendant la durée du choléra les machines dont il se servait *ont doublé de puissance:* ce qui est précisément le contraire de ce qu'avait annoncé l'observateur dont nous venons de parler.

Nous sommes donc obligé d'en convenir, les faits les plus contradictoires existent sur ce point; et il ne faut pas à la légère opter pour telle ou telle assertion, car les observations que l'on a rapportées de part et d'autre, étant diamétralement opposées, ne peuvent convaincre un esprit dégagé de préventions et désireux de fonder une opinion sur la vérité.

Les mouvements et les étincelles des cheveux au contact de la main ou des dents d'un peigne constituent un phénomène électrique très-simple, mais isolé, produit directement par le frottement, et qui doit être d'autant plus marqué, que la partie où il se manifeste est plus sèche, ce qui serait, comme on le voit, en opposition avec la déperdition éprouvée par les condensateurs ou les machines électriques.

La diminution de force des aimants n'a pas été notée un assez grand nombre de fois, dans des contrées assez variées, et pendant un temps assez long, pour qu'on puisse rien en arguer. Il y a plus, c'est qu'en Russie même, où des anomalies magnétiques ont été constatées par quelques observateurs, d'autres observateurs du même pays n'ont rien pu trouver de semblable.

Les déviations de l'aiguille aimantée, qui dépendent ordinairement de l'influence de certains météores électriques, ont été observées dans un bien petit nombre de localités, et se lient probablement à la présence des orages ou à l'apparition des aurores boréales.

Les aurores boréales, qui doivent être regardées comme une des manifestations les plus colossales et les plus bizarres de l'état magnétique du globe terrestre, pourraient peut-être passer à juste raison comme jouant un certain rôle dans la production du choléra, s'il était démontré qu'elles fussent réellement plus communes durant les épidémies de choléra. Mais nous manquons entièrement sur ce point de données suffisantes. On a bien observé en Russie, du 27 septembre au 27 décembre 1847, quatre aurores boréales, et nous pouvons ajouter que le 7 janvier 1831 avait paru, dans une étendue immense, une aurore boréale visible à la fois dans toute l'Europe septentrionale et centrale, et jusque dans l'Amérique du nord. Mais il ne suffit pas que de semblables météores aient paru durant des épidémies de choléra, il faudrait qu'ils se fussent manifestés plus souvent. Du reste, si l'on consulte les travaux des savants qui se sont occupés de météorologie, on peut se convaincre que les mois de mars, de septembre et d'octobre, sont ceux dans lesquels se montrent le plus communément les aurores boréales. Ainsi donc, celles qui ont été vues en Russie, se trouvaient en grande partie être dans l'ordre des choses ordinaires. En terminant ce paragraphe, nous dirons que ces météores ont été signalés à des époques tellement peu rapprochées, qu'il serait réellement impossible d'y voir une cause de choléra.

Quant aux étoiles filantes que M. Hunault (d'Angers) dit avoir observées en grand nombre en 1849 et surtout du 9 au 16 août de la même année, il est tellement évident pour tous que ce phénomène igné est constant, et très-fréquent pendant les nuits où le ciel est clair et sans nuages, qu'il y aurait réellement puérilité d'insister sur ce point. Que des gens malintentionnés aient dit, en parlant des étoiles filantes, qu'ils avaient vu des fusées meurtrières, empoisonnées, le soir, la nuit et surtout le matin de très-bonne heure, au moment où les classes laborieuses sortent pour aller à leurs travaux, nous n'avons pas de peine à le croire; mais le phénomène dont il s'agit est tellement commun, qu'il est connu de tout le monde, même des individus les moins éclairés, et que personne ne peut débiter de bonne foi sur le compte des étoiles filantes ce que M. Hunault prétend être une conviction pour les populations urbaines et rurales des départements de l'Ouest, à savoir que les médecins, les pharmaciens, les prêtres, les riches, etc., s'entendent pour produire ces fusées empoisonnées qui empestent l'air, et ne manquent pas d'atteindre les ouvriers, qui, en raison de leurs habitudes matinales, en respirent les premières émanations. Aussi ne prendrons-nous pas la peine de combattre de pareilles absurdités, et regretterons-nous que M. Hunault ait de semblables clients à dépersuader.

D'après ce que nous avons dit sur tous les phénomènes électriques, on ne saurait plus être autorisé à penser que la cause du choléra réside dans une perturbation de l'électricité atmosphérique et des phénomènes magnétiques du globe.

Salubrité. — Personne ne pourrait nier l'influence des conditions hygiéniques dans la production des maladies épidémiques en général et du choléra en particulier ; mais, lorsqu'il s'agit de s'entourer des renseignements émanés des divers pays où a sévi le terrible fléau, on finit par reconnaître que les faits les plus contradictoires ont été observés par les différents auteurs de ces documents. Ici, c'est un village à juste titre réputé salubre, et que, selon toute prévision, on pouvait croire à l'abri du choléra ; eh bien, ce village de 1,500 habitants a perdu plus de 250 cholériques. Là, c'est un pays marécageux, humide, malsain, infesté de fièvres intermittentes et de fièvres typhoïdes, le choléra l'a respecté. Ici, ce sont des gens riches, soigneux de leur personne et de leur santé, ne faisant pas le plus petit écart de régime, qui sont tombés victimes du fléau, tandis que des ivrognes, des hommes perdus de débauche et de libertinage ont été épargnés. Là, ce sont des gens bien portants, d'une riche et belle constitution, qui ont été enlevés en quelques heures, tandis que des malheureux usés et minés par de longues et cruelles maladies n'ont pas été atteints, etc., etc. Mais hâtons-nous de le dire, de ce que des anomalies nombreuses ont été observées dans la mortalité relative de certaines localités, de certaines positions sociales, de certaines constitutions, il ne s'ensuit pas que les règles d'une bonne et saine hygiène doivent être mises de côté; c'est le cas, au contraire, de redoubler de vigilance et de soins, car il faut bien se convaincre que les conditions hygiéniques ne diminuent pas seulement les chances d'intoxication, mais encore donnent des chances de lutte plus favorables. Habituellement, la dose de miasmes qui aurait produit une attaque mortelle chez un malheureux affaibli par les privations et la misère, ne produira qu'une cholérine insignifiante chez l'homme jouissant des avantages d'une vie confortable.

Ainsi à Smyrne, à Liége, à Constantinople, à Moscou, à Londres, à Berlin, à Venise, à New-York, à Arras, à Tours, à Elbœuf, à Lille, à Orléans, etc., etc., dans les quartiers bas, composés de rues étroites, sales, humides, peu accessibles au soleil et aux vents, la mortalité a été de beaucoup supérieure à celle des rues larges et aérées. Et tous les auteurs qui se sont occupés de l'étiologie du choléra, malgré certaines exceptions, ont reconnu que l'épidémie faisait le choix de ses victimes dans les populations indigentes, entassées dans des logements infects et peu spacieux. En effet, les privations et la misère ont puissamment contribué à étendre et à aggraver les ravages de l'épidémie. Les foyers infects des paysans russes, les caves des mendiants de Hambourg ou des malheureux ouvriers de la Belgique et de la Flandre française, les bouges de Londres, les cloaques des rues de la Cité et du quartier de l'Hôtel-de-Ville à Paris, ont été décimés par le choléra, en 1831 et en 1832. Aujourd'hui encore, c'est dans les bourbiers fangeux où se trouve agglomérée la population la plus misérable de Constantinople, les petits commerçants, les marins et les hommes du port; c'est dans les plus affreux réduits de la Hollande, de l'Allemagne; c'est dans les dortoirs encombrés de l'asile de Tooting (Angleterre); c'est dans le pénitencier de Tours, où l'air n'était pas suffisamment renouvelé, et où les détenus étaient mal et incomplétement nourris; c'est à Lille, à Arras, à Elbœuf, dans les habitations basses, humides, situées dans des carrefours infects, dans de petites ruelles où ne pénètrent jamais l'air et la lumière; c'est à l'hospice de la Salpêtrière, où l'encombrement était extrême; c'est à New-York, dans le quartier le plus pauvre, le plus sale, le plus hideux de la ville, où, comme toujours, la misère et les besoins de toutes sortes attirent comme auxiliaires inséparables la malpropreté, l'intempérance, la débauche, etc., que le choléra a fait ample et terrible moisson dans l'épidémie de 1848-1849.

Encombrement. — L'influence pernicieuse de

l'encombrement a été signalée par la plupart des bons observateurs qui ont écrit sur le choléra. M. Piorry surtout s'est occupé de ce point d'étiologie dans sa dissertation pour la chaire d'hygiène. MM. Gaimard et Gérardin rapportent le fait suivant, observé à Breslau : « Les progrès de la maladie ont été bornés par un acte de bienfaisance des habitants riches, qui non-seulement ont donné au malheureux des vêtements, du bois de chauffage, des aliments de bonne qualité, mais qui ont encore assaini leurs habitations, fermé celles qui étaient malsaines, divisé les familles nombreuses qui étaient entassées dans des chambres étroites. »

Établissements réputés insalubres. — En examinant l'influence que les établissements réputés insalubres ont eue dans la production du choléra en 1832 et en 1849, on trouve encore dans cette question des faits contradictoires. Tandis qu'on affirme qu'aux environs de la ville de Nantes des émanations putrides ont provoqué l'explosion du choléra, on démontre qu'à Paris les émanations les plus fétides de nature animale ou autre, provenant des étangs de Montfaucon, de féculeries, de boyauderies, les vapeurs ammoniacales les plus subtiles n'ont exercé aucune influence fâcheuse dans les localités voisines. Il est même très-remarquable de voir combien les effets de l'épidémie ont été modérés dans les communes de Gentilly, Clichy, Grenelle, La Villette, Pantin, etc., où se trouvent de semblables foyers d'infection.

A une très-faible distance d'un des faubourgs de la ville de Tours, sur la rive droite de la Loire, existent trois établissements importants dans lesquels se fabrique l'amidon. On ne peut se figurer l'odeur infecte, nauséabonde, à laquelle donnent lieu les eaux provenant de ces amidonneries, et combien elles incommodent les habitants de la localité; mais, en revanche, il faut reconnaître et publier bien haut qu'elles ne sont en rien nuisibles à la santé, et qu'aucun cas de choléra n'a été constaté dans leur voisinage. Elles affectent désagréablement l'odorat, voilà tout!...

Régime. — Une nourriture de mauvaise qualité ou insuffisante, les écarts de régime, les excès de table, et surtout l'abus des liqueurs fortes, doivent être mis au nombre des causes les plus efficaces du choléra épidémique. Il en est de même dans l'usage exclusif ou immodéré de fruits verts, de substances de difficile digestion, de l'ingestion des boissons froides ou même de la glace pendant l'épidémie.

Les malheureux plongés dans la misère, et qui, pour s'étourdir sur l'horreur de leur position, ont recours aux alcooliques et en font abus, sont très-souvent atteints par le choléra. M. Bouillaud[1] a reconnu que plusieurs des malades qu'il eut à soigner à l'hopital de la Pitié, étaient habituellement mal nourris; il a observé encore qu'ils devaient fréquemment à leurs excès dans l'usage des boissons alcooliques, les accidents terribles auxquels ils étaient en proie. Cette circonstance a été admise comme cause des accidents cholériques par tous les pathologistes. On a reconnu dans les hôpitaux que les débauches du dimanche et du lundi influaient notablement sur la proportion des entrées, et que le lundi, par exemple, présentait une augmentation d'un huitième sur les admissions faites pendant la journée du dimanche.

Un rapport du comité de la société de tempérance de New-York fournit à cet égard quelques détails curieux. Sur 336 victimes du choléra, il s'est trouvé 195 ivrognes, 131 buveurs plus modérés, 5 individus sobres, 2 membres de la société de tempérance, 1 idiot, et 2 individus dont les habitudes étaient ignorées. Voici un fait qui peut mieux que tout autre, mettre en lumière l'action puissante du régime. Dans une grande filature de Saint-Pétersbourg[2], sur 700 individus qui y sont employés, la moitié environ, hommes

[1] *Loc. cit.*, p. 183.
[2] *Union méd.*, 7 oct. 1848.

et femmes, est logée et nourrie dans l'établissement, qui est soumis à une règle commune et à une active surveillance; l'autre moitié des ouvriers vit en ville et librement. Sur la première moitié, qui est la plus considérable, 85 furent atteints par le choléra, et 5 seulement moururent; sur la seconde moitié, c'est-à-dire sur un peu plus de 300 individus, il y eut 120 malades et 44 morts.

Excès vénériens. — Il n'est personne qui ne comprenne avec quelle réserve on doit user des plaisirs de l'amour pendant une épidémie aussi grave et aussi meurtrière que celle dont nous retraçons l'histoire. Toute cause de débilité devant être évitée avec soin, il est du devoir des médecins de recommander à tous la plus grande continence possible. Nous avons vu à l'ambulance de Grammont une jeune fille de vingt ans, forte et bien constituée, qui, après avoir passé une nuit d'orgie complète avec plusieurs jeunes gens, fut prise le 12 juin, dans la matinée, d'une violente attaque de choléra. « Si je meurs, disait-elle « en voyant tous les soins dont elle était entourée, « ça m'est égal, je me suis toujours bien amu- « sée! » Le 14 juin, à une heure du matin, elle avait cessé de vivre.

Nous citerons, comme ayant rapport à la nécessité d'une continence sévère, un quatrain en bouts rimés, trouvés dans un tableau du XVIIe siècle à l'époque de la grande épidémie de peste noire, qui n'était bien certainement autre que le choléra :

Tiens tes pattes en chaud,
Tiens vides tes boyaux,
Ne vois pas Marguerite,
Du choléra tu seras quitte.

Age. — Nos recherches relativement à l'âge ont concordé avec ce qui a été établi jusqu'à ce jour, à savoir : que l'âge adulte a été celui qui a le plus souffert du choléra. Il est facile de se rendre compte de cette prédisposition, en admettant que les sujets de vingt-cinq à quarante ans, doués d'une certaine vigueur et livrés à des professions diverses, souvent pénibles, ont été très-fréquemment au-devant des causes de la maladie. Il faut noter encore ici que le choléra a frappé un assez grand nombre de vieillards, et que la première enfance, loin d'être épargnée, a été cruellement maltraitée.

Sur un total de 19,682 malades, sur lesquels nous avons pu nous procurer des renseignements exacts, tant à Tours que dans d'autres localités, voici comment les malades ont été répartis d'après l'âge :

1338	malades de	3 mois à	5 ans.
413		5 ans	10
233		10	15
502		15	20
822		20	25
1694		25	30
1520		30	35
1716		35	40
1695		40	45
1598		45	50
1544		50	55
1413		55	60
1325		60	65
1388		65	70
1308		70	75
786		75	80
317		80	85
72		85	90
19682			

Sexe. — Le choléra a fait des victimes dans l'un et l'autre sexe dans une mesure à peu près égale. Cependant on est obligé de reconnaître par tous les documents qui ont été publiés jusqu'à ce jour, en province comme à Paris, en Angleterre comme en France, que dans les épidémies de 1832 et de 1849, les femmes ont été atteintes en plus grand nombre que les hommes. Sur les 19,682 malades dont nous venons de parler, il y avait 9,503 hommes et 10,179 femmes.

Constitution. — Des individus forts et robustes ont été quelquefois très-rapidement enlevés par le choléra, tandis que des sujets faibles et chétifs ont résisté à cette terrible maladie; cependant il est de notoriété que les individus dont la constitution est détériorée, dont la vie est misérable, qui sont épuisés par des excès ou des privations, ont été frappés en plus grand nombre, et ont présenté un chiffre plus considérable de mortalité. Nous devons mentionner ici l'importante observation de M. le docteur Contour sur la remarquable rareté des phthisiques enlevés par le choléra dans les hôpitaux de Moscou. La même remarque a été faite par le docteur Vurchow, à Berlin, et par le docteur Raikem, en Belgique.

On se souvient qu'au commencement de l'épidémie de 1849, un chirurgien d'un hôpital spécial, M. Vidal (de Cassis), proclama l'immunité dont jouissaient les individus atteints de syphilis et soumis à un traitement mercuriel. Aussi vit-on tout à coup surgir une foule de médications basées sur la prétendue vertu préservatrice que devaient avoir les mercuriaux. Tout cet échafaudage de théories et de doctrines ne tarda pas à s'écrouler devant un examen rigoureux et une enquête sévère portant sur un très-grand nombre de faits. Car, de ce que l'hôpital du Midi avait été préservé du choléra en 1832, et n'avait pas encore reçu de cholériques, vers le milieu de l'épidémie de 1849, on ne devait réellement pas en conclure que la syphilis mettait à l'abri du choléra; on pouvait tout au plus signaler ce fait comme intéressant, et demander si les observations qu'on avait recueillies dans d'autres localités, venaient corroborer ou infirmer ce qui avait eu lieu à Paris. Mais non, la presse médicale parisienne acclama les bienfaits de la syphilis et les chances préservatrices attachées au virus syphilitique. Belle morale!... Heureusement, de tous côtés, et de la *province* surtout, s'élevèrent de justes récriminations, et des hommes considérables, tels que MM. Bonnafond (d'Arras), Venot (de Bordeaux), etc., etc., vinrent établir, par des faits exacts, que la syphilis n'avait jamais eu le privilége de préserver du choléra, et que syphilitiques et non syphilitiques étaient égaux... devant le poison. Du reste, l'enivrement dans lequel se trouvait, au commencement de l'épidémie, M. Vidal, fut de courte durée, car le choléra ne tarda pas à visiter les hôtes de l'hôpital de Lourcine et de l'hôpital du Midi, et vint démontrer qu'on s'était trop pressé de parler, et surtout de parler si haut.

Professions. — Le choléra a frappé indistinctement toutes les professions; cependant on a remarqué qu'il sévissait de préférence sur les individus qui, par état, sont exposés aux intempéries et aux privations de toute sorte.

Influences morales. — Si l'on a considéré le courage et la force de caractère comme un préservatif efficace contre toute espèce d'épidémie, on a de tout temps signalé la peur, qui est une cause essentiellement débilitante, comme étant de nature à favoriser l'absorption des miasmes, et disposant à recevoir l'impression de l'influence épidémique. Ce fait semble mis hors de doute par les nombreux exemples qui ont été rapportés par tous les auteurs, et par les observations que nous avons été en position de faire nous-même un très-grand nombre de fois.

Voici un fait dont nous avons été témoin. Un homme de quarante-sept ans, fort et vigoureux, est pris du choléra le 10 juin 1849, vers trois heures du matin; il est amené à l'ambulance de Grammont; à dix heures il est déjà froid, cyanosé, sans pouls; les vomissements et les déjections alvines sont continuels et caractéristiques, des crampes atroces lui arrachent des cris déchirants. Un traitement approprié à son état le mit en quelques jours en position de reprendre ses occupations. Déjà il sortait de l'hôpital, mangeait et buvait comme un homme en bonne santé, la convalescence était franche, lorsque le 15, se trouvant à causer à la porte de l'ambulance avec quelques personnes, il fut tout à coup couvert d'une quantité innombrable de *moucherons*. Une terreur subite s'empara de lui ; il murmura ces paroles : « Je suis un homme mort ; car en 1832, « à Mortagne, tous ceux sur lesquels des mou- « cherons se sont ainsi arrêtés, ont succombé. » Que pouvait valoir pour nous une pareille assertion ? On le comprendra facilement. Nous nous moquâmes de lui et nous nous efforçàmes de remonter son moral. Peine inutile : des symptômes d'une gravité effrayante se succédèrent avec une telle rapidité, qu'en dépit de la médication la plus énergique, il expira le lendemain, à dix heures du matin, victime de la frayeur qu'il avait éprouvée.

Dans certaines circonstances, la peur du choléra, la choléraphobie a fait naître des troubles des voies digestives qui ont assez souvent dégénéré en choléra. Nous en avons observé plusieurs cas. Il est évident que, lors de la catastrophe du pénitencier de Tours, plusieurs détenus ont été saisis de terreur en face des effrayants ravages produits par le fléau qui menaçait de les atteindre, et qui en effet les atteignait bientôt eux-mêmes.

Un ennui profond, de vives contrariétés, de sanglants affronts, des chagrins cuisants, des reproches amers, etc., etc., ont quelquefois déterminé la production du choléra. Une jeune femme, d'une santé magnifique, venait d'accoucher; elle se disposait à quitter prochainement l'hôpital, lorsqu'elle éprouva devant ses voisines de lit, au moment où elle venait de manger, un affront qui l'humilia profondément. A l'instant même elle fut prise de cardialgie, de vomissements, et une heure après elle était tombée dans l'état algide.

Nous trouvons, dans l'excellent ouvrage de MM. Briquet et Mignot, l'exemple d'une jeune femme qui venait d'avoir une forte cholérine, et qui commençait à se rétablir : des obsessions faites par son mari pour la forcer de signer certains papiers, lui ayant causé une vive contrariété, les accidents graves du choléra se déclarèrent.

La colère a été aussi très-souvent notée comme ayant une certaine influence sur le développement du choléra. Ainsi une femme contracte la diarrhée quelques heures après avoir lavé à l'eau froide, pendant que ses menstrues coulaient: il y eut de suite suppression de l'écoulement de sang, coliques et diarrhée; les selles devinrent bientôt blanches. Au bout de deux jours, cette femme a avec une de ses voisines une vive altercation, pendant laquelle elle s'emporte avec violence; une heure après elle est prise d'emblée de vomissements, de vertiges, de crampes; bientôt elle est dans l'état algide le plus complet, et succombe en quelques heures.

Nous avons dit que l'énergie et le courage étaient un préservatif efficace contre le choléra. En voici la preuve: un nommé Besnard, âgé de quarante-sept ans, condamné à six mois d'emprisonnement pour mendicité avec menaces, fut pris dans la nuit du 13 juillet 1849, au pénitencier de Tours, d'une violente attaque de choléra. Besnard est un vieux loup de mer que rien n'épouvante; il a bien des fois exposé sa vie, et ne croit pas que la mort puisse l'atteindre sitôt; aussi jouit-il d'un calme parfait. A peine arrivé à l'ambulance, il fait signe à une personne qui était près de lui de s'approcher, et lui dit d'une voix éteinte: « Monsieur, si vous avez quelque autorité ici, « faites donc enlever cet homme qui est là couché « à côté de moi, il est mort... *il me fait froid « dans le dos.* » Le cadavre fut enlevé par les ordres de M. Moisant, qui durant toute l'épidémie a donné des preuves d'un dévouement sans bornes, et nous a secondés admirablement pendant ce temps d'épreuves. Dès qu'on eut accédé à sa demande, cet homme nous dit: « Ils y passe- « ront tous; mais moi, je m'en tirerai. Est-ce que « je veux mourir du choléra, moi? » La réaction fit place à la période algide, et le 15, au soir, un mieux sensible s'était opéré dans son état. Le 17 il se leva, alla visiter chaque malade, puis vint se remettre au lit : « J'ai fait ma ronde, nous « dit-il ; il en mourra encore ; mais moi, je m'en « tirerai ; j'aurais cru les voir enterrer tous... » On lui avait fait remise des quatorze jours qui lui restaient à subir pour compléter ses six mois, et le 18 il quitta l'ambulance parfaitement guéri ; mais il revint le soir, dans un état complet d'ivresse, demander qu'on lui donnât à dîner et à coucher : il avait bu dans la journée pour vingt sous d'eau-de-vie. On le recueillit donc, et le lendemain il se mit en route, répétant encore : « Je « savais bien que je m'en tirerais !... »

Toutes les personnes qui bravent le choléra n'ont pas la même chance que Besnard. M. Rostan, dans les leçons qu'il fit en 1849 sur le choléra, a rapporté à son nombreux auditoire, un fait qui depuis 1832 est resté dans sa mémoire : une jeune femme de 25 ans, fraîche, forte et robuste, achète un melon, et dit à ses voisines, en riant : « Moi, je me moque du choléra ; je vais « manger le choléra... » En effet, elle mangea sans doute trop de melon : vingt-quatre heures après, elle était morte ! Ce fait prouve deux choses : la première, c'est que l'indifférence ne met pas toujours à l'abri de l'épidémie ; et la seconde, que l'excès de certains aliments, et surtout des fruits, peut disposer à la contracter.

CONTAGION.

Le choléra est-il ou n'est-il pas contagieux? Telle est la grande question qui divise le monde médical, et que nous allons nous efforcer de résoudre, en citant, analysant, commentant les principaux documents qui ont été publiés sur cet intéressant sujet. Et d'abord, disons ce que nous entendons par contagion.

Il est évident que contagion vient de deux mots latins, *tangere cum*, toucher avec; et nous ne voyons pas quel argument on peut tirer de cette étymologie contre l'opinion de la contagion. Est-ce parce que le contact direct d'un cholérique ne produit pas le choléra? Mais est-ce que le contact direct d'un individu atteint de typhus ou de peste, produit le typhus ou la peste? Non. Le choléra est contagieux à la manière des maladies produites par un miasme, c'est-à-dire qu'un ou plusieurs cholériques enfermés dans une salle, par les émanations qui s'échappent de chacun d'eux, vicient l'air ambiant, et exposent les personnes qui respirent cet air à contracter le choléra. De ce foyer d'air vicié naît donc la contagion du choléra; mais pour les *puristes*, le mot *contagion* est mal appliqué, le mot *infection* sonne mieux à leurs oreilles. Peu nous importerait l'un ou l'autre mot, s'il n'était pas de toute évidence qu'il y a réellement contact du miasme exhalé avec la muqueuse pulmonaire de celui qui l'inspire. Le choléra est donc contagieux dans l'acception rigoureuse du mot. Du reste, cette objection qui a été faite au choléra devrait être reproduite à l'égard du typhus et de la peste, qui se transmettent de la même manière, et dont personne ne vient nier la propriété contagieuse, quoique le contact d'un pestiféré ou d'un typhique soit insuffisant pour produire l'une ou l'autre de ces maladies.

Ici se présente naturellement une objection à laquelle on devait s'attendre: si le choléra est contagieux, si un cholérique exhale le poison qui a fait naître chez lui la maladie, comment expliquer qu'il ne la communique pas toujours à tous ceux qui lui prodiguent des soins, et qui respirent forcément le poison suspendu dans l'air qui les environne?

Nous avons déjà en partie répondu à cette objection lorsque nous avons parlé de la nature du choléra; car nous avons fait observer alors que les miasmes cholériques étaient disséminés dans l'air, et qu'ils ne produisaient la maladie que lorsqu'ils étaient respirés en certaine quantité, et qu'ils trouvaient un individu plus ou moins disposé par sa constitution, par ses habitudes antérieures, à subir sa funeste influence. Ici la réponse sera à peu près la même. Si les personnes qui passent quelques heures auprès d'un cholérique, sont vigoureuses, bien portantes, soumises à un bon régime; si elles ont un moral excellent et qu'elles respirent peu de poison cholérique, elles seront indubitablement exemptes du mal, et trouveront dans leur économie la force suffisante pour réagir contre le poison. Si, au lieu de quelques heures, ces mêmes personnes séjournent plus longtemps, elles pourront éprouver des accidents de cholérine grave; et si elles prolongent encore leur séjour, elles absorberont une plus grande quantité d'air vicié, ne trouveront plus en elles la force de réagir contre le mal, et tomberont mortellement atteintes. A cette occasion, M. le docteur Roche [1] a fait une comparaison tellement vraie, que je ne puis résister au désir de la citer : « Comme les matières putrides, comme les toxiques minéraux ou végétaux, les miasmes n'exercent d'action morbide que s'ils sont ingérés ou absorbés en une certaine dose, variable pour chacun d'eux, suivant leur degré d'énergie. Passez quelques heures dans un amphithéâtre de dissection mal tenu, et vous rendrez bientôt des gaz à odeur cadavéreuse. Séjournez-y plus long-

[1] *Union méd.*, 31 juillet 1849.

temps, et vous éprouverez des nausées, de la diarrhée, une diminution de l'appétit, un goût fade dans la bouche, et votre langue se recouvrira d'un enduit blanchâtre. Demeurez-y enfin des journées entières, et vous ne tarderez pas à voir éclater des symptômes beaucoup plus graves, tels que prostration extrême, petitesse et fréquence du pouls, lipothymies, sueurs froides et visqueuses, odeur fétide de toutes les excrétions, lividité de la face, décoloration des conjonctives, borborygmes, diarrhée infecte, urines noirâtres, etc., etc. Injectez dans les veines d'un animal une très-petite quantité d'une matière putride quelconque, il en sera quitte pour quelques malaises et l'expulsion de quelques gaz fétides. Augmentez la dose, et vous le verrez bientôt pris de tristesse, d'abattement, de vomissements et de diarrhée. Portez-la à ses dernières limites, et vous ferez éclater des symptômes analogues à ceux de la fièvre typhoïde la plus grave. Donnez enfin des poisons, minéraux ou végétaux, à des doses différentes, et vous produirez des accidents d'empoisonnement d'intensité différente : légers si la dose est faible, plus graves si la dose est forte, mortels si la dose est plus considérable. Il en est de même des miasmes : l'intensité de leurs effets est toujours proportionnelle à la dose qui a été absorbée ; elle peut être nulle si la dose est insignifiante. C'est en cela surtout, pour le dire en passant, qu'ils se distinguent des virus. Un atome imperceptible de virus syphilitique, un atome de virus varioleux, portés et introduits à la pointe d'une lancette, suffisent pour reproduire la syphilis et la variole avec toute leur gravité; ce qui ne permettra jamais d'établir la comparaison entre les effets des uns et les effets des autres, ni de trouver des arguments valables en faveur de la contagion ou contre la contagion des maladies miasmatiques, dans les faits particuliers aux maladies virulentes. Les agents ne se ressemblent ni dans leur mode de développement, ni dans leur énergie, ni dans leur action; les effets en doivent donc être dissemblables, ainsi que toutes les conséquences qui en dérivent. Là où n'existe pas d'analogie, il ne peut pas y avoir de rapprochement ni de conclusion commune. »

D'après ce que nous venons de dire, nous pouvons donc espérer qu'on ne nous regardera pas comme contagioniste exclusif; car, nous l'avons formellement avancé, la contagion ne s'exerce pas toujours : il est même rare qu'elle puisse s'exercer. Si la contagion était absolue, inévitable, nécessaire, une fois développé le choléra ne s'arrêterait qu'en présence du désert.

Existe-t-il des faits bien avérés de contagion du choléra?

Un très-grand nombre de praticiens dignes de foi et recommandables par leurs talents et la position honorable qu'ils occupent, soit à Paris, soit en province, soit à l'étranger, ont cité une foule innombrable d'exemples de contagion qui paraissent irrécusables; mais on a généralement mal accueilli ces hommes assez hardis pour oser venir infirmer, à l'aide de faits bien authentiques, l'opinion presque unanimement admise de la non-contagion du choléra. Ce mauvais accueil, loin de les décourager, les a, au contraire, engagés à multiplier leurs preuves.

Qu'il nous soit permis de relater ici quelques-uns de ces exemples bien évidents de contagion.

I. Le docteur Swaagman, qui a tracé la relation de l'épidémie de choléra à Groningue, et qui croit que cette maladie ne devient contagieuse que sous l'influence de circonstances toutes spéciales, a cru devoir mentionner les faits suivants:

1° Les deux femmes qui ont soigné les cholériques dans l'hôpital ont été atteintes toutes deux du choléra, mais d'un choléra peu grave; elles ont été sauvées.

2° Deux fois dans une famille nombreuse un seul enfant est devenu malade, et justement celui qui avait couché avec la mère cholérique.

3° La maladie atteignit parfois un grand nombre de membres de certaines familles, quoique ces membres habitassent des quartiers très-éloignés : ce que l'on pourrait s'expliquer par les relations répétées qui ont existé entre ces personnes durant l'épidémie.

4° Dans l'hospice d'un village voisin, où il n'y avait encore eu aucun cas de choléra, il s'en est présenté tout à coup quelques-uns le lendemain du jour où un pauvre voyageur, atteint en route de la maladie, avait été reçu dans cet hospice et y avait succombé.

5° Enfin, il est digne de remarque que ce furent précisément les personnes qui avaient donné le plus de soins aux premiers malades qui furent surtout atteintes.

II. Selon M. Brochard, médecin des épidémies de Nogent-le-Rotrou [1], dans la nuit du 30 au 31 mars, il est arrivé en cette ville une voiture de nourrices de la rue Sainte-Apolline. Dans cette voiture se trouvait une nourrice qui avait déjà la diarrhée en partant de Paris, qui l'eut plus fort encore en route, et qui présenta tous les caractères du choléra le 31 mars. Le lendemain de son arrivée dans la commune de Brunelles, cette femme mourut. Le nourrisson mourut également du choléra dans la nuit du 1er au 2 avril.

La femme Benoist, nourrice *du même convoi*,

[1] Acad. de Médecine, séance du 24 avril 1849.

fut prise du choléra à Nogent le 1er avril au matin, et mourut le 2 à deux heures de l'après-midi. Deux des femmes qui ont soigné la femme Benoist ont été prises du choléra à quelques jours d'intervalle.

Une des femmes qui ont soigné la nourrice de Brunelles est également morte du choléra ; mais aucun autre cas ne s'est manifesté dans cette commune.

Dans les séances du 3 juillet et du 23 octobre 1849, M. le docteur Brochard a adressé à l'Académie de médecine de nouveaux cas qui lui sont propres, et pour lesquels il est impossible de nier la contagion.

III. Écoutons actuellement le récit du docteur Alexandre, médecin des épidémies du département de la Somme[1] : Il n'y avait, dit ce praticien, à Hamel, commune rurale à 25 kilomètres d'Amiens, non plus que dans les communes voisines, aucun cas de cholérine ni de choléra, lorsque le mercredi 4 avril, arrive dans ce village, venant de Paris où il tenait garnison, un soldat nommé Guilbert, du 52e de ligne, et atteint de diarrhée. Guilbert est reçu dans la maison paternelle, où il reste alité le jeudi, le vendredi et le samedi. Le dimanche matin, il se rend à l'Hôtel-Dieu d'Amiens, et ce

[1] *Gaz. méd. de Paris*, 1849, p. 324.

même jour 8 avril, André Guilbert, frère du militaire, âgé de trente-deux ans, éprouve les atteintes d'un choléra foudroyant qui, sans prodromes, le tue en douze heures. Cet homme était marié; il n'habitait pas la maison paternelle, mais il s'y était rendu plusieurs fois chaque jour, depuis l'arrivée de son frère.

2° Guilbert père, âgé de cinquante-quatre ans, ayant dix enfants, vivant avec eux dans la misère, chez lequel est descendu et a couché le militaire, éprouve le vendredi 6 une atteinte de cholérine, qui dégénère le 11 en choléra et qui est suivie de mort le 15 avril.

3° L'épouse d'André Guilbert, âgée de trente ans, d'une constitution grêle, est prise le 11, trois jours après la mort de son mari, d'accidents cholériques auxquels elle succombe le 16.

4° Un autre fils de Guilbert père, âgé de dix-sept ans, et demeurant dans la maison paternelle, a ressenti une simple cholérine dont il a parfaitement guéri.

5° Un fils d'André Guilbert, âgé de quatre ans, a eu un choléra qui s'est terminé par guérison.

6° Valentin Couture, âgé de soixante-trois ans, père de l'épouse d'André Guilbert, après avoir prodigué ses soins à son gendre et à sa fille, éprouva le 13 avril une attaque de choléra dont il se rétablit.

7° Un enfant de onze ans, scrofuleux, dont la maison était contiguë à celle de Guilbert père, et dont les parents ont donné des soins à la famille Guilbert, ressentit le 15 des symptômes de choléra et succomba après quinze heures de maladie.

8° Couture (Jean-Baptiste), âgé de trente-deux ans, fils de Valentin Couture, fut atteint d'une cholérine peu intense.

Ces faits, qui, à cause de leur isolement dans une petite localité, ont pu être bien observés, prouvent péremptoirement, par leur filiation sur les personnes d'une même famille ou en rapport de voisinage, que le choléra est contagieux dans certaines circonstances; ils prouvent encore la nature identique de la cholérine et du choléra, puisqu'un malade affecté d'une simple cholérine a pu communiquer le choléra, et qu'un individu atteint de choléra a pu ne transmettre qu'une cholérine.

IV. Si du département de la Somme nous passons à celui de l'Orne, nous entendrons le récit que nous fera M. Chamblay, médecin de l'hospice et des prisons d'Alençon, et médecin des épidémies [1] : Vers le 16 mars 1849, la femme Duguet, âgée de quarante ans, demeurant à

[1] Acad. de Méd., séance du 8 mai 1849.

Pierre-Plate, commune de Lonray, était partie bien portante pour aller à Paris chercher un nourrisson. Cette femme, pendant les quinze jours qu'elle passa au bureau des nourrices, vécut avec la plus grande parcimonie, éprouva des coliques et de la diarrhée, partit le 3 avril pour revenir à Alençon, fit le voyage à petites journées dans une voiture mal close, et arriva le samedi 7 avril à Lonray. Elle avait eu pendant le voyage de nombreuses évacuations alvines. Le lendemain, un médecin d'Alençon diagnostiqua une *cholérine intense présentant la plupart des symptômes du choléra asiatique.* Un traitement approprié fut ordonné; mais la malade succomba le 9, dans la nuit.

Deux jours après, le mari de la femme Duguet venait consulter son médecin pour sa fille âgée de six ans, qui, disait-il, était prise des mêmes symptômes que sa mère. Cette jeune fille succombait le 16 avril.

Le jour de l'enterrement de cette enfant, sa grand'mère fut atteinte d'accidents cholériques et mourut le lendemain. Ces trois personnes habitaient la même maison.

La femme Goulay, âgée de soixante-six ans, mère de la femme Duguet, et la fille Goulay, âgée de vingt-sept ans, étaient venues de la Roche, lieu de leur domicile, qui est distant de Pierre-

Plate d'environ 8 kilomètres, pour donner des soins à la femme Duguet. Elles ne tardèrent pas à être prises de diarrhée, et lorsque, après la mort de leur parente, ces femmes retournèrent à la Roche, elles éprouvèrent pendant la route des crampes tellement fortes, qu'elles se roulaient sur le sol. La première de ces femmes a succombé le troisième jour, et la fille, le quatrième.

Il n'y avait dans la commune de Lonray, ni dans la commune de la Roche, rien qui annonçât que l'influence épidémique pesait sur ces contrées. On n'y connaissait aucun cas de choléra ni de cholérine. L'état sanitaire était excellent.

Cette intéressante observation au point de vue de la contagion n'est pas pour M. Chamblay un fait isolé. Cet honorable praticien a été à même de constater en 1832, aux environs de Carrouges, une quinzaine de cas qui présentent une parfaite analogie avec celui que nous venons de rapporter.

V. M. Bally communique de Villeneuve-sur-Yonne, à l'Académie de médecine [1], le fait suivant de contagion du choléra asiatique, observé dans un hameau de l'arrondissement de Joigny.

Le 18 mai, Louis Galleron, âgé de 24 ans, soldat au 21e léger, partit du fort d'Ivry pour se rendre aux eaux thermales de Bourbonne-les-

[1] Séance du 5 juin 1849.

Bains. Le 13, il se détourna de sa route pour visiter ses parents, domiciliés au hameau des Marinières, arrondissement de Joigny. Il arriva après avoir fait 20 kilomètres à pied, fatigué, en sueur, à une heure du matin, le 14; et quelque temps après il se coucha avec son père dans le même lit. A sept heures, Louis Galleron fut attaqué du choléra, et il expira le soir, quinze heures après l'invasion.

Le 17, soixante-douze heures après la mort du jeune soldat, le père eut un peu de diarrhée; le 18, à une heure du matin, il fut pris de symptômes violents, et à dix heures du soir il avait cessé de vivre.

La femme Naudot, âgée de cinquante-quatre ans, qui avait assisté le père Galleron, fut prise, soixante-quatre heures après le décès de ce dernier, du choléra, et expira en vingt-deux heures.

Deux filles Galleron ont eu la cholérine après la mort du père.

La veuve Galleron a eu une cholérine violente qui a duré huit jours.

VI. M. Juste fils (de Villeneuve-sur-Vannes) a recueilli des faits de contagion tellement évidents, qu'il les a adressés à l'Académie de médecine, séance du 19 juin 1849, sans commentaires. Les voici :

Aux Clérimois, distants de deux lieues de Villeneuve-l'Archevêque, arrondissement de Sens, une femme est arrivée il y a un mois de la rue Sainte-Apolline à Paris, ramenant un nourrisson. Cette femme, partie de chez elle avec un peu de diarrhée, resta quelques jours à Paris, et pendant son séjour, sa diarrhée disparut un jour pour reparaître l'autre; mais au moment de son départ elle avait repris une plus grande intensité, et à peine chez elle, elle présenta tous les symptômes d'un choléra peu violent. Elle guérit.

Le mari, qui soignait sa femme, fut atteint, et, moins heureux qu'elle, mourut le lendemain.

L'enfant auquel cette femme avait donné à teter suivit de près le mari.

Une voisine, jeune femme de vingt-trois ans, qui était venue voir le mari pendant sa maladie, après cinq jours de diarrhée, fut prise de tous les accidents du choléra le plus intense, et succomba en huit jours.

Sa mère, qui l'avait soignée, fut atteinte et succomba.

Une femme qui demeurait dans la même cour a eu aussi la diarrhée pendant plusieurs jours, et a fini par se rétablir.

Le médecin, M. le docteur Métivier, a eu et a encore de temps en temps la diarrhée.

Voilà déjà trois semaines, dit M. Juste, que le dernier malade a succombé, et qu'il ne s'est pas produit d'autre cas de choléra. Il n'y avait pas la moindre trace d'épidémie dans la localité, ni dans les environs à 25 kilomètres à la ronde.

VII. M. Boudin, médecin en chef de l'hôpital militaire du Roule, regarde la question du mode de propagation du choléra comme étant un des sujets les plus dignes de fixer l'attention des gouvernements et les méditations du médecin.

Il est de ceux qui pensent que toute vérité est bonne à connaître, et il admet qu'il y a opportunité, urgence même, d'examiner sans délai ; il y a plus : il est convaincu qu'il y aurait danger, danger très-grave à différer l'examen.

Si le choléra n'est pas transmissible, dit M. Boudin, il y a devoir de rassurer le public en faisant cesser le doute issu en grande partie de la divergence des opinions médicales ; mais aussi, si le choléra est communicable, ne fût-ce même qu'exceptionnellement, il y a devoir pressant de le dire hautement. Il y aurait crime de lèse-humanité à entretenir plus longuement de dangereuses illusions.

Quel est donc le criterium capable de résoudre ce problème ? Selon M. Boudin, il n'en est qu'un seul de sûr. « Une maladie non inoculable doit être jugée contagieuse, si elle est susceptible d'être transportée loin du foyer initial par des *individus* malades ou *non atteints*, ou enfin par des *choses* provenant de ces individus. Nous disons *loin du foyer*, parce que le transport à une faible distance peut, jusqu'à un certain point, être imputé à la simple extension de l'influence épidémique. Ainsi l'apparition du choléra à Saint-Cloud, consécutive à sa manifestation à Paris, ne convaincrait personne. Par contre, tout le monde devra s'incliner devant des faits *authentiques* d'importation de la maladie de Marseille à Bône, de Lisbonne à Toulon, du Havre à New-York. »

Ces principes admis, le problème de la communicabilité du choléra se réduit à une simple question d'expérience. Existe-t-il, oui ou non, des faits bien observés qui constatent l'apparition de choléra sous l'influence de l'arrivée d'individus malades ou sains, venant d'un foyer éloigné ? Si les faits existent, la question est irrévocablement et péremptoirement résolue, et il faut alors en accepter toutes les conséquences pratiques.

1° La frégate *la Melpomène*, ayant 450 hommes d'équipage et commandée par M. Moulac, capitaine de vaisseau, contracta le choléra en 1834, devant Lisbonne, où le fléau sévissait. Pensant trouver son salut dans la fuite, elle quitta le Tage pour se rendre à Toulon, après avoir laissé à terre tous ses cholériques, au nombre de cinquante environ.

Après avoir fait une cinquantaine de lieues au

sud, pour se rendre au détroit de Gibraltar, puis plus de deux cents lieues à l'est dans la Méditerranée, puis encore quelques dizaines de lieues au nord pour arriver enfin à Toulon, *la Melpomène* eut de nouveaux cholériques non-seulement pendant la traversée, mais encore dans la rade de cette ville. Un garde sanitaire envoyé de Toulon est placé à bord de *la Melpomène*, et meurt du choléra. Malades et matelots sont alors débarqués au lazaret; des forçats avec leurs gardes-chiourmes sont envoyés de Toulon à l'ambulance du lazaret, sans communiquer avec la frégate; plusieurs d'entre eux sont atteints du choléra et meurent.

2° Au mois de septembre 1837, M. Boudin était chargé de la direction médicale de l'hôpital des Caroubiers, près de Bône, comptant environ 500 fiévreux. Pas un cas de choléra n'avait alors été observé dans les hôpitaux de l'Algérie, ni même sur aucun point de l'Afrique. Le 17 septembre, le 12e de ligne venant de Marseille, où régnait le choléra, arrive dans la rade de Bône, après avoir jeté à la mer les cadavres de plusieurs individus qui avaient succombé avec tous les symptômes de la maladie de Marseille. Il est mis en quarantaine au fort Génois.

Dès le 25, trois corailleurs napolitains, qui étaient allés faire leur provision d'eau au fort Génois, sont frappés de choléra à Bône.

Quelque temps après, le 12e de ligne, n'ayant plus de cholériques, obtient l'autorisation d'entrer à Bône, où il se déclare immédiatement une épidémie formidable. Le 15 novembre suivant, M. Boudin était à Medjez-Amar, à 20 lieues de Constantine, lorsque arrive au camp un bataillon du 12e de ligne, venant de Bône, mais n'ayant pas un seul malade. Dès le lendemain, 16 novembre, à sa visite, il trouva deux de ses malades frappés du choléra dans la forme la plus intense; et ces deux cas deviennent encore ici le signal d'une épidémie meurtrière.

A Constantine, la maladie se manifesta immédiatement après l'arrivée des 26e et 61e de ligne, venant de Bône, et ayant perdu des cholériques en route. Après la prise de Constantine, des malades sont embarqués à Bône sur des navires se rendant à Alger. Ici encore la maladie se manifesta immédiatement après le débarquement; mais elle épargna Bougie, point intermédiaire qui n'avait pas de communication avec Bône.

3° Le 9 novembre 1848, le navire *le New-York* quitte le Havre, ayant à bord 385 personnes, toutes bien portantes au moment du départ. Pendant les seize premiers jours de navigation, la santé reste parfaite. Le 25 novembre, un passager allemand est atteint du choléra et meurt ; six autres passagers sont frappés, et succombent avant le 1er décembre, jour de l'arrivée du navire devant le lazaret de New-York. Le 3 décembre, douze nouveaux cas se déclarent à bord ; les cholériques sont transportés à l'hôpital du lazaret. Là, quinze cas se développent parmi les malades étrangers au navire *le New-York*. Enfin il se manifeste à New-York même plusieurs cas de choléra parmi des individus qui avaient été en contact avec les cholériques du lazaret.

M. Boudin s'est borné à la simple citation de ces trois faits, parce qu'ils sont d'une vérification facile. Libre à d'autres de voir de simples coïncidences dans la manifestation du choléra à Toulon, à Bône, à New-York, immédiatement après l'arrivée de navires venant de Lisbonne, de Marseille et du Hâvre. Pour ce savant distingué, le choléra doit être regardé comme communicable, dès que l'authenticité des faits qui précèdent est admise.

VIII. M. le docteur Eugène Pélikan a essayé de résoudre la question suivante : le choléra est-il susceptible d'être transporté d'un lieu à l'autre par le moyen des individus [1] ?

En examinant, dit M. Pélikan, les notions sur la première épidémie, recueillies dans l'ouvrage intitulé *Description du Choléra des Indes*, rédigé par le département du ministère de la guerre, à

[1] *Gaz. méd. de Paris*, 1849, p. 298.

l'usage des médecins de l'armée, Saint-Pétersbourg, 1830, on peut remarquer que chez nous, dans tous les lieux où le choléra s'est manifesté sous la forme d'épidémie, il a été introduit par les individus.

Pendant la durée de l'épidémie actuelle, on peut aussi citer beaucoup d'exemples qui prouvent que le choléra a été transporté de Témirkhan-Choura à Kislar et au delà de la ligne du Caucase, en remontant le cours du Térek, de Laxatol à Tiflis, d'Astrakan à Doubovsky-Possad et à Kamychine, de Rostov (sur le Don) à Taganrok et à Karkoff, de Saratoff à Kazan, etc., etc., et enfin de Tikvine à Saint-Pétersbourg.

On a remarqué, en général, que les premières victimes du choléra ont été les gens qui sont venus d'un lieu où la maladie régnait, ou qu'elle a été apportée par des individus qui ont eu des relations intimes avec d'autres qui en étaient infectés. Parmi les personnes qui ont donné leurs soins aux malades, les médecins, les infirmiers et les domestiques se sont trouvés, dans les mêmes circonstances d'ailleurs, les plus exposés à contracter la maladie.

Dans l'épidémie actuelle on a été à même de se convaincre que le choléra a sévi avec plus d'intensité dans tous les lieux où le peuple se trouvait rassemblé en masse, et où, par conséquent, les communications étaient plus actives; il en a été de même sur les grandes routes, sur les bords des rivières navigables.

Parmi seize faits cités par le docteur Pélikan, nous en choisirons deux seulement:

1° Vers la fin de mai 1847, un convoi de malades de l'hôpital de Témir-Khan-Schourinsky, où les individus qui en faisaient partie avaient été retenus à cause du choléra, fut expédié aux eaux minérales de Piotigorsk. Pendant la route, le choléra se déclara parmi les soldats, et plusieurs d'entre eux en moururent avant de parvenir au lieu de leur destination. Lorsque ce même convoi se trouva près de Kislar, quatre hommes atteints du choléra furent envoyés à l'hôpital de cette ville, et, à dater de cette époque, l'épidémie, qui ne s'y était pas encore manifestée, commença à exercer ses ravages, et il en fut de même dans tous les lieux où ce convoi passa.

2° Le 30 juillet 1847, un paysan nommé Litvinoff, qui avec plusieurs de ses camarades revenait de Rostoff où le choléra exerçait alors d'affreux ravages, et se rendait dans le gouvernement de Koursk, éprouva la veille les premiers accidents de la maladie; on le déposa à l'hôpital de Khernoff, et il mourut pendant la nuit 31. Le 2 août suivant, le nommé Golovatscheff, infirmier, qui avait soigné le susdit malade, fut attaqué du choléra, et en mourut deux jours après. Le lendemain, la mère de Golovatscheff, qui avait soigné son fils malade, fut elle-même attaquée du choléra, et en mourut le 4. Ce même jour, un soldat en retraite, nommé Alexeef, qui avait aussi soigné Litvinoff, succomba aux attaques de la maladie, dont il avait éprouvé les atteintes la veille. Ces premières victimes moissonnées, le choléra sembla disparaître pour quelque temps de Khernoff.

IX. MM. les docteurs Dufay et Ferrand ont tracé la relation de l'épidémie cholérique de 1849 dans le département de Loir-et-Cher, et ils sont arrivés à la conviction profonde que le choléra est *contagieux*, ou, pour éviter toute équivoque, *communicable.*

Nous ne voulons pas suivre ces honorables auteurs dans l'exposé de tous les faits qui se sont présentés à leur observation, nous nous contenterons d'en choisir quelques-uns parmi une vingtaine environ.

1° Le 8 juin 1849, un habitant de Villexanton, canton de Mer, arrive de Paris, où il a passé trois jours dans une maison de la rue Mouffetard (le quartier le plus maltraité par l'épidémie, comme on sait).

Le 9, il est frappé du choléra, dont il ne meurt pas.

Trois jours après, sa femme, atteinte elle-même, succombe en quelques heures.

Puis cinq des plus proches voisins sont pris presque en même temps; et le fléau se propage ainsi de proche en proche, jusqu'à ce que plus d'un dixième de la population ait péri.

Dans tous les villages voisins la terreur est à son comble; personne n'ose approcher du lieu maudit; aucun cas de choléra ne se manifeste aux environs.

2° Cependant un fils brave le danger pour venir soigner son père, qui meurt dans ses bras. Ce fils, c'est le curé de Chémery, village de la Sologne, distant de Villexanton de soixante kilomètres.

Effrayé de voir la maladie se communiquer presque invariablement, il détermine sa vieille mère à quitter le pays, et l'emmène à Chémery.

Peu de jours après, celle-ci est prise de symptômes qui ne laissent aucun doute sur la nature du mal : elle succombe le lendemain.

Sa fille, qui demeure au presbytère avec son frère, et qui a prodigué à la malade des soins assidus, périt à son tour.

Enfin le curé lui-même est atteint du cruel fléau, dont il finit par guérir.

Aucun habitant de Chémery n'avait osé franchir le seuil du presbytère : aucun autre cas de choléra ne se manifesta dans le village, ni aux environs.

X. M. Brierre de Boismont, à l'occasion de la question soulevée à l'Académie de médecine par MM. Dubois (d'Amiens) et J. Guérin, a pensé qu'il y aurait peut-être quelque utilité à rapporter les faits qu'il a recueillis lors de l'épidémie de Pologne [1]. Le choléra est-il contagieux? Oui, répondent ceux qui se sont bornés à constater le développement successif de la maladie de proche en proche, au moyen de la marche des caravanes, des armées, des communications d'hommes infectés avec les populations saines. C'est ainsi, par exemple, qu'après la bataille du 31 mars, la première division d'infanterie, commandée par le général Rybinsky, ayant été engagée en partie sous Siedlce, contre le corps de Pahlen II, qui était infecté du choléra; le 13, on reçut un premier rapport d'un médecin annonçant la mort subite de six soldats, après quelques heures de souffrances. Ces hommes faisaient partie de la première brigade, qui avait pris deux étendards et fait beaucoup de prisonniers. Près de Minsk, les accidents se multiplièrent, et le 15, lorsque nous nous rendîmes, M. Legallois et moi, à Miénia, où étaient dirigés les cholériques, il y avait déjà cinquante morts. On a remarqué que la plupart

[1] *Union médicale*, 28 avril 1849.

avaient des effets d'équipement pris sur l'ennemi.

A une époque plus éloignée, la division, entièrement purgée de ses malades, campa dans les environs de Kuftew, sur un terrain où les Russes avaient été battus. Plusieurs cadavres étaient encore étendus en cet endroit ; parmi ceux qu'on avait enterrés, il y en avait beaucoup qui ne l'étaient qu'à demi. A la suite de ce campement, les soldats, déjà sous l'influence des premiers miasmes, virent de nouveau le choléra se manifester dans leurs rangs ; cent cinquante hommes de ce corps furent attaqués plus ou moins gravement; onze moururent. Enfin la division s'étant portée vers la fin du mois de mai à Tycocin, située sur les bords de la Supias, un engagement sérieux eut lieu avec les Russes; le choléra se montra dans la division pour la troisième fois; il fut encore moins grave que les deux premières.

Ajoutons encore quelques faits aux précédents :

Les tailleurs de l'armée, au nombre d'environ deux cents, s'adjoignirent un certain nombre de Russes, et la maladie se déclara presque aussitôt parmi eux. Les prisonniers russes furent disséminés dans plusieurs villes et villages, et l'apparition du choléra coïncida avec leur arrivée dans ces lieux divers.

M. Brierre de Boismont n'est pas contagioniste exclusif, et nous lui en faisons compliment. Il vient de nous citer des exemples en faveur de la contagion, et ces faits ne peuvent être réputés douteux ou entachés d'exagération pour tous ceux qui connaissent le caractère honorable de ce praticien; mais il avoue que les choses ne se passent pas toujours ainsi, et il tient à le démontrer; laissons-le donc parler :

« M. Chovot tenait à Varsovie l'hôtel de l'Europe, dans lequel il y avait aussi un très-beau café où venaient chaque jour des centaines de personnes, presque toutes appartenant à l'armée. J'habitais cet hôtel avec M. Legallois et plusieurs autres médecins français; ceux qui logeaient ailleurs s'y réunissaient à différentes heures du jour. Nous étions presque tous attachés à des salles de cholériques; aucun ne quittait ses habillements d'hôpital. Liés avec la plupart de ceux qui fréquentaient la maison, nous leur prenions la main, nous conversions longtemps avec eux; ils respiraient notre haleine, touchaient nos vêtements, et cependant, dans l'espace de plus de trois mois que j'ai demeuré dans cet hôtel, je n'ai pas entendu dire qu'un seul individu ait été atteint du choléra. Plusieurs de nos amis avaient peur de la maladie, ils ne cessaient de nous en parler: malgré cette disposition, ils n'en ont point été attaqués. Quelques-uns d'entre nous allaient beaucoup dans le monde, et jamais l'on n'a appris que des personnes des maisons où ils étaient reçus fussent tombées malades. J'ai touché des centaines de cholériques, j'ai respiré leur haleine, je me suis coupé dans les dissections : MM. Jahnichen, Foy, Pinel, se sont courageusement inoculé le sang d'un individu affecté, ils ont goûté des matières vomies, et cependant personne n'a été incommodé. »

Nous ne pouvons laisser passer sans discussion cette seconde partie de la lettre de M. Brierre de Boismont; car, quoique nous ne soyons pas partisan quand même de la contagion et que nous l'admettions seulement dans certaines circonstances exceptionnelles, nous ne pouvons cependant admettre les raisons qu'a alléguées M. Brierre pour démontrer la non-contagion de cette maladie.

Que M. Brierre et ses confrères qui soignaient les cholériques en Pologne n'aient pas contracté le choléra, voilà un exemple de non-contagion ; mais que M. Brierre et ses confrères, qui n'avaient pas le choléra, mais qui avaient vu et soigné des cholériques, aient donné des poignées de main à leurs amis et ne leur aient pas transmis le choléra, ce ne peut être pour nous une preuve de la non-contagion du choléra. D'ailleurs la peau, et surtout celle de la main, absorbe bien peu; et puis M. Brierre de Boismont, qui gardait continuellement sur lui son habit d'hôpital, prenait certainement bien la peine de se laver les mains en sortant de ses salles : il ne pouvait donc pas se faire que ces messieurs communiquassent le choléra à leurs amis, tout en leur donnant la main.

Pour ce qui est du contact des vêtements, nous savons que certains effets peuvent, au dire de quelques auteurs, absorber des miasmes cholériques et par conséquent transmettre le mal; nous en avons du reste relaté quelques exemples, que M. Brierre nous a fournis; mais, pour que cette théorie fût admissible, il faudrait que ceux qui sont revêtus de ces effets contaminés fussent les premières victimes : car il serait par trop bizarre que ces vêtements eussent la propriété de communiquer le choléra à des personnes étrangères, tout en épargnant celles qui les portent. En ce point donc notre honorable confrère ne pouvait avoir raison, puisqu'il avait échappé à l'infection miasmatique dont ses vêtements auraient pu être imprégnés.

Nous aurions actuellement à nous occuper de l'objection puisée dans les inoculations tentées par plusieurs observateurs. Nous ne répondrons qu'un mot : le choléra étant engendré par un miasme et non par un virus, il ne pouvait donc pas se transmettre par inoculation, comme la variole ou la vaccine; ces expériences devaient donc être sans résultat : en effet, de l'aveu même de ceux qui les ont tentées, elles n'ont amené aucun symptôme morbide.

XI. M. Pellarin [1] a observé dans les départements du Finistère et des Côtes-du-Nord, pendant la dernière épidémie, un grand nombre de faits de transmission du choléra.

En voici quelques-uns :

1° Depuis la seconde quinzaine de mai jusqu'à la mi-septembre, il n'y avait pas eu de traces de choléra dans la petite ville de Pontrieux (Côtes-du-Nord); le 18 de ce dernier mois, le sloop *l'Isidore*, venant de Saint-Malo, débarque au quai de Pontrieux un matelot atteint de choléra, et qui meurt presque immédiatement; peu de jours après, un ouvrier travaillant au port, *qui avait transporté le matelot dans ses bras*, est attaqué de la même maladie, à laquelle il succombe. Un peu plus tard, c'est le tour d'une femme récemment accouchée; et enfin le choléra s'établit à l'état épidémique dans Pontrieux, mais en sévissant surtout aux environs du port.

2° Depuis les premiers jours de novembre, un cultivateur de la commune de Plouisy, près de Guingamp, demeurant au village de Bois-Geffroy,

[1] Acad. de Méd., séance du 23 juillet 1850.

est pris du choléra à son retour de la ville de Pontrieux, alors en proie à l'épidémie: il succombe dans les vingt-quatre heures. Sa femme le suit presque aussitôt dans la tombe. Une voisine qui les a visités est frappée à son tour, puis son frère, puis la femme de celui-ci, puis une journalière qui avait veillé l'un d'eux et lavé les hardes, puis la sœur de cette journalière, qui l'avait soignée et avait partagé son linge avec les héritiers. Et, chose remarquable, à côté de ce foyer si actif, aucun cas parmi les habitants qui n'avaient pas approché les malades.

XII. M. Spindler [1] a recherché à Strasbourg la filiation des cas de choléra, et comme l'épidémie a sévi avec un peu d'intensité dans cette grande ville, il a pu mener ce travail à bonne fin, et se convaincre de la contagion de ce fléau.

Voici le premier fait qui a été le premier foyer de l'épidémie strasbourgeoise :

1° Une enfant de quatre ans, revenue le 14 août de Lutzelhausen, où régnait le fléau, meurt du choléra à Strasbourg, le 18 du même mois. Une jeune fille de dix-huit ans se fait conduire dans la chambre où se trouvait le corps de l'enfant, y passe quelques instants et retourne chez elle.

[1] *Le Choléra à Strasbourg en* 1849, *envisagé sous le point de vue de son mode de propagation;* par le docteur Auguste Spindler. (Thèse inaugurale; Strasbourg, 1850.)

La nuit même, elle éprouve du malaise, des coliques, de la diarrhée, puis, le 21 août, les symptômes les plus caractérisés du choléra, dont elle guérit.

L'appartement qu'occupait cette fille était habité aussi par son oncle et par sa tante. Le 23 août, l'oncle est pris d'une cholérine, qui, le 25, se transforme en choléra. A la même époque, sa femme est prise d'une diarrhée qui cède à des soins appropriés. A partir de ce moment et de jour en jour, l'affection cholérique s'étend aux habitants de la même maison d'abord, puis à ceux des maisons les plus voisines.

2° Dans la rue de la Madeleine, une femme va visiter à l'hôpital civil son beau-père, malade du choléra. Le lendemain, 25 septembre, elle a de la diarrhée, deux jours plus tard des évacuations caractéristiques et un commencement d'algidité qui se dissipèrent sous l'influence d'un traitement convenable. On va dire que cette femme était venue se soumettre, dans l'enceinte de l'hôpital, à une influence épidémique commune à tous les habitants. Mais que répondre à ce qui suit ? Un enfant de deux ans qui occupait un autre appartement au même étage, et venait habituellement voir la malade, est atteint, le 28 au matin, après une diarrhée prodromique, d'un choléra grave : il succombe dans la soirée. Un homme qui habitait une chambre placée au-dessus de celle de l'enfant, déshabille celui-ci peu de temps après sa mort; le lendemain il se plaint de diarrhée; le 2 octobre, vers midi, le choléra se déclare et l'emporte après sept heures de maladie.

Voulant parler de ce qui s'est passé en Touraine, il ne nous est pas possible d'employer tous les matériaux que nous avons à notre disposition; nous dirons seulement que des exemples bien avérés de contagion ont été encore cités par MM. Padioleau (de Nantes), Bretonneau (de Tours), Michel (de Foulain, Haute-Marne), Limousin (de Paris), Mengy, chirurgien de l'hôpital de Réthel, Vésignié, médecin des épidémies de l'arrondissement d'Abbeville, Velpeau, de l'Institut, Bayard (de Château-Gonthier), Zandick (de Dunkerque), Simonin (de Nancy), Ravin (de Saint-Valery-sur-Somme), de Smyttère, médecin en chef de l'asile des aliénés de Rouen, Gislain (de Montargis), Pamard (d'Avignon), Billardet, médecin en chef de l'hôpital de Beaune; Noble, en Angleterre, Carmichaël, Graves et Dickson (de Dublin), etc., etc.

Racontons actuellement ce qui s'est passé dans notre localité.

XIII. A cinq lieues de Tours, sur les bords de la Loire, la commune de Cinq-Mars-la-Pile fut frappée le 26 mai 1849 par le choléra, alors que

Tours et Saumur, les deux villes importantes entre lesquelles cette commune est située, étaient encore à l'abri de l'influence épidémique [1].

Le 26 mai, à trois heures de l'après-midi, répondant à l'appel de la cloche du bateau à vapeur qui lui annonçait un passager, Maurice, passeur du bac du Mouton, s'avançait avec sa barque, qu'il rangeait au flanc du bateau, et recevait en quelque sorte dans ses bras un voyageur malade, ne se soutenant qu'avec peine, nommé Même, marinier à Saint-Étienne-de-Chigny, qui, ayant séjourné pendant quelque temps à Nantes, où régnait le choléra, y contracta une cholérine qui se transforma rapidement en choléra. Maurice conduisit donc Même à terre.

Le 30 mai, quatre jours après avoir communiqué avec un cholérique, et sans qu'aucune autre circonstance ait pu faire présager l'arrivée de l'épidémie, qui ne sévit encore que dans les localités fort éloignées, Maurice fut pris de choléra, et mourut en dix-huit heures.

Maurice reçut des soins habituels de sa femme et de quatre autres personnes : de ces cinq personnes, quatre furent prises successivement du choléra, et la cinquième de cholérine.

Ne semble-t-il pas, dans ces circonstances,

[1] *Un Mot à l'occasion de quelques cas de choléra observés à Cinq-Mars-la-Pile ;* par le docteur E. Renault.

que le choléra a été positivement apporté de Nantes au Mouton, par Même, qui le communique à Maurice, autour duquel ensuite se forme un foyer d'infection, dans lequel tous ceux qui lui donnent des soins viennent puiser le germe de la maladie ?

XIV. Dans la rue de Saint-Pierre-des-Corps, n° 47, Ambroisine Gombert, âgée de quatre ans, mourut du choléra le 6 septembre, à cinq heures du soir. Silvain Gombert, âgé de quarante-cinq ans, qui avait soigné son enfant avec dévouement, alla faire sa déclaration au bureau de l'état civil, et tomba malade en rentrant chez lui. Le 7, à une heure du matin, il succomba après quelques heures de maladie. Son fils, Eugène Gombert, âgé de deux ans, fut pris du choléra à peu près en même temps que son père, et décéda le 8, à cinq heures du soir. Trois personnes d'une même famille furent donc enlevées en moins de quarante-huit heures.

XV. Héloïse Mirebeau, âgée de seize mois, demeurant à Tours, rue de la Caserne, n° 22, fut enlevée en quelques heures par une violente attaque de choléra. Son père, qui croit aux empoisonneurs, appela mon excellent ami le docteur de Lonjon, non pour qu'il donnât des soins à sa fille, qui à son avis n'avait besoin que de boire du lait pour neutraliser l'effet du poison, mais pour que ses voisins ne lui fissent pas de sanglants reproches de ne pas avoir fait demander un médecin pour son enfant. Malgré les sages prescriptions et les sages recommandations du docteur de Lonjon, ce père, aveuglé par d'affreux préjugés, ne voulut pas renoncer à son idée absurde, il jeta les médicaments dans la rue, et continua à gorger de lait son enfant, qui rendit le dernier soupir le 8 juillet, à deux heures de l'après-midi.

Le 10 juillet, Mirebeau ressentit les atteintes d'une cholérine très-grave; il n'osa pas avoir recours aux soins intelligents du médecin dont il avait méconnu les avis ; et comme nous voyions un malade atteint du choléra au n° 20 de la même rue, la femme Mirebeau vint nous prier de soigner son mari. Nous avions eu connaissance de la manière dont cet homme avait traité son enfant, et nous étions décidé à ne pas lui donner de conseil, s'il voulait suivre la même voie. Nous abordâmes donc avec lui franchement la question; nous lui reprochâmes en termes fort vifs sa conduite, et ne lui cachâmes pas qu'il était très-certainement cause de la mort de sa fille. Nous mîmes pour condition de notre assiduité à lui prodiguer des soins, une obéissance complète de sa part, à suivre nos ordonnances. Il nous donna sa parole; et quelques jours après il était convalescent.

XVI. Lucette Lucas, blanchisseuse, âgée de cinquante-huit ans, demeurant rue du Vieux-Calvaire, n° 10, fut prise le 17 juillet 1849 d'une cholérine très-grave, qui compromit son existence pendant plusieurs jours. Elle commençait à entrer en convalescence lorsque sa sœur, Marguerite Lucas, veuve Ronsard, âgée de soixante-quatre ans, qui lui avait donné des soins, éprouva une diarrhée très-intense, qu'elle négligea et qui dans la nuit du 26 juillet dégénéra en choléra. Cependant tout faisait présager une issue heureuse, lorsqu'une bouteille pleine d'eau, placée dans son lit pour y entretenir une douce chaleur, vint à se briser : le liquide qu'elle renfermait se répandit dans les draps. La malade ne s'en inquiéta pas ; elle fut prise presque aussitôt de refroidissement, et succomba le lendemain 3 août.

Sa bru, qui avait passé plusieurs nuits près d'elle, ressentit tous les symptômes d'un choléra bénin dont elle triompha.

Une voisine des sœurs Lucas qui les avait visitées plusieurs fois pendant leur maladie, contracta le choléra le 4 août et mourut le 11.

XVII. Dans la rue des Bordiers, commune de Saint-Symphorien (*extra-muros*), Jean Testu, âgé de trente ans, ayant passé le 26 août une partie de la journée dans un quartier de la ville de

Tours où le choléra sévissait avec une certaine intensité, fut pris de cette maladie le 28 août, vers deux heures du matin, et expira en quelques heures.

Le 31, son frère, âgé de vingt-cinq ans, qui avait déjà la diarrhée depuis deux jours et qui n'avait pas voulu écouter les conseils de son médecin, fut atteint d'accidents tout à fait caractéristiques et mourut le 1er septembre, à six heures du soir.

Le père de ces deux jeunes gens eut également, le 2 septembre, une diarrhée à laquelle il ne fit pas la moindre attention, malgré l'horrible malheur qui venait de fondre sur sa maison. Le 3, le choléra le plus intense se manifesta. La période de réaction s'établit franchement; M. le docteur Thomas, qui voyait ce malade avec moi, partageait mes espérances, et nous pensions que ce vieillard serait conservé à sa famille; mais nous n'avions pas songé aux imprudences qu'il pourrait commettre. Un jour qu'il était seul, il profita de cette occasion pour boire à sa soif; il sortit de son lit, avala tout d'un trait plusieurs litres d'eau glacée, se promena pieds nus et en chemise sur le carreau de sa chambre, et fut surpris en cet état par son domestique. On le mit au lit; un froid glacial s'empara de lui. Le lendemain 8, à quatre heures du matin, il avait cessé de vivre.

Sa femme fut violemment atteinte d'une cholérine qui faillit lui coûter la vie.

La fille des époux Testu, la femme Jamin, enceinte de six mois, fut prise le 5 septembre d'accidents cholériformes qui amenèrent l'avortement et mirent les jours de cette jeune femme en danger.

Jamin éprouva, lui aussi, des accidents de la plus haute gravité. La maladie se jugea par des sueurs excessivement abondantes qui durèrent au moins huit jours.

Une femme du voisinage, qui avait assisté les Testu, fut prise du choléra le 6 septembre, et mourut en vingt-huit heures.

XVIII. Le 11 juillet 1849, la demoiselle Guibourg, domestique de M. l'aumônier du pénitencier de Tours, femme âgée, d'une constitution assez frêle et encore affaiblie par les jeûnes et les abstinences d'une vie presque claustrale, fut atteinte des premiers symptômes du choléra; après une amélioration sensible qui s'était manifestée dans la journée, elle fut reprise le soir avec une violence extrême, et le 12 juillet à deux heures du matin, elle expira. Il est bon de remarquer que cette fille habitait un des pavillons de la grille, séparé par la cour et par le bâtiment d'administration du pénitencier proprement dit, où elle n'entrait que le dimanche pour assister à la messe.

Ce même jour 12 juillet, à Semblançay, dans une auberge un homme se débattait, en proie à d'horribles souffrances, et ne tardait pas à succomber. Ce malheureux, ayant perdu ses papiers entre Neuillé-Pont-Pierre et Tours, était venu le 11, à six heures du soir, se mettre à la disposition de la police, qui l'avait fait déposer au pénitencier, où n'avait encore éclaté dans l'intérieur aucun cas de choléra. Il y avait passé la nuit; le lendemain matin, M. le procureur de la République l'avait fait mettre en liberté; il était retourné sur ses pas, avait retrouvé ses papiers près de Semblançay, et continuait, tout joyeux, son voyage, lorsqu'il fut atteint du choléra.

Le vendredi 13, le sieur Pierre Desnier, beau-frère de la demoiselle Guibourg, arriva chez l'aumônier peu de temps après l'inhumation de sa belle-sœur; depuis le matin les matelas de cette dernière étaient exposés à l'air et au soleil, dans le jardin; le soir, il prit un de ces matelas qu'il étendit sur le parquet, non pas de la chambre où était morte la demoiselle Guibourg, mais du salon de M. l'aumônier; par-dessus ce matelas on en plaça deux autres entièrement neufs, et Desnier dormit profondément sur ce lit improvisé. Le samedi, 14 juillet, il fit, en se levant, et de fort bon appétit, son premier repas, travailla quelque temps dans le jardin, parcourut la ville pour se promener et pour chercher le voiturier de Saint-Épain qui devait le reconduire chez lui, et partit en effet, à trois heures de l'après-midi. Il arriva à Saint-Épain, soupa, se coucha, dormit bien, et se leva le dimanche 15, avec toutes les apparences d'une santé parfaite; deux heures après son lever, à huit heures du matin, le choléra se déclara chez lui avec une extrême violence. Les accidents les plus graves et les plus caractéristiques se développèrent, et à huit heures du soir, Desnier rendait le dernier soupir. Aucun autre cas ne s'est montré à Saint-Épain.

Ce même jour, 15 juillet, vers quatre heures du matin, un premier cas de choléra se manifesta au pénitencier de Tours, et fut bientôt suivi d'un deuxième. Ces deux malades furent transportés à l'hôpital. A onze heures il y avait dix nouveaux cas; parmi les malades on comptait l'un des gardiens; un peu plus tard quatre autres cas étaient constatés. Vers six heures, deux détenus dont la mise en liberté venait d'être ordonnée par l'autorité étaient pris de vomissements, de diarrhée, de crampes, et bientôt portés à l'hôpital. Enfin, à dix heures du soir, il y avait vingt nouveaux cholériques, lesquels, joints au nombre ci-dessus, formaient un total de 38 malades.

Le 14, une vingtaine de cas s'étaient encore déclarés depuis la veille. En outre, la femme du guichetier, d'une belle et robuste santé, venait d'être atteinte, ainsi que la domestique et l'un des enfants du directeur ; enfin, dans le cours de cette seconde journée, l'épidémie continua si bien son œuvre de destruction, que le soir, à onze heures, il ne restait plus que quelques détenus qu'elle eût épargnés.

Le pénitencier fut alors totalement évacué dans la matinée du 15. Le guichetier, homme vigoureux, resté le dernier à son poste, devint malade à son tour, et mourut dans sa famille, à 5 lieues de Tours. Le gardien-chef, homme d'une rare énergie, eut le même sort. Deux des saintes filles de Marie-Joseph, qui, pendant la durée de cette horrible catastrophe, avaient redoublé de zèle et de dévouement, tombèrent malades dans la soirée et furent transportées à l'hospice général, où elles moururent le lendemain.

Nous en resterons là de nos citations, et nous demanderons à ceux qui doutent de la possibilité de la contagion du choléra, si ces faits sont assez nombreux et assez concluants pour les convaincre. Nous ne sommes pas, et nous l'avons déjà dit, de ceux qui veulent que le choléra soit contagieux dans tous les cas, et nous avons posé les conditions que nous regardons comme étant de nature à donner prise à la maladie, lorsqu'on est auprès des cholériques à titre de parent, d'ami, de médecin, de prêtre, de religieuse, d'infirmier, etc.

A ceux qui ne voudraient pas admettre les faits que nous consignons ici, et qui les révoqueraient en doute, nous dirons: écoutez M. Roche, qui essaie de se passer des faits et qui tâche de démontrer la contagion sans leur secours [1] :

« Christophe Colomb, dit cet honorable académicien, s'est mis résolument à la recherche d'un nouveau monde, dont son intelligence seule lui avait révélé l'existence. Newton a prévu la combustibilité du diamant plus d'un siècle avant que l'expérience ne l'eût démontrée, et l'existence de principes combustibles dans la composition de l'eau longtemps avant que l'analyse chimique ait appris qu'elle était formée de deux corps comburants, l'oxygène et l'hydrogène. Jean Rey a pressenti et annoncé la pesanteur de l'air avant que Toricelli n'en administrât la preuve. Cuvier, étudiant un mince fragment d'un animal fossile, a su le reconstruire à l'aide de ses connaissances anatomiques, et le dessiner tel qu'on l'a retrouvé plus tard. De nos jours, Leverrier, par le calcul mathématique qui n'est qu'une forme de raisonnement, a deviné dans un point du ciel l'existence d'une planète qu'il n'avait pas vue, et qu'un astronome de Berlin découvrit ensuite au bout de

[1] *Union méd.*, 13 oct. 1849.

sa lunette. Les sceptiques auraient pu dire à ces hommes de génie : Quand vous aurez fait voir ce nouvel hémisphère que vous rêvez, brûlé du diamant, isolé et enflammé sous nos yeux les corps combustibles dont vous affirmez la présence dans l'eau, pesé l'air devant nous, soumis à nos regards l'animal que votre imagination a créé, montré cette planète dont vos calculs supposent l'existence, et que d'autres calculs peuvent rendre chimérique, alors, mais seulement alors, nous serons convaincus ; vos raisonnements sont sans doute fort ingénieux, mais nous nous piquons de ne croire qu'aux faits constatés par les sens ; nous n'avons aucune confiance dans l'induction et les théories, parce que souvent elles égarent, et que nous ne savons pas discerner celles qui trompent de celles qui éclairent. Des faits, des faits observables, voilà ce que nous demandons ; notre foi, notre conviction ne se décident qu'à ce prix. Ce langage, en tous points semblable à celui de nos douteurs d'aujourd'hui, eût-il renversé les vérités impérissables que ces illustres savants avaient devinées ?

« Il y a donc des vérités et des faits que la science prévoit avant que l'observation ne les constate. Bien plus, une science qui se bornerait à colliger des faits, à les attendre pour les enregistrer, ne serait qu'un recueil de faits ; elle ne mériterait pas le beau nom de science ; une science qui n'en prévoierait aucun ne serait pas digne de ce nom. *Prévoir* est en effet le but où tendent sans cesse toutes les connaissances humaines ; *tout prévoir* est le dernier terme du progrès.

« Les exemples de prévision scientifique que j'ai cités, et auxquels j'aurais pu en ajouter beaucoup d'autres, m'ayant convaincu depuis longtemps de la possibilité de découvrir quelquefois la vérité par le seul secours du raisonnement, de l'induction et de l'analogie, sans s'écarter toutefois, et en se servant des faits et des données préalablement acquis à la science, j'ai cherché à résoudre le problème de la contagion du choléra à l'aide de ces instruments et de ces procédés, et j'ai dit alors :

« La cause du choléra est un miasme. Ce poison est des plus actifs. Il produit des épidémies meurtrières. Il pénètre dans le corps de l'homme par les voies de la respiration. Il y circule avec le sang. Il imprègne conséquemment tous les organes, toutes les sécrétions et les excrétions des malades. Il est *en partie* rejeté au dehors par les voies d'élimination, sans avoir éprouvé de modification sensible, parce que, comme les autres poisons, il n'est pas assimilable. Il se répand dans l'air qui environne les cholériques. Il peut être respiré par conséquent de nouveau par les assistants, et reproduire chez eux la maladie. Il se comporte en tout comme les miasmes de la peste et du typhus. Or ces maladies sont contagieuses, donc le choléra est contagieux comme elles.

« Ma conclusion est-elle rigoureuse? est-elle légitime? Avais-je besoin de faits directs, évidents de contagion pour l'établir? Ne suis-je pas autorisé à soutenir que ces faits existent? Les a-t-on recherchés de bonne foi? Leur rareté n'explique-t-elle pas suffisamment la difficulté de les constater? Leur mélange avec les faits épidémiques qui les cachent à la vue a-t-il permis de bien les reconnaître, surtout à des yeux prévenus et décidés à ne les pas voir? Oui, ces faits doivent exister, ils existent. Cherchez-les, s'il vous les faut absolument pour vaincre votre incrédulité. Quant à moi, je n'en ai pas besoin; le raisonnement, l'induction, l'analogie et le bon sens suffisent à m'en démontrer la réalité. En vérité, je commence à comprendre que, dans un moment d'orgueil scientifique qui lui était bien permis, un grand philosophe allemand, Kant, ait pu s'écrier : *Les faits! je les méprise!* Ce n'était de sa part qu'une exagération relative. Sa puissante raison se révoltait contre l'autocratie insolente de l'observation, autocratie intronisée dans la science à titre despotique par Bacon: elle revendiquait par un insultant défi les droits méconnus de l'intelligence.

« Transportez donc la discussion sur le terrain de la science, si vous voulez me convaincre que je suis dans l'erreur. Contestez-moi l'existence du miasme du choléra, sa nature énergiquement toxique, son introduction dans le corps de l'homme, sa circulation avec le sang, l'imprégnation par lui de toutes les excrétions et sécrétions des malades, son expulsion *en partie* par les voies éliminatrices, sa présence dans l'air qui entoure les malades, la possibilité qu'il soit respiré par les assistants et reproduise chez eux la maladie, et sa grande analogie avec les miasmes du typhus et de la peste. Prouvez-moi que tout cela est faux, et je me rendrai. Mais, pour Dieu! sortons un instant de l'ornière, encore mal tracée, des faits incomplétement observés, et par conséquent contestables, puisque aussi bien elle ne peut pas nous conduire au but, et que nous pouvons l'atteindre par un autre chemin. Les faits, a dit Voltaire, sont souvent comme un pot à plusieurs anses; chacun tire sur l'anse qu'il a saisie, le pot casse, et l'on finit par se jeter les tessons à la tête.»

Le choléra-morbus a donc, c'est bien entendu, deux modes de propagation: l'influence épidémique et la contagion. L'influence épidémique est de beaucoup le mode de propagation le plus commun; la contagion est rare, mais elle n'en existe pas moins.

On a fait grand bruit des dangers que feraient courir aux populations la preuve, la certitude, la démonstration de la transmission du choléra par voie de contagion. Ces craintes doivent peu toucher les médecins, parce que la vérité ne peut jamais être dangereuse, et que l'erreur a toujours de graves inconvénients.

L'idée de la contagion du choléra répandue dans le public peut faire naître des entraves pour le commerce, peut conduire certains hommes sans cœur à l'abandon des malades; cela s'est malheureusement vu. Mais la conviction contraire a pour effet de faire négliger une foule de précautions salutaires dont on n'entrevoit pas l'utilité, dont on ne comprend pas l'importance. On ne pense pas à donner aux cholériques le plus d'espace possible; on oublie de renouveler, de désinfecter l'air qu'ils respirent; on ne recommande pas d'enlever promptement d'auprès d'eux les vases contenant les matières de leurs déjections et de leurs vomissements. On ne conseille pas aux personnes qui leur prodiguent des soins, d'éviter autant que possible de respirer l'odeur de ces matières; on ne les engage pas à séjourner très-peu de temps auprès des malades, à se promener souvent au grand air, à fumer si elles en ont l'habitude; et on laisse ainsi dans une sécurité funeste des mères, des enfants, que l'influence épidémique aurait peut-être épargnés, exposés sans précautions, sans défense, à toutes les chances de la contagion, dont elles vont sans doute devenir les victimes.

Avouons donc franchement, dit M. Roche, que le choléra peut devenir contagieux dans certaines circonstances heureusement assez rares, et qu'à l'aide de quelques précautions on peut se mettre à l'abri de la contagion. Disons qu'au contraire, l'influence épidémique plane incessamment sur toutes les têtes, menace tout le monde de ses atteintes, et que personne ne peut s'en garantir. Ajoutons que le délaissement des malades est tout à la fois un crime et une lâcheté, et que la lâcheté prédispose puissamment à contracter la maladie. Faisons comprendre, enfin, à tous ceux qui seraient tentés de se rendre coupables de cet abandon, qu'à leur tour il pourra leur arriver d'être abandonnés sans secours, si le choléra vient à les atteindre, et qu'ils n'auront pas le droit de s'en plaindre.

CHAPITRE VI.

ANATOMIE PATHOLOGIQUE.

Nous suivrons, dans l'exposé et dans l'étude des lésions anatomiques observées sur les cadavres des cholériques, le même ordre que celui que nous avons suivi lorsque nous avons traité des phénomènes observés pendant la vie, et nous interrogerons successivement les différents appareils d'organes.

Habitude extérieure. — Quand on a vu la physionomie d'un cholérique à ses derniers moments, et qu'on n'a point oublié que le choléra *cadavérise* en quelque sorte les malheureux qui en sont atteints, on comprend sans peine comment l'aspect des cadavres offre si peu de différence avec celui des vivants. En effet, si la mort arrive dans la période algide, la surface du corps garde une coloration bleuâtre qui est surtout très-prononcée aux endroits où existait la cyanose. L'amaigrissement de la face, la lividité des lèvres, l'amincissement du nez, la pulvérulence des narines, l'aspect tout particulier des yeux qui sont enfoncés dans les arcades orbitaires, la saillie des pommettes, etc., sont des traits caractéristiques de nature à faire reconnaître le cadavre d'un cholérique.

Chez les sujets qui succombent dans la période de réaction, la congestion veineuse n'est plus aussi marquée : aussi les cadavres ne présentent-ils plus cette teinte livide, violette, bleue, que nous venons de mentionner. Elle n'a cependant pas toujours disparu complétement, surtout quand le malade a succombé dans le coma.

Élévation de la température des cadavres. — Dans les premiers moments qui suivent la mort des cholériques, on constate une augmentation de température, non-seulement apparente et appréciable par le toucher, mais encore réelle et susceptible d'être déterminée par le thermomètre. Ce fait n'a point du reste échappé aux infirmiers et aux personnes attachées au service des malades et complétement étrangères à la science médicale.

Les expériences faites par MM. Briquet et Mignot [1], dans le but de s'assurer de cette augmentation de température, ont eu pour résultat de démontrer que cet accroissement n'a jamais dépassé un degré dans le creux de l'aisselle, tandis que dans le pli de l'aine il était plus considérable.

Ces observateurs ont voulu expérimenter si cette déperdition de calorique se fait plus ou moins rapidement sur les cadavres des sujets emportés par le choléra, que sur ceux des individus qui ont succombé à d'autres affections ; et d'un petit nombre d'épreuves qu'ils ont tentées, ils en sont arrivés à présumer que l'accroissement de température consécutif à la mort, qui est constaté par l'application du thermomètre sur le cadavre d'un cholérique, peut être également constaté lorsqu'on applique l'instrument sur le cadavre de malades d'un autre genre; et qu'ainsi le fait qui avait d'abord surpris par sa singularité et paru spécial au choléra, pourrait bien n'être qu'un fait assez commun.

Nous avons toujours observé, contrairement à l'opinion de MM. Gaimard et Gérardin, que cette chaleur se dissipe avec une certaine lenteur.

Rigidité cadavérique. — La rigidité cadavérique se produit très-rapidement : on l'a notée quelque-

[1] *Loc. cit.*, p. 388.

fois trente à quarante minutes après la mort, et très-souvent avant que les deux premières heures consécutives au décès fussent écoulées. Elle a presque toujours lieu avant la diminution de la chaleur, qui persiste si longtemps chez les cadavres des cholériques. On ne saurait dire si cette rigidité qui est si prompte à se manifester, est aussi prompte à disparaître; toujours est-il que dans des autopsies pratiquées vingt-quatre et même quarante-huit heures après la mort, elle persistait encore.

Selon M. Raikem [1], cette roideur durait quelques jours même, alors que la putréfaction avait commencé à s'emparer des parois antérieures de l'abdomen. En outre, elle était accompagnée de dureté et de saillies musculaires très-prononcées, de l'extension du pied et d'une contraction forcée des doigts de la main sur le pouce, contraction qui était telle, qu'il fallait employer un grand effort pour la vaincre, et qu'elle se reproduisait aussitôt qu'on cessait d'opérer l'extension.

Contractions musculaires. — Parmi les phénomènes les plus singuliers que présente le choléra asiatique, il en est un qui a été noté par quelques auteurs, et qui consiste dans la contraction des muscles volontaires, survenant un quart d'heure, une demi-heure, plus longtemps même après la

[1] Acad. de Méd. de Belgique, séance du 2 avril 1849.

cessation de la respiration et la disparition de tous les signes de la vie.

Ces phénomènes bizarres ont été signalés par quelques-uns des médecins qui ont pratiqué dans l'Inde. M. Marshall, médecin au Bengale, a aussi observé deux cas où les convulsions se sont montrées sur des cadavres récemment morts. L'un des corps était déposé déjà dans la salle mortuaire. Dans les deux cas, la tête éprouva un tremblement, les orteils s'étendirent lentement, puis se fléchirent; les extrémités inférieures prirent un mouvement de rotation autour du bassin. Les bras exécutèrent des mouvements de pronation et de supination; les doigts s'étendirent et se fléchirent.

On trouve dans l'ouvrage d'Elliotson, publié en 1842, des observations curieuses qui se rapportent à ces contractions. Ce médecin rapporte le fait d'un Cafre, mort après vingt heures de maladie, et chez lequel, quinze minutes après qu'il eut expiré, il vit les doigts de la main gauche s'agiter, puis les muscles de la face interne du bras gauche entrer en contraction convulsive, et les mêmes mouvements se propager lentement jusqu'aux muscles pectoraux. Les muscles du mollet entraient aussi en contraction; leurs fibres se dessinaient sous la peau, sous forme de saillies tremblotantes. Les muscles de la face et de la mâchoire inférieure furent ensuite affectés de la même manière. Enfin les mouvements se propagèrent au bras droit et au muscle pectoral correspondant. Ces mouvements augmentèrent en étendue et en activité pendant dix minutes ; après quoi ils s'affaiblirent graduellement et disparurent après vingt minutes de durée. De même chez un Malais, mort depuis un quart d'heure, ce médecin vit les orteils se mouvoir dans des directions variées, et les pieds se rapprocher l'un de l'autre. Les contractions musculaires se propagèrent rapidement en se prolongeant le long de la face interne des jambes et des cuisses. Celles-ci se rapprochèrent lentement l'une de l'autre, puis s'écartèrent de nouveau. Cinq minutes après, les extrémités supérieures furent agitées de contractions semblables : les doigts s'étendaient et se fléchissaient convulsivement ; la main était portée, d'une manière lente, alternativement dans la pronation et dans la supination. Les contractions convulsives s'étendirent le long des extrémités supérieures, jusque dans les muscles grands pectoraux et dans le bord supérieur du muscle grand dorsal. Les muscles de la face entrèrent à leur tour en action : la tête fut agitée de secousses. Tous ces phénomènes durèrent environ une demi-heure.

Les faits rapportés par M. Barlow, médecin de

l'hôpital de Westminster, ne sont pas moins curieux et moins extraordinaires que ceux que nous venons de citer d'après Elliotson. Un homme jeune, fort et robuste, atteint très-gravement du choléra, fut apporté récemment à cet hôpital. Il ne tarda pas à succomber après avoir éprouvé les crampes les plus fortes et les plus douloureuses. Il avait cessé de respirer depuis deux minutes, lorsque M. Barlow, qui était près de son lit, vit son corps agité de contractions musculaires, qui devenaient de plus en plus nombreuses. Les extrémités inférieures furent agitées les premières. Le cou urier, le droit antérieur, les vastes interne et externe, ainsi que les autres muscles de la cuisse, entraient dans de violentes contractions spasmodiques, et se dessinaient sous la peau. Les membres étaient alternativement entraînés dans les sens les plus divers. Les orteils étaient fléchis violemment. Les mouvements cessaient et reparaissaient; ils étaient aussi très-variables: tantôt un seul muscle était contracté; tantôt plusieurs entraient en contraction à la fois. Au bras, le deltoïde et le biceps étaient principalement le siége des contractions. Parfois l'avant-bras était entièrement fléchi sur le bras; si on l'étendait, il reprenait immédiatement sa situation. Les doigts et le pouce se contractaient; ce dernier parfois séparément. Les fibres des muscles pectoraux étaient souvent et isolément en action ; leurs faisceaux se dessinaient alternativement sous la peau. Après avoir suivi ces phénomènes pendant quelques instants, M. Barlow s'était éloigné du lit de ce malheureux, après avoir fait remarquer aux personnes qui l'entouraient, que les muscles de la face étaient restés en dehors de ces contractions, lorsque l'infirmier qui le gardait accourut tout effrayé, annoncer que cet homme était encore vivant. La face avait été agitée de contractions convulsives, qui avaient entraîné des mouvements de la mâchoire inférieure, et qui auraient pu faire croire à des personnes inexpérimentées que la mort n'était pas encore complète.

Dans un autre cas, chez un homme de trente-cinq ans, atteint du choléra dans la convalescence d'un rhumatisme articulaire aigu, et mort après quatorze heures de maladie, au milieu de crampes horribles par leur violence et par les douleurs qu'elles occasionnaient, M. Barlow examina le corps, dix minutes après la mort; tous les muscles étaient dans le repos le plus complet. Cinq minutes après, nouvelles recherches : les muscles extenseurs de la jambe droite commençaient à se contracter. Bientôt la contraction fut extrême : les muscles droit, vastes interne et externe et tibial antérieur, semblaient le plus fortement contractés. Quelquefois les muscles de la cuisse se dessinaient comme on les voit dans certaines statues où le système musculaire est exagéré. Le membre était entraîné tantôt en dehors, tantôt en dedans, les orteils alternativement fléchis et étendus. Six minutes après le commencement de ces mouvements, des contractions semblables se produisaient dans le membre du côté opposé, mais sans être aussi violentes. Ces phénomènes duraient depuis un quart d'heure, lorsqu'on put apercevoir dans le membre supérieur droit des mouvements de pronation et de supination, de flexion et d'extension des doigts, des mouvements isolés du pouce, de l'index, de quelques-uns des muscles du bras ou de l'avant-bras, ou d'une portion seulement de ces muscles. Une demi-heure s'était écoulée depuis l'apparition des premières contractions, lorsque le grand pectoral du côté droit entra en action. Bientôt après, le bras gauche fut pris à son tour. Les doigts s'étendaient et se fléchissaient alternativement; et lorsqu'on plaçait une montre dans la main du cadavre, au moment de l'extension des doigts, lorsque les fléchisseurs entraient en action, il semblait que la main s'en saisît. Une heure et quart après, ce phénomène n'avait pas encore cessé. Le deltoïde et les autres muscles que nous venons de mentionner persistaient encore dans leurs mouvements.

Depuis cette époque, M. Barlow a fait surveiller les corps d'un très-grand nombre de cholériques, et dans un seul cas on a noté des mouvements aussi étendus que dans le précédent. Chez cet individu les contractions de la face étaient si horribles qu'un malade convalescent demanda immédiatement à quitter l'hôpital, ne se trouvant pas en sûreté *près d'un mort qui remuait.* Dans d'autres cas on a noté seulement quelques tremblements fibrillaires partiels des muscles; et c'est là probablement la forme la plus commune de la maladie. Dans deux cas tout s'est borné à des mouvements dans les jambes; elles étaient si violemment fléchies, qu'on eut peine à les étendre. D'autres fois ce furent des contractions de la face ou des mouvements de la mâchoire. Enfin, dans un cas, M. Gull a observé quelque chose de bien singulier : il a vu, dix minutes après la mort, les yeux entrer dans un stabisme divergent.

En France, en Pologne, en Belgique, en Russie, des faits de même nature ont été observés par MM. Sandras, Foy, Bouillaud, Raikem, Sokotow, etc. Dans une des séances de la Société de Biologie, qui a eu lieu au mois d'avril 1849, M. Brown-Sequart a dit avoir remarqué sur des hommes morts du choléra un tremblement analogue à celui qu'on rencontre chez les animaux tués subitement. Il a noté en outre des mouvements de totalité de l'avant-bras très-intenses, une heure après la mort, et qui se manifestaient encore trois heures après la cessation des battements du cœur. La durée de ces mouvements serait en rapport, d'après M. Brown-Sequart, avec la rapidité de la maladie et le degré d'abaissement de la température avant la mort.

Malgré tout ce qui a été publié sur ce curieux phénomène du choléra, il reste encore bien des questions importantes à résoudre. Ces contractions s'observent-elles de préférence chez les personnes fortes et robustes? Affectent-elles plus particulièrement les muscles qui ont été le siége des crampes pendant la vie? A quelle époque se montrent-elles le plus souvent? Quelle est la période la plus longue connue entre la mort et le développement de ces contractions? Quelle est leur plus longue durée? Peut-on, comme l'a dit Elliotson, les exciter et les augmenter? etc., etc. Telles sont quelques-unes des questions que de nouvelles recherches pourront seules résoudre.

Putréfaction. — Des opinions contradictoires ont été émises relativement à la promptitude avec laquelle la putréfaction s'empare des cadavres des cholériques. Cependant des observateurs attentifs ont pu se convaincre que la putréfaction est généralement lente à se développer, et n'arrive souvent qu'au bout de quatre ou cinq jours ; que l'abdomen reste longtemps avant d'acquérir cette teinte verdâtre qui se fait remarquer promptement dans les cadavres ordinaires, et qu'il ne se distend même pas plusieurs jours après la mort. En pourrait-il être autrement, puisque les tissus ont été privés par des évacuations immodérées de la plus grande partie de leur sérosité, que les intestins, au lieu de matières stercorales, sont remplis par un liquide aqueux presque inodore? Aussi n'observe-t-on jamais dans ces autopsies de ces odeurs repoussantes qui affectent si désagréablement l'odorat dans la plupart de toutes les nécropsies d'individus ayant succombé à des maladies autres que le choléra.

Appareil digestif. Bouche. — La muqueuse buccale offre une teinte bleuâtre très-prononcée. M. Bégin [1] a, le premier, fait remarquer que les dents présentent quelquefois une couleur violacée qui non-seulement occupe leur surface, mais encore pénètre dans l'intérieur du tissu dentaire. Cette coloration est tellement foncée que les garçons d'amphithéâtre se plaignent de ne pouvoir tirer partie de ces dents, comme dents artificielles.

Langue. — Les follicules de la base de la

[1] Acad. des Sciences, séance du 11 juin 1849.

langue sont ordinairement, dans le choléra, le siége d'un gonflement très-prononcé. Ordinairement grisâtres, du volume d'un grain de chènevis, ils forment une saillie arrondie et perforée à son centre. Par la pression on fait sortir de leur orifice une matière tantôt entièrement liquide et opaline, tantôt blanchâtre semi-consistante, qui s'enroule en spirale.

Pharynx. — La muqueuse y présente des follicules isolés ou agglomérés, et formant de petites plaques anguleuses, légèrement saillantes de deux à quatre millimètres de diamètre.

OEsophage. — La membrane muqueuse de l'œsophage, d'une teinte lilas, est quelquefois recouverte d'une exsudation jaunâtre, crémeuse, analogue aux flocons qui se trouvent dans les matières des selles et des vomissements. Sous cette couche de mucus existent assez souvent des granulations blanches très-marquées, surtout vers l'orifice cardiaque. Il y a quelquefois des ecchymoses à la partie postérieure de ce conduit.

MM. Corbin et Gillon [1], dans les autopsies qu'ils ont pratiquées au Baron (hôpital spécial des cholériques à Orléans), ont constamment trouvé une pseudo-membrane caséeuse, blanche, dans l'œsophage : en taches isolées, si la mort a

[1] *Gaz. méd. de Paris*, 1849, p. 526.

été prompte; en bandes longitudinales si la maladie date de trois ou quatre jours; en couche continue de haut en bas, si la maladie est plus ancienne.

Péritoine. — Dès qu'on a incisé la paroi de l'abdomen, le péritoine s'offre à l'œil de l'anatomiste avec des caractères particuliers : il est luisant, poisseux, adhérent aux doigts. Quand on cherche à séparer les circonvolutions intestinales, on voit qu'elles sont unies entre elles au moyen de filaments blanchâtres, très-longs, en tout semblables, dit M. Rochoux, à ceux d'une toile d'araignée.

La surface extérieure du tube digestif est d'un rouge brun et parsemée d'une foule innombrable de veines gorgées d'un sang noir.

Estomac. — Il conserve habituellement son volume normal; cependant on l'a vu quelquefois distendu outre mesure par des gaz, et dans d'autres circonstances on a noté qu'il était réduit au calibre d'un intestin. La membrane muqueuse est presque toujours injectée et présente au grand cul-de-sac, une couleur noirâtre, parfois ecchymotique. L'estomac contient un liquide jaune, blanc ou rouge; il est quelquefois crémeux et adhère plus ou moins intimement à la muqueuse. Il y a à l'orifice pylorique des plis nombreux formés par les tuniques de l'estomac. La muqueuse s'enlève assez facilement lorsqu'on la râcle avec un scalpel, surtout au niveau des ecchymoses. On rencontre encore assez souvent sur la membrane muqueuse de l'estomac de petits corps ovalaires, friables et blanchâtres, du volume d'un grain de millet, siégeant spécialement au pourtour des orifices, ou le long de la petite courbure.

Lorsque, après la mort, M. Burguières[1] a examiné les liquides renfermés dans l'estomac, il leur a trouvé une réaction alcaline, bien qu'il y eût quelquefois au milieu de ces liquides des débris de matières alimentaires. La membrane muqueuse stomacale elle-même, au lieu de la réaction acide normale, a présenté une réaction *franchement alcaline* chez les sujets qui avaient succombé au choléra.

En examinant le tube digestif des sujets qui sont arrivés à la période æstueuse, on voit que l'estomac est souvent contracté sur lui-même, presque vide; qu'il contient ou des mucosités ou un peu de bile. La muqueuse est plissée et offre des traces évidentes de congestion.

Intestins. — Les voies intestinales sont distendues par une matière particulière à laquelle on a donné le nom de *liquide cholérique.* Ce liquide est blanchâtre, caillebotté, ressemblant tantôt à du

[1] *Loc. cit.*, p. 77.

petit lait non clarifié, tantôt à une décoction de riz, tantôt enfin à une bouillie dans laquelle on aurait mis des jaunes d'œufs. Ce liquide, dit M. Bouillaud, exhale en général une odeur fade, un peu nauséabonde, analogue à celle des chlorures alcalins.

Parfois le liquide intestinal est rose, briqueté, lie de vin, ou chocolat; coloration qui dépend de la plus ou moins grande quantité de sang qui concourt à le former. Il est d'une consistance plus ou moins épaisse, quelquefois sale, boueux et exhalant une odeur très-fétide. Souvent ces deux espèces de liquides existent sur le même sujet : alors le liquide blanchâtre occupe la partie supérieure du tube intestinal, tandis que le liquide lie de vin ou brun se trouve à la partie inférieure.

On trouve au-dessous de ce liquide et adhérente à la muqueuse, une couche plus ou moins épaisse d'une matière blanche ou d'un blanc grisâtre, quelquefois jaunâtre, crémeuse. Elle n'exhale aucune odeur, et s'enlève facilement par le grattage ou par l'action d'un filet d'eau. M. Contour, qui, par sa position, a pu pratiquer à Moscou, durant la dernière épidémie (1848), un grand nombre d'autopsies, a confirmé ce fait.

Les liquides qui occupent le gros intestin, ont la plus grande analogie avec ceux que nous venons de décrire et qui se trouvent dans l'intestin grêle :

seulement, le liquide blanchâtre est un peu plus épais, un peu plus trouble que celui du petit intestin; le liquide rougeâtre, sanguinolent, est d'une fétidité horrible.

Des ascarides lombricoïdes occupent quelquefois l'intestin. Dans le choléra qui a sévi à Naples en 1836, on a trouvé des vers tricocéphales dans le cœcum [1]; M. Rayer en avait également rencontré à Paris en 1832 [2].

On s'est nécessairement livré à l'analyse chimique des liquides trouvés dans le tube digestif des cholériques. M. Lecanu [3], M. Lassaigne [4], ont démontré que le liquide était fortement alcalin, qu'il contenait une assez grande proportion d'albumine; en un mot, qu'il renfermait les principaux éléments du sérum du sang.

M. Burguières [5] est arrivé aux mêmes résultats, et a constaté que les différentes parties de la muqueuse intestinale ont donné également une réaction alcaline.

M. le docteur Gairdner [6] a observé que les liquides renfermés dans l'intestin avaient à peu près l'aspect ordinaire des évacuations cholériques;

[1] *Vulpes sul chol. asiat. observ. in Napoli*, p. 31, 2e édit., 1836.
[2] *Loc. cit.*, p. 535.
[3] *Dissert. inaug.*, p. 108.
[4] Magendie, *loc. cit.*, p. 87.
[5] *Loc. cit.*, p. 77.
[6] *Loc. cit.*

ils étaient cependant un peu plus jaunâtres, et souvent le mélange du sang ou de la bile leur donnait des colorations variées entre l'orangé et le vert. L'examen microscopique faisait découvrir constamment dans ces liquides une immense quantité d'épithélium complet, quelquefois en masses cohérentes, et conservant encore l'impression des villosités et des follicules qu'il tapissait. Cette présence de l'épithélium a été donnée comme un des caractères spéciaux du choléra; mais en réalité, selon M. Gairdner, il n'y a rien dans ce fait que ce qui arrive pour toute membrane muqueuse qui a été soumise à la macération par des liquides abondants : la preuve, c'est qu'une macération artificielle détermine exactement les mêmes effets.

L'analyse des liquides trouvés dans le tube digestif, a fourni à M. le professeur Chardienko [1] de la matière graisseuse, de la margarine, de l'oléine, de la butyrine, de l'acide cholique, solubles dans l'alcool, insolubles dans l'éther; de la *matière extractive des muscles;* des lactates d'ammoniaque, de soude et d'*urée;* de l'acide oléique combiné avec de l'ammoniaque; du chlorure de sodium; des sulfates de potasse et de soude, de chaux et ammoniaco-magnésiens; de

[1] *Loc. cit.*

l'*albumine*, du mucus ; le principe colorant de la bile et du sang, et des traces de fer.

La membrane muqueuse de l'intestin a, dans les diverses parties de son étendue, une coloration correspondant à celle des liquides contenus dans cet organe : cette coloration varie depuis la teinte rose, hortensia, lilas, jusqu'à la teinte rouge, brune, lie de vin ou noirâtre.

Le duodénum offre presque toujours des exemples de la rougeur vive, artérielle, rutilante, avec injection pointillée et capilliforme des plus ténues.

Le jéjunum et l'iléon présentent, en général, la couleur hortensia.

Le cœcum, le commencement du colon et le rectum sont presque constamment de couleur brune ou lie de vin.

Les diverses colorations que nous venons d'énumérer, et que M. Bouillaud [1] a regardées comme étant propres à la muqueuse elle-même, dépendent tout simplement de l'injection des vaisseaux qui rampent entre les tuniques de l'intestin. M. Magendie , dans ses leçons au Collége de France, a souvent démontré qu'en poussant une injection aqueuse après la mort dans les artères

[1] *Loc. cit.*, p. 287.
[2] *Loc. cit.*, p. 82 et 94.

intestinales, le fluide qui traversait le système capillaire sous-muqueux, entraînait avec promptitude et facilité la matière colorante du sang et le sang lui-même; de sorte que l'intestin devenait aussi net et aussi blanc que s'il n'avait pas été rempli de sang antérieurement. M. le docteur Contour, de concert avec M. le professeur Siewruck, de Moscou, a répété les expériences de M. Magendie, et a obtenu les mêmes résultats que ce physiologiste distingué.

La consistance et l'épaisseur de la membrane muqueuse gastro-intestinale ne sont presque jamais altérées; cependant on a quelquefois rencontré cette membrane ramollie, épaissie, amincie dans des points plus ou moins étendus. L'estomac et le gros intestin sont les portions du tube digestif où se trouvent le plus souvent ces lésions.

Les valvules conniventes sont plus développées que de coutume; les villosités sont elles-mêmes notablement hypertrophiées. M. Rayer [1] a noté dans l'intestin jéjunum une apparence veloutée, produite par une infinité de petits points et de lamelles convolutées d'un blanc mat, qui pouvaient être couchées en différents sens par l'action du doigt. Cette apparence devenait de moins en moins évidente à mesure qu'on descendait vers le cœcum. Dans l'iléon elle se montrait, en général,

[1] *Archives gén. de méd.*, t. XXVIII, p. 532.

sous la forme de points que le doigt ne dérangeait pas.

Une altération que nous avons plusieurs fois constatée, et que quelques auteurs ont également observée en 1832 et en 1849, mérite de trouver place ici : cette altération consiste en plaques ecchymotiques. Ces plaques, qui ne sont pas notablement saillantes, dont le plus souvent la couleur varie du rose clair au rouge le plus foncé, qui d'autres fois sont verdâtres ou de couleur cendrée, présentent, dans quelques cas rares, de petites élévations dues à une exsudation dans le tissu cellulaire sous-muqueux, d'un liquide crémeux dans lequel on ne découvre, au microscope, qu'un grand nombre de noyaux sur lesquels l'acide acétique n'a aucune action. Dans d'autres cas, on aperçoit à la surface de quelques points de l'intestin grêle, enflammé, une exsudation qui offre presque, selon M. Gairdner, l'aspect d'une lymphe plastique jaunâtre.

Ces ecchymoses coïncident habituellement avec la présence de liquides cholériques teints de sang, dans lesquels le microscope fait reconnaître des globules sanguins.

Une autre altération plus importante que la précédente, et qui a été constatée par tous ceux qui ont fait des ouvertures de cholériques, c'est la production de corpuscules plus ou moins apparents que l'on rencontre dans l'œsophage, dans l'estomac, dans le duodénum, dans le jéjunum, et surtout dans l'iléon, le cœcum et le colon. Ces corpuscules, auxquels MM. Serres et Nonat [1] ont donné le nom de *psorentérie*, se montrent d'autant plus gros et d'autant plus nombreux qu'on se rapproche davantage de la valvule iléo-cœcale. Leur développement paraît être aussi en rapport avec la durée de la maladie. Si la mort est arrivée très-promptement, les follicules sont plus gros que si elle s'est fait attendre un peu plus. C'est ainsi que chez les individus qui succombent en quelques heures, l'éruption près de la valvule iléo-cœcale est tellement confluente, que les follicules, du volume d'un grain de coriandre et opaques, se touchent et donnent à la muqueuse un aspect tout particulier. Chez ceux, au contraire, qui succombent au bout de quelques jours, les follicules sont bien moins marqués. Dans le gros intestin, les follicules ont à peu près le volume d'un grain de millet, et forment seulement une légère saillie.

Quelques observateurs, et entre autres MM. Velpeau, Rochoux, Gairdner, Bouchut, prétendent que la psorentérie n'est point une lésion constante dans le choléra, si bien qu'il y a des cas de choléra

[1] *Gaz. méd. de Paris*, 1832, p. 206.

sans psorentérie, et de la psorentérie dans des affections tout autres que le choléra, telles que la méningite cérébro-rachidienne, l'entérite, la scarlatine, etc., etc. Ces assertions sont parfaitement exactes, et M. Scoutetten a démontré, d'après des expériences communiquées à l'Académie, qu'on pouvait faire naître à volonté cette éruption. Mais il faut reconnaître que si l'on rencontre la psorentérie dans d'autres affections que le choléra, ce n'est que dans cette maladie qu'elle a lieu dans de telles proportions : aussi dirons-nous que le volume, la confluence et la coloration de cette éruption la rendent caractéristique du choléra.

Les plaques de Peyer n'ont presque jamais présenté de véritable altération. Se dessinant par leur couleur grisâtre sur le fond brun de l'intestin, elles conservent leur consistance, et présentent bien rarement une très-légère saillie qui est sans importance.

Lorsque les sujets ont succombé dans la période de réaction, on voit que le tube intestinal n'est plus distendu par le liquide cholérique ; on trouve alors dans l'intestin une matière jaunâtre, brunâtre, en quantité plus ou moins grande, et des gaz ayant déjà l'odeur des matières fécales. Le duodénum offre une couleur violacée et contient très-souvent de la bile. Les corpuscules nombreux qui existaient à la surface intestinale dans la première période, ne sont plus aussi saillants, tandis que les plaques de Peyer présentent chez un grand nombre de cadavres une tuméfaction assez prononcée. La muqueuse est souvent le siége d'une injection rougeâtre assez manifeste ; cette rougeur peut être pointillée, striée, disposée en arborisations plus ou moins serrées, par bandes plus ou moins étendues. Elle disparaît en totalité sous l'influence des lavages. Les villosités semblent épaissies ; il est facile de les séparer de la membrane sur laquelle elles reposent.

Quand la mort arrive au début de la réaction, et même dans les cas où cette période a commencé, mais n'a pu s'établir, on rencontre les désordres propres à la période algide du choléra.

Ganglions mésentériques. — Nous n'avons jamais rien observé dans ces ganglions qui méritât d'être mentionné particulièrement. Un peu plus volumineux que de coutume, d'une couleur qui variait du rose au rouge foncé, ils n'ont point offert d'altération dans leur consistance ni dans leur structure.

Foie. — La consistance du foie nous a toujours semblé normale ; son volume ne nous a pas paru augmenté. M. le docteur Wahu a remarqué que la face convexe de cet organe présentait une couleur bronzée, tandis que la face concave offrait une teinte noire-verdâtre. Les surfaces des différentes coupes du tissu étaient ordinairement d'un jaune rougeâtre. La pression faisait écouler des gros vaisseaux un sang foncé, presque toujours demi-liquide.

M. le docteur Bouchut s'est assuré que sur un grand nombre de sujets le sucre normal du foie avait disparu, ce dont il a acquis la preuve en traitant la décoction d'un fragment de cet organe par le tartrate de potasse cuivrique, sans obtenir la réduction de l'oxyde de cuivre. Ce fait a coïncidé avec l'existence de vomissements bilieux remplis de matière sucrée, qui opéraient la réduction de l'oxyde de cuivre lorsqu'on traitait ce mélange par la chaleur.

Chez ceux qui ont succombé dans la période de réaction, on a quelquefois rencontré des noyaux apoplectiques d'un centimètre d'étendue; ils étaient d'un rouge brun et situés à la surface du foie, dans l'épaisseur duquel ils pénétraient. Le tissu hépatique, devenu friable en ce point, disparaissait sous la plus légère pression, et laissait à nu une vacuole arrondie à parois tomenteuses.

Dans un certain nombre de cas on a trouvé sur les faces du foie des arborisations très-marquées, que l'on voyait encore en pénétrant dans le tissu hépatique.

Vésicule biliaire. — La vésicule contient ordinairement un liquide abondant, noirâtre, épais, gluant, qui a tous les caractères de la bile. C'est par exception que Jannichen, Annesley, MM. Raikem et Contour, ont vu les parois de cette vésicule opaques, blanchâtres, épaisses, parsemées de ramifications vasculaires très-développées, et contenant une grande quantité de liquide clair, limpide, tenant en suspension des mucosités. La membrane interne de la vésicule est généralement colorée en brun. Les vaisseaux biliaires sont souvent contractés, et M. le professeur Coze, de Strasbourg [1], a trouvé le canal cholédoque fortement resserré à son orifice duodénal et empêchant le passage de la bile. Quant à l'analyse de ce liquide, M. le professeur Chardienko y a constaté la présence des substances suivantes : graisse, margarine, oléine, butyrine, acide cholique insoluble dans l'éther et dans l'eau, acides lactique et cholique combinés avec la soude, lactate d'ammoniaque, cholestérine; principes colorants de la bile (biliphéine); *urée*, chlorure de sodium et de potassium, sulfate de potasse, phosphate de soude et de chaux, mucus. La bile présente une composition qui diffère de l'état normal; le principe colorant est sinon altéré, du moins en plus petite quantité, puisque l'acide nitrique ne donne qu'une très-faible réaction; c'est l'acide lactique qui, se combinant avec une portion de la soude,

[1] Acad. des Sciences, séance du 8 oct. 1849.

précipite l'acide cholique de sa combinaison avec cette substance.

Pancréas. — Il n'a point offert de lésions dignes d'être signalées.

Rate. — La plupart des auteurs qui ont donné une description des ouvertures cadavériques pratiquées pendant l'épidémie de 1832, ont relaté que la rate était petite, dure, et semblait réduite au tissu fibreux qui lui sert d'enveloppe. Dans les autopsies qui ont été faites pendant l'épidémie de 1849, la rate était congestionnée, ramollie; son volume était normal. Dans certains cas elle était hypertrophiée, et contenait dans l'épaisseur de son tissu des noyaux apoplectiques du volume d'une noisette.

Organes genito-urinaires. — *Reins.* — Ils sont assez souvent sains et peu injectés; leur volume est normal, leur consistance est ordinaire. Chez quelques sujets, et surtout chez ceux qui ont succombé dans l'état comateux ou typhoïde, on observe que ces organes sont congestionnés: les calices et les bassinets sont fortement injectés, rarement ils sont ecchymosés. La substance tubuleuse et mamelonnée, d'un rouge brun, presque noirâtre, laisse échapper à l'extrémité des cônes, et dans presque tous les cas, une matière jaunâtre ou blanchâtre, muqueuse, quelquefois comme purulente.

Dans un certain nombre d'autopsies on a pu noter une décoloration très-marquée de la substance corticale avec ramollissement faible, et adhérence à la membrane fibreuse d'enveloppe. Dans d'autres circonstances, en coupant la substance corticale par tranches parallèles à la surface, il se présente un piqueté à gros grains très-abondant, d'où l'on fait suinter du sang noir par la pression. Les coupes perpendiculaires sont parcourues du dedans au dehors par de grosses lignes vasculaires parallèles et rapprochées l'une de l'autre, striées elles-mêmes transversalement. Entre la substance corticale et la substance tubuleuse, des bouches vasculaires abondantes fournissent un sang noir, épais.

Les uretères sont fortement resserrés et quelquefois tapissés par le liquide crémeux que nous avons signalé dans les mamelons.

Vessie. — Chez les sujets qui ont succombé dans la période algide, la vessie est très-rétractée; elle ne contient pas d'urine, mais une sorte de mucus en tout semblable à celui que nous venons de décrire. Les parois de cet organe semblent hypertrophiées ; dans un cas nous les avons trouvées sensiblement ramollies. La membrane muqueuse est parfaitement blanche et parsemée de rides très-nombreuses. M. le docteur Burguières a examiné les quelques gouttes d'urine qu'il a parfois trouvées dans la vessie, et il a reconnu qu'elle avait l'acidité normale; le mucus était neutre.

La vessie des sujets morts dans la seconde période du choléra est quelquefois distendue par de l'urine. Ce liquide ne diffère pas pour les qualités, de celui que l'on rencontre dans cet organe en état de santé. Il n'y a plus dans les organes de la sécrétion urinaire la moindre trace de la matière crémeuse dont nous avons parlé précédemment.

Utérus. — Quelques taches violacées, disposées irrégulièrement, se montrent souvent à l'extérieur de l'utérus et de ses dépendances. Les trompes de Fallope sont quelquefois fortement gorgées de sang. La section des ovaires a présenté deux fois à M. Rayer une petite cavité remplie d'un caillot de sang.

Les organes de la génération chez l'homme ne nous ont rien offert de particulier. Dans certains cas, nous avons vu dans le canal de l'urèthre une couche de matière blanchâtre, analogue à celle qu'on trouve dans la vessie.

Appareil respiratoire. — Larynx, trachée, bronches. — Le larynx est ordinairement pâle; il présente des follicules aplatis, et dont le siége varie: ainsi on les trouve tantôt au-dessus, tantôt au-dessous des cordes vocales; quelquefois ils existent seulement entre les cordes vocales.

Ces follicules sont très-abondants, surtout vers l'extrémité inférieure de la trachée. Nous avons noté quelquefois une injection très-prononcée à la partie postérieure de cet organe.

A la bifurcation de la trachée on rencontre les follicules bien développés; ils sont saillants, arrondis et nacrés. Très-souvent les bronches présentent une injection considérable dans les gros troncs, tandis que les petites ramifications sont pâles. Il y a toujours dans les bronches une certaine quantité de mucus tantôt filant, translucide, tantôt opaque, tantôt aéré.

Plèvres. — Les plèvres sont lisses, brillantes; elles offrent parfois une viscosité analogue à celle que nous avons signalée en parlant du péritoine. Quelques auteurs, et entre autres M. Michel Lévy, ont noté que « les plèvres sont assez souvent le « siége d'ecchymoses. Ces épanchements san- « guins, arrondis, de un à trois millimètres de « diamètre, ont pour siége le tissu sous-séreux. « Au début, petites et rosées, les ecchymoses « des plèvres deviennent progressivement plus « volumineuses et d'un rouge brun; elles existent « toujours aux parties postérieures et inférieures « des poumons, soit dans le tissu sous-séreux, « soit dans l'épaisseur même de la séreuse, et, « dans des cas rares, à la surface de la mem-

« brane. Une lame celluleuse, très-fine, enveloppe « alors l'épanchement. »

Poumons. — Si la mort est arrivée dans la première période, les poumons sont en général affaissés. Leur face antérieure est inégale et bosselée, leur substance est moelleuse au toucher et offre peu de crépitation. Ils sont flétris, légers et presque exsangues dans la majeure partie de leur étendue, à l'exception de leur partie postérieure et inférieure, qui est le siége d'un engorgement sanguin considérable, et qui laisse écouler, par les incisions qu'on y pratique, un sang noir et sirupeux.

Dans le cas, au contraire, où le malade a succombé aux accidents de la réaction, les poumons sont le siége de nombreuses lésions qui ont été exposées avec beaucoup de détails par le professeur Lévy, dans les conférences cliniques qu'il a faites au Val-de-Grâce, et qui ont été publiées par son chef de clinique, M. Tholozan [1].

Il peut y avoir simple *congestion* pulmonaire; alors un des poumons, surtout à sa partie postérieure et inférieure, est le siége de cette altération. Si l'on incise ces parties congestionnées, il s'en écoule de grosses gouttelettes de sang noir, épais. Le tissu pulmonaire comprimé ne laisse point

[1] *Gaz. méd. de Paris*, 1849, p. 594.

échapper de sérosité; il crépite peu parce qu'il n'y a pas d'air libre dans les vésicules. Au contraire, le sang qui s'échappe des incisions pratiquées aux parties antérieures et supérieures des poumons, est liquide et d'un rose vif. . . . .

L'*infiltration sanguine diffuse* est encore une altération assez constante dans les poumons des cholériques. Elle existe aux parties postérieures et inférieures des poumons et a son siége sous la plèvre. Le sang est extravasé, il s'écoule par la pression, quelquefois assez fluide n'ayant aucun des caractères du sang des cholériques, d'autres fois demi-liquide et poisseux. . . . .

Quelquefois le tissu pulmonaire est non-seulement imbibé de sang, mais détruit, et offre des *apoplexies partielles et lobulaires*. Ces noyaux apoplectiques ne sont jamais très-considérables : souvent ils sont indurés, font saillie avec la surface de la coupe; leur couleur est d'un *noir charbonné* luisant, ils ont d'un à deux centimètres. En les comprimant, on exprime un peu de sang rouge-brun, et le tissu s'écrase. . . . .

On a rencontré quelquefois aussi l'*infiltration séreuse* qui donne lieu à un véritable œdème du poumon. Assez souvent cette infiltration séreuse coïncidait avec une infiltration sanguine légère. Dans quelques cas où cette infiltration séreuse était portée à un haut degré, M. Michel Lévy a observé une lésion qu'il a désignée sous le nom de *congestion mélanigène.*

Nous devons mentionner ici que M. Raikem, en Belgique, M. Vurchow, à Berlin, M. Contour, à Moscou, ont insisté sur la rareté des tubercules trouvés dans les poumons des individus adultes qui avaient succombé au choléra : ce qui ferait supposer que les phthisiques ont peut-être une moins grande disposition à contracter le choléra que les autres personnes.

Appareil circulatoire. Cœur. — Le volume du cœur n'est pas sensiblement modifié. En 1849 comme en 1832, on a observé que cet organe présentait quelquefois à sa surface extérieure de petites ecchymoses qui méritent de fixer l'attention des praticiens. Ces ecchymoses existent le plus ordinairement à la face postérieure du cœur; cependant on en a trouvé quelquefois en même temps à la face postérieure et à la face antérieure. Elles se montrent assez souvent dans les sillons auriculo-ventriculaires et interventriculaires, et sur le bord droit du cœur. Ces taches, qui au début sont rosées, prennent en augmentant de volume une teinte plus foncée. Ayant à peine, dans quelques cas légers, la dimension d'une pointe d'épingle, on les voit parfois former sur le trajet des vaisseaux auriculo-ventriculaires des cordons noueux, allongés, et interrompus d'espace en espace. Quelquefois, au lieu d'ecchymoses, on observe des arborisations très-fines et à rameaux très-ténus, précisément dans les points où auraient existé les extravasations sanguines.

Les cavités droites du cœur sont assez souvent distendues par une certaine quantité de sang noir, caillebotté, ressemblant à de la gelée de groseille, ou bien par des concrétions sanguines en partie décolorées, et plus ou moins adhérentes aux colonnes charnues du ventricule. Les cavités gauches sont presque toujours vides; nous les avons cependant vues plusieurs fois contenant des concrétions fibrineuses en tout semblables à celles que nous avons rencontrées dans le cœur droit. Le tissu du cœur se déchire avec facilité; il est poisseux, et présente les mêmes altérations que la fibre musculaire des membres.

Péricarde. — Il a presque toujours été trouvé sain, visqueux, et contenant une quantité de sérosité qui variait depuis quelques gouttes jusqu'à 90 grammes.

Endocarde. — Cette membrane n'a jamais offert d'altération constante. Il n'est pas rare de la voir quelquefois soulevée par les ecchymoses qui existent à la face interne du cœur, et qui sont surtout bornées au ventricule gauche.

Veines. — Le système veineux est ordinairement gorgé de sang noir, sirupeux, formant dans quelques cas un caillot assez solide pour qu'on puisse le retirer en entier de la veine. Cet engorgement du système veineux est d'autant plus prononcé qu'on s'approche du cœur; il est surtout considérable dans la veine cave supérieure, les sous-clavières, les jugulaires, etc., etc.

Artères. — Le système artériel contient, au contraire, presque toujours une très-faible proportion de sang noir, épais, ayant toutes les qualités du sang veineux. Les artères principales présentent à leur face interne des macules rougeâtres, qui semblent dues à une imbibition cadavérique.

Sang. — Après la mort, il est difficile de recueillir sur le cadavre d'un cholérique plus de 200 à 300 grammes de sang. Sa consistance est visqueuse et assez analogue à celle du vernis. Il est noir dans les artères comme dans les veines, même après deux ou trois jours d'exposition à l'air.

Les analyses microscopiques n'ont fourni que des résultats contradictoires. M. Donné [1] a trouvé que les globules de ce fluide sont intacts dans leur forme et dans leur manière d'être; qu'ils ne sont ni plus petits, ni plus gros, ni déformés, ni en plus grand nombre que dans les cas ordinaires. Hermann [2] a affirmé que les globules du sang sont déchirés à leur surface, qu'ils ne conservent pas

[1] Bouillaud, *loc. cit.*, p. 216.

[2] *Journal de Chimie méd.*, t. VIII, p. 146.

leur forme accoutumée. M. Magendie a fait, de concert avec M. Chevallier, des recherches sur les globules du sang, et il les a trouvés altérés : leur forme circulaire n'était plus régulière. M. Capitaine, qui a répété avec M. Francœur les expériences microscopiques indiquées par M. Magendie, a établi que les globules du sang cholérique ne diffèrent point de ceux de l'état sain.

Quant à l'analyse chimique, il a été constaté par les médecins et les chimistes que les principaux caractères du sang sont la diminution de l'albumine, de la fibrine, des parties constituantes du sérum, et l'augmentation notable de la matière colorante. Il faut de plus ajouter, d'après les travaux récents de M. Garrod [1], l'augmentation fréquente de la quantité des sels, la diminution de la réaction alcaline, qui dépend du défaut d'excrétion des acides organiques qui se forment incessamment dans l'économie, et la fréquence de la présence de l'urée, qui, en petite quantité dans la période algide, devient plus abondante dans la période de réaction, et se trouve tout à fait en excès lorsque apparaissent les symptômes fébriles consécutifs.

Système nerveux. — Les sinus de la dure-mère cérébrale et rachidienne sont gorgés d'un sang noir et épais. L'arachnoïde contient dans sa cavité une

[1] Gairdner, *loc. cit.*

certaine quantité de sérosité citrine, visqueuse, gluante. Les vaisseaux veineux qui rampent dans le tissu cellulaire de la pie-mère sont gorgés de sang noir, semi-fluide. Cette congestion sanguine est d'autant plus prononcée que la mort a été plus prompte. Ce sang est quelquefois coagulé et adhérent aux parois vasculaires. Dans quelques cas, d'après M. Rochoux, l'accumulation du sang est telle dans la pie-mère des hémisphères, qu'elle simule des ecchymoses larges comme la paume de la main.

La pulpe cérébrale n'est pas le siége de lésions bien constantes. On trouve généralement la substance grise, livide, de couleur lilas, d'un gris plus foncé qu'à l'état normal : dans quelques cas elle est rose ou rougeâtre. Les corps striés présentent ces mêmes nuances de coloration. Ce que nous nous attacherons surtout à faire remarquer, c'est que cette coloration était presque toujours uniforme et occupait toute l'étendue de la substance grise. La substance blanche offre un piqueté rouge ordinairement abondant. Lorsqu'on coupe par tranches la pulpe cérébrale, le sang s'échappe des capillaires sous forme de gouttelettes, petites, nombreuses et très-rapprochées. Les ventricules du cerveau sont ordinairement vides; cependant ils contiennent quelquefois deux cuillerées à café de sérosité citrine.

M. Baron [1] a dit avoir vu sur presque tous les cadavres de jeunes enfants morts du choléra, la moelle épinière conserver une consistance et une densité tout à fait insolites. M. Rufz [2], qui a également étudié cette maladie chez les enfants, n'a rien mentionné de semblable. M. le docteur Contour a observé en Russie [3] que la consistance et le volume du cerveau et de la moelle même chez les adultes, étaient sensiblement augmentés. M. Raikem [4], dans les autopsies qu'il a faites en Belgique, a noté que le commencement de la moelle était presque toujours plus consistant que de coutume.

Lorsque le cholérique a succombé pendant la période de réaction avec des phénomènes cérébraux, on observe alors les altérations propres aux phlegmasies des méninges, du cerveau et de la moelle.

On a trouvé assez souvent chez les sujets qui sont morts dans la deuxième période, un ramollissement notable de la substance cérébrale.

Les nerfs pneumo-gastriques, les nerfs splanchniques, les ganglions semi-lunaires, ont été examinés avec une minutieuse attention, et ils n'ont jamais paru être le siége d'une lésion qui soit digne d'être mentionnée, contrairement à

[1] *Notice sur le Choléra. Arch. gén. de Méd.*, t. XXX, p. 355.

[2] *Arch. gén. de Méd.*, t. XXIX, p. 355.

[3] Tardieu, *loc. cit.*, p. 54.

[4] *Loc. cit.*

l'assertion émise par Delpech, qui faisait résider la cause du choléra dans une altération des ganglions semi-lunaires. Cependant M. Raikem, en coupant par petites tranches minces les ganglions cervical supérieur et semi-lunaire, et les plaçant ensuite sur des lames de verre transparentes, a reconnu très-distinctement à l'œil nu, mais beaucoup mieux à l'aide d'une forte loupe et du microscope, qu'ils étaient le siége d'une hypérémie vasculaire arborescente plus ou moins prononcée, souvent accompagnée de petites ecchymoses et parfois d'ecchymoses considérables dans leur substance.

Appareil locomoteur. — Les muscles des cholériques sont plus foncés en couleur que ceux des sujets morts d'autres maladies; ils ont une teinte de sang veineux, qui se retrouve dans presque tous les tissus; ils sont quelquefois ramollis, mais le plus ordinairement ils sont durs, roides, contractés, et souvent tendus comme des cordes.

M. Bégin [1] a signalé une coloration rouge-brun du système osseux chez les cholériques qui ont succombé dans la période algide. Ce phénomène, qui a été noté par d'autres observateurs, n'est pas constant, mais est très-probablement le résultat de la stase sanguine dans les vaisseaux capillaires, et doit être assimilé à la cyanose.

[1] *Gaz. méd. de Paris*, 1832, p. 219.

CHAPITRE VII.

DIAGNOSTIC.

Si l'on se rappelle les symptômes du choléra, il sera presque toujours impossible, quand bien même certains phénomènes habituels de la maladie viendraient à manquer, de conserver des doutes sur la nature du mal ; cependant, comme il s'est quelquefois présenté des cas assez embarrassants, nous allons signaler les caractères différentiels qui peuvent servir à distinguer le choléra-morbus épidémique, du petit nombre d'affections avec lesquelles il pourrait être confondu.

Ces maladies sont le choléra sporadique, l'embarras gastro-intestinal, la gastro-entérite, la péritonite, le volvulus, l'indigestion, l'asphyxie, les empoisonnements, la peste, la fièvre typhoïde et l'apoplexie.

Choléra sporadique. — Quoi qu'en aient dit tous les auteurs qui ont écrit sur le choléra, le choléra sporadique a la plus grande analogie avec le choléra épidémique. Dans l'une et l'autre affection les symptômes sont exactement les mêmes, seulement ils sont beaucoup plus graves et beaucoup plus intenses dans le choléra épidémique que dans le choléra sporadique. Cependant, dans le courant du mois de novembre 1850, deux de nos confrères de Tours, MM. les docteurs Duclos et Morand, ont observé sur un enfant de dix à douze ans un cas de choléra sporadique qui a offert presque tous les caractères du choléra épidémique, et qui a amené la mort en quelques heures. On n'aurait donc pu dans ce cas invoquer la moindre intensité des symptômes. Quant à la nature des évacuations, la difficulté persisterait souvent, s'il n'y avait pas d'autres moyens de juger la question; car nous avons souvent observé des cas de choléra sporadique dans lesquels les vomissements, au lieu d'être bilieux, étaient aqueux, et les selles, loin d'être bilieuses, étaient blanches, riziformes. Le seul signe diagnostique que l'on puisse réellement invoquer avec quelque garantie, c'est que le choléra sporadique n'attaque jamais qu'un très-petit nombre d'individus.

Embarras gastro-intestinal. — Cette maladie, qui est surtout commune au printemps, ne peut guère être confondue qu'avec la période prodromique du choléra; encore existe-t-il des symptômes propres à les différencier. Dans l'embarras gastro-intestinal, les ailes du nez et le pourtour des lèvres sont jaunes, la langue est recouverte d'un enduit d'un blanc jaunâtre, la bouche est amère, la soif vive, l'appétit nul; il y a des nausées et des vomissements bilieux. Il ne survient jamais de crampes, de refroidissement général, de cyanose, de suppression de l'urine, des vomissements aqueux et des selles blanches ressemblant à une décoction de riz.

Gastro-entérite. — Cette affection, de nature purement inflammatoire, ne peut pas être confondue avec le choléra. Il y a de la fièvre, chaleur à la peau, rougeur et sécheresse de la langue, douleur vive dans une partie de l'abdomen, vomissements bilieux, selles bilieuses; mais on ne voit pas survenir le refroidissement général, la cyanose, les crampes, la suppression de l'urine, etc., etc., tandis que ces derniers symptômes appartiennent tous au choléra, et que les symptômes propres à la gastro-entérite ne se rencontrent jamais dans le fléau indien.

Péritonite. — Le ballonnement du ventre, la douleur vive que l'on occasionne au patient en palpant ou en percutant l'abdomen, la fièvre, la constipation, sont autant de phénomènes assez caractéristiques pour éloigner l'idée du choléra. Le seul symptôme qui pourrait en imposer serait la persistance des vomissements; mais ils sont toujours bilieux.

Volvulus.—Nous avons entendu raconter avec beaucoup de finesse et un peu de méchanceté, qu'un médecin exerçant dans une localité fort éloignée de la nôtre, mais dont nous tairons cependant le nom, se trouva fort embarrassé en ayant à traiter un cas d'étranglement interne qui se manifesta précisément pendant que l'épidémie ravageait la ville où il exerce. Malgré la persistance des vomissements bilieux, malgré la constipation opiniâtre du malade, malgré l'excrétion de l'urine, malgré la persistance du pouls et de la chaleur, malgré les atroces douleurs que le malade ressentait et accusait dans une partie circonscrite de l'abdomen, le médecin, probablement préoccupé de l'idée du choléra, qui sévissait cruellement en ce moment, diagnostiqua et annonça à la famille inquiète et rangée autour du lit du patient, un cas grave de choléra. Mais quelques heures après cette parole imprudemment lâchée, survinrent des vomissements de matières fécales, et le lendemain le malade avait cessé de vivre.

Indigestion. — Est-il possible de confondre le choléra avec une indigestion même d'une certaine gravité? Nous ne le pensons pas. Le seul symptôme qui pourrait en imposer serait la persistance des vomissements et des selles, et le refroidissement accompagné de sueur froide qui se manifeste quelquefois après des vomissements violents. Mais la nature des évacuations par haut et par bas sera toujours suffisante pour éclairer le diagnostic, et nul ne prendra les selles noires et fétides de l'indigestion pour les selles d'un cholérique, pas plus qu'on ne reconnaîtra pour appartenir au fléau asiatique les vomissements de matières alimentaires, dus à une indigestion.

Asphyxies. — Les signes propres aux asphyxies diffèrent singulièrement des symptômes du choléra, et quand même ils offriraient une grande analogie, il y a toujours, en interrogeant la cause d'asphyxie, moyen de les distinguer; car une asphyxie ne saurait avoir lieu sans une cause toujours apparente. Ainsi, la suspension, la strangulation, la submersion, l'asphyxie par le gaz carbonique, par les autres gaz méphitiques, par défaut d'air respirable, etc., ne sauraient arriver sans que les agents qui les ont occasionnées ne tombent tout d'abord sous les yeux du médecin, et n'ôtent de prime abord toute espèce d'incertitude. Si, à la présence si claire de cette cause, vous ajoutez que dans les diverses espèces d'asphyxie, il n'existe de ressemblance que par la cyanose, l'absence du pouls et les lésions cadavériques; que les phénomènes prodromiques, les évacuations cholériques et tous les autres symptômes du choléra n'existent en aucune manière, on conviendra qu'il est difficile de confondre ces maladies avec le choléra asiatique[1].

Empoisonnements. — Quelques espèces d'empoisonnements pourraient bien, par leurs symptômes, en imposer et faire croire au choléra, qui est bien lui-même aussi un empoisonnement. Mais si l'on se rappelle que l'empoisonnement ordinaire se montre en général à une époque assez rapprochée de l'ingestion d'un breuvage ou d'une substance alimentaire; qu'on trouve presque toujours dans la bouche et l'arrière-bouche des traces qui mettent sur la voie; que l'analyse des matières excrétées, dit M. Rostan, met toujours en évidence le *corpus delicti*, on verra que si le diagnostic n'est pas toujours facile, il est au moins très-possible dans l'immense majorité des cas.

Un empoisonnement qui présente avec le choléra, et surtout avec le choléra foudroyant, une grande analogie, c'est l'empoisonnement par l'a-

[1] *Bibliothèque du Méd. prat.*, t. XI, p. 555.

cide arsenieux. En effet, dans l'un et l'autre état morbide, on observe des vomissements, de la diarrhée, des vertiges, le trouble des sens, un abattement profond, de l'anxiété précordiale, des crampes, un refroidissement général, de la cyanose, la suppression de l'urine, etc., etc. Seulement, dans l'empoisonnement, la sensation la plus pénible pour le malade est une constriction persistante dans la gorge et l'œsophage, sensation que l'on ne rencontre jamais dans le choléra. La présence de l'arsenic dans les matières excrétées mettra vite sur la voie, et fera cesser l'incertitude.

Peste. — Le choléra et la peste peuvent quelquefois régner épidémiquement dans la même contrée. On en a cité plusieurs exemples. Les prodromes de l'une et de l'autre affection pestilentielle sont souvent très-difficiles à distinguer, et la mort arrive assez souvent, dans les cas foudroyants, sans qu'on puisse affirmer à laquelle des deux maladies on a eu affaire. Les lésions cadavériques ne sont pas toujours à cette période assez nettement tranchées pour faire pencher la balance plutôt d'un côté que d'un autre. Mais quand chacune des deux affections est parvenue à sa période d'état, toute incertitude cesse.

Fièvre typhoïde. — Il n'est guère possible de confondre le choléra avec la fièvre typhoïde. Dans la fièvre typhoïde, la langue est blanchâtre, la bouche est pâteuse, les gencives sont recouvertes d'une couenne blanchâtre, l'haleine est fétide, les vomissements sont bilieux, la diarrhée est épaisse, bilieuse, très-fétide ; tandis que dans le choléra la langue reste normale, l'haleine inodore, les vomissements aqueux, les selles blanches et sans odeur. Le pouls offre encore de notables différences : dans la fièvre typhoïde il est fréquent et très-mou ; dans le choléra il est peu fréquent, très-petit, et cependant assez dur.

Apoplexie. — Arrivé à la période de terminaison, disent MM. Briquet et Mignot, le choléra peut être confondu avec une apoplexie, une simple congestion cérébrale, ou la prostration qui suit les maladies graves des vieillards. Dans ces cas, la petitesse ou l'absence du pouls, la diminution de la chaleur de la peau, l'enfoncement des yeux dans les orbites, l'extinction de la voix, la suppression des urines et la diarrhée blanche, seront des moyens de distinction, qui ne se trouvent dans aucune autre maladie que le choléra.

CHAPITRE VIII.

PRONOSTIC.

« Soyez circonspects dans les pronostics que vous porterez sur les affections des poumons, » a dit Baglivi aux médecins de son temps; soyez circonspects dans les pronostics que vous porterez sur le choléra, dirons-nous aux médecins de notre époque, soyez circonspects, car cette maladie est si insidieuse, qu'on ne saurait pousser trop loin la prudence et le doute.

Le pronostic du choléra est presque toujours impossible à établir d'une manière certaine; cependant on peut dire d'une manière générale que cette maladie est d'une excessive gravité, et qu'il n'est peut-être pas de fléau qui ait fait plus de victimes, puisque, presque toujours, les deux tiers des malades atteints ont succombé.

La gravité du pronostic varie suivant certaines circonstances que nous allons faire connaître.

Age. — Nous avons déjà dit que les très-jeunes enfants et les vieillards étaient la plupart du temps mortellement atteints. L'hospice de la Salpêtrière, asile ouvert à la vieillesse (femmes), nous en a donné en 1849 des preuves malheureusement irrécusables.

Sexe. — D'après les statistiques les mieux établies, il paraît évident que les femmes sont atteintes du choléra en plus grand nombre que les hommes, et que, toute proportion gardée, la mortalité est beaucoup plus grande chez elles que chez les hommes. Au dire des observateurs qui se sont occupés de cette question, il y aurait un dixième de différence entre les décès de l'un et de l'autre sexe.

Constitution des malades. — Les personnes faibles, délicates, chétives, malades, qui sont frappées par le choléra, ont beaucoup moins de chances de guérison que les individus robustes, bien portants, sains. Mais il faut se hâter d'ajouter, car c'est une vérité parfaitement démontrée, que le choléra ne respecte aucune constitution et qu'il frappe aussi bien un homme jouissant de la plus belle santé qu'un individu souffreteux et malingre.

Professions. — Les professions n'ont semblé avoir aucune influence sur la gravité du mal; cependant il faut avouer, quoique cela soit pénible à dire, que les malheureux privés ou dénués de tout, ayant une alimentation insuffisante et malsaine, atteints par le choléra, ont presque toujours succombé.

Les ivrognes ont aussi fourni à l'épidémie de nombreuses victimes.

Durée de l'épidémie. — On a toujours regardé les premiers temps d'une épidémie de choléra comme le moment de la plus grande mortalité; en effet, à cette époque, la plupart des malades meurent. M. Chomel a dit à sa clinique que pendant l'épidémie de 1832, sur les cent premiers cholériques admis à l'Hôtel-Dieu de Paris, quatre-vingt-dix-sept succombèrent et trois seulement guérirent, tandis que dans la période de décroissance la guérison était la règle, et la mort l'exception.

En 1849, on a vu dans plusieurs localités envahies par le choléra la maladie garder la même gravité jusqu'au terme de l'épidémie, et se montrer même au déclin sous la forme la plus terrible, sous la forme foudroyante.

Crainte de la mort. — La terreur dont sont

saisies quelques personnes aux approches d'une épidémie de choléra, a quelquefois déterminé l'état que M. Beau a désigné sous le nom de *Choléra-phobie;* mais une fois le choléra confirmé, cette frayeur a singulièrement influé sur les suites de la maladie, et nous avons vu des individus périr victimes de leur crainte et de leur pusillanimité.

Grossesse. — Le choléra, avons-nous dit, occasionne presque toujours l'avortement chez les femmes enceintes. Cet avortement semble, par les chiffres connus jusqu'à ce jour, exercer une influence favorable sur l'issue de la maladie.

Disons actuellement quels signes pronostiques on peut tirer des principaux symptômes du choléra.

L'absence des phénomènes précurseurs est un signe très-défavorable.

Les malades chez lesquels il y a en même temps absence du pouls, cyanose complète, froid des extrémités, de l'haleine et de la langue, crampes violentes, selles involontaires et abondantes, vomissements incessants, suppression de l'urine, altération profonde des traits et de la voix, ont presque tous succombé avant d'entrer dans la période de réaction.

L'abaissement de la température générale des malades au-dessous du chiffre physiologique, trente-sept degrés, est un signe fâcheux, quelle que soit la période où il existe; lorsqu'il est de plus de un degré, le cas devient très-grave; lorsqu'il dépasse deux degrés, la mort paraît inévitable.

En général, chez tous les cholériques qui ont une agitation extrême, des crampes atroces, et qui, pendant la période algide, cherchent à se découvrir ou à sortir de leurs lits, la mort est certaine.

La teinte plombée du visage que l'on rencontre chez certains malades, est d'un très-mauvais augure.

Les selles sanguinolentes doivent toujours inspirer de sérieuses inquiétudes.

Le défaut de réaction est mortel.

L'excès de réaction a besoin d'être combattu par des moyens appropriés.

On doit se défier de l'amélioration qui survient trop promptement après la période cyanique.

Les accidents qui se manifestent du côté du cerveau doivent rendre très-circonspect sur le pronostic à porter.

L'état typhoïde, sans être toujours mortel, est cependant un état toujours fort grave.

Dans la réaction, aucun signe n'est meilleur que la chaleur douce et halitueuse de la peau, une sueur chaude et abondante, et l'excrétion des urines.

Lorsqu'aux signes précédents se joint l'apparition des selles bilieuses, on peut espérer la guérison.

Quand, après un commencement de réaction, se manifestent de nouveaux symptômes propres à la période algide, il faut s'attendre à une catastrophe certaine et rapide.

Dans la convalescence, il ne faut pas se hâter d'affirmer que le malade est hors de tout danger; on peut laisser entrevoir la guérison, mais non la garantir; car le plus petit écart de régime suffit quelquefois pour faire renaître les accidents les plus redoutables du choléra.

Les rechutes sont presque constamment mortelles.

CHAPITRE IX.

TRAITEMENT.

Les moyens les plus divers, les médications les plus opposées, la plupart des agents de la matière médicale ont été mis en œuvre pour essayer de combattre avantageusement le choléra. On chercherait en vain dans les traités de pathologie une affection pour le traitement de laquelle on aurait fait de si nombreuses tentatives. Malheureusement la multiplicité des médications employées dans le but de remédier à une seule maladie, dénote presque toujours la pauvreté ou l'insuffisance des moyens à opposer au mal que l'on voudrait s'efforcer d'enrayer. Le choléra est donc une de ces rares affections sur laquelle la médecine a peu de prises, et nous ne pouvons encore affirmer quels sont les moyens thérapeutiques qui doivent être employés de préférence, quand nous voyons que chaque méthode de traitement, quelque bizarre, quelque empirique qu'elle ait été, a cependant fourni un certain nombre de guérisons. Nous serions presque tenté de dire du choléra ce qu'un de nos confrères de Tours nous disait en parlant de la fièvre typhoïde: « C'est une maladie qui guérit quand elle a à guérir. »

Si de tant d'essais infructueux, si de toutes ces médications tant prônées il ne reste plus aujourd'hui que des ruines, ce n'est pas une raison pour nous laisser aller au découragement et à l'indifférence: c'est au contraire le moment de redoubler d'ardeur et de rechercher si, par des moyens bien appropriés, le monstre hideux qui a dévoré tant de victimes ne pourrait pas être enfin terrassé et vaincu.

Nous diviserons ce qui a rapport au traitement en moyens prophylactiques et en moyens curatifs.

MOYENS PROPHYLACTIQUES.

Nous avons laissé entrevoir l'impuissance où s'est souvent trouvée la médecine d'agir d'une manière efficace contre le choléra déclaré, et si nous avons tacitement avoué que le traitement curatif a fait peu de progrès, il faut bien reconnaître que la prophylaxie en a fait d'immenses.

Le meilleur préservatif contre le choléra et contre une épidémie quelconque, c'est une santé parfaite: aussi doit-on s'efforcer par tous les moyens possibles de la conserver et de ne pas la compromettre.

C'est par l'observance rigoureuse des règles de l'hygiène qu'on arrivera à mettre sa santé à l'abri de tout dérangement.

Nous examinerons dans deux paragraphes distincts ce qui a trait à l'hygiène privée, et ce qui concerne l'hygiène publique.

Précautions individuelles. — On devra toujours veiller à l'air qu'on respire. Les moyens d'hygiène privée propres à conserver la pureté de l'air consistent : à habiter une chambre vaste et bien aérée, située dans un quartier où circulent à flots l'air et la lumière. Cette chambre, dans laquelle règnera la plus stricte propreté, ne donnera abri à aucune espèce d'animaux domestiques (les malheureux ont souvent la funeste habitude d'élever dans leur chambre des lapins, des cochons de lait, des tourterelles, des chats ou des chiens, etc., etc.). On proscrira également de la chambre à coucher les fleurs et les plantes vertes, qui pendant la nuit dégagent une notable quantité d'acide carbonique. On aura soin de ne pas laisser le linge sale dans un des coins de la chambre. On veillera à ce que les objets de literie, et surtout ceux des très-jeunes enfants, soient très-souvent exposés à l'air. Les soins de propreté seront excessifs ; on renouvellera le linge de corps le plus souvent possible ; les personnes qui portent de la flanelle sur la peau devront en changer au moins deux fois par semaine. L'évier, les lieux d'aisance seront tenus avec une extrême propreté ; ils seront lavés à grande eau plusieurs fois par jour.

Il faudra éviter toutes les émotions morales vives, telles que le chagrin, la colère, la haine, la frayeur, etc., etc. Malheureusement, dit M. Félix Hatin, cela est plus facile à dire qu'à faire. On n'est pas effrayé, colère, chagrin à volonté, et souvent tous les efforts de notre raison sont impuissants contre les justes sujets de tristesse, d'inquiétudes ou de douleur qui viennent nous assaillir. Il faut alors appeler au secours de la raison le changement de lieu, le mouvement en plein air, le travail, les distractions de la famille ou du monde, et avant tout, la religion.

On s'abstiendra des exercices immodérés, des travaux intellectuels trop longtemps prolongés, d'une trop forte contention d'esprit, des travaux de nuit.

On devra se garder de commettre aucun excès

de table, on fuira la débauche, on n'usera qu'avec une très-grande modération des plaisirs vénériens, des liqueurs alcooliques. Un grand nombre d'individus ont payé de leur vie les plus légères infractions à ce précepte.

Occupons-nous actuellement de dire quelques mots de l'alimentation.

L'alimentation nous est fournie par le règne animal et par le règne végétal.

Parmi les mammifères, la chair des animaux domestiques adultes, tels que le bœuf et le mouton, fournit un aliment nutritif, digestif et sain, qui convient aux estomacs robustes.

Ceux qui vivent à l'état sauvage (chevreuil, daim, lièvre, etc.) ont une viande plus sapide, plus excitante qui plaît aux gourmets et aux palais délicats.

Toutes ces chairs d'animaux fournissent les éléments d'une réfection énergique : elles devront en temps de choléra faire la base de l'alimentation.

Le sanglier et le cochon ont une chair qui réclame des assaisonnements et qui ne convient qu'en très-petite quantité. Encore est-il une foule de personnes qui devront s'en abstenir.

Les viandes des jeunes animaux (veau et agneau) sont moins riches en osmazome et contiennent plus de gélatine; elles sont moins toniques et conviennent plus spécialement aux personnes sédentaires, dont les travaux n'exigent pas de grands efforts musculaires.

On peut dire avec M. Blondlot que le *lait* est moins digestible qu'on ne pense généralement, opinion déjà émise par MM. Tiedman et Gmelin, dont les expériences sur ce point contredisent celles de M. Beaumont. Le lait est adoucissant; il nourrit d'autant plus qu'il contient moins d'eau. Nous devons cependant reconnaître que pour beaucoup de personnes il est une cause à peu près constante de coliques et de diarrhée. Nous connaissons plusieurs personnes, d'ailleurs très-robustes, chez lesquelles une tasse de lait cru, prise à jeun, suffit pour occasionner huit à dix garde-robes dans la matinée.

Les substances grasses servent plutôt d'assaisonnement que de nourriture : elles ne sont point digérées dans l'estomac. Elles s'y liquéfient et gagnent la surface de la masse alimentaire; elles y séjournent longtemps et occasionnent parfois l'afflux de la bile dans ce viscère, parfois elles deviennent âcres, irritantes, et font naître un malaise particulier, un sentiment d'ardeur, de brûlure, à la région épigastrique. Leur usage copieux et prolongé dérange les fonctions digestives, dispose à la diarrhée, et détermine l'engorgement des viscères abdominaux.

Le beurre, comme aliment, participe aux propriétés des graisses, mais son arome le rend plus digestible; il sert le plus souvent d'assaisonnement.

Les fromages récents et non salés sont doux et laxatifs; les fromages récents et salés sont plus digestibles. Fermentés et alcalescents ils exercent sur l'estomac une stimulation assez énergique.

Nos principaux oiseaux domestiques sont le coq d'Inde, l'oie, le canard, le pigeon, la poule, le coq. Les oiseaux sauvages, fort nombreux, sont dans beaucoup de pays une ressource essentielle d'alimentation, et ajoutent généralement du relief au repas (faisan, caille, perdrix, bécasse, ortolan, becfigue, pluvier, etc.). La chair des oiseaux domestiques est plus nutritive que celle des oiseaux à l'état sauvage. La chair des gallinacés est plus digestible et moins nourrissante que celle des palmipèdes.

La chair du canard et de l'oie n'est pas supportée par tous les estomacs, et doit être mise de côté en temps de choléra.

Nous devons aux oiseaux l'un des produits les plus nutritifs sous un petit volume, les plus digestibles, les plus salutaires, les plus généralement usités, les mieux associables avec les autres matières alimentaires; nous voulons parler des œufs. Ceux qu'on emploie le plus souvent sont les œufs de poule; ils conviennent surtout quand il s'agit de modérer une diarrhée.

Les poissons à chair blanche, de consistance moyenne et d'une médiocre proportion de graisse (dorade, truite, merlan, lotte, sole, perche, turbot, etc.), sont d'une facile digestion. Les poissons à chair dense, colorée, sapide, plus ou moins infiltrés de graisse, constituent une excellente nourriture avec le secours des assaisonnements; mais ils ne peuvent pas convenir à tous les estomacs. Dans ce nombre sont le saumon, l'alose, l'anguille, le thon, le maquereau, etc.

Parmi les invertébrés, les articulés fournissent plusieurs espèces alimentaires, telles que les crabes, les écrevisses, les homards, les langoustes, les crevettes. L'écrevisse est excellente, restaurante et digestible; le homard et surtout la langouste ne sont pas moins recherchés, ils ont une chair ferme et savoureuse, mais de difficile digestion; aussi devra-t-on en être très-sobre.

Le produit le plus important du règne végétal est le pain.

Le pain préparé avec la bonne farine de froment et avec les soins prescrits par l'art, présente pour caractères une croûte ferme et cassante, d'un jaune doré ou brunâtre, une mie blanche, élastique, criblée d'yeux, d'une odeur et d'une saveur appétissantes.

Les caractères du pain varient en raison du genre de farine qui a servi à sa fabrication.

Le seigle fait un pain bis, mat, frais, gras, assez savoureux, d'une odeur agréable, et qui se conserve sept à huit jours sans se dessécher.

Le mélange d'un huitième de farine de seigle avec celle de froment rend le pain plus frais et plus agréable. C'est à ce mélange qu'on a donné le nom de pain de ménage.

Le pain d'orge se dessèche plus vite que le pain de seigle; il est gris, rougeâtre, épais, collant, massif, à cause de l'hordéine qu'il renferme; il est proverbialement grossier, mais il est substantiel et tient au corps [1].

Le pain de farine de sarrasin est lourd et indigeste; c'est le plus mauvais et le moins nourrissant des pains.

En France, surtout à la campagne, on ajoute souvent dans le pain de la pomme de terre cuite et écrasée, jusqu'à poids égal de farine de froment. Le pain qui en résulte est massif, gras et pâteux.

Les autres éléments empruntés au règne végétal sont des racines, des graines, des gousses, des feuilles, des tiges ou des fruits. Ils sont en général d'une digestion difficile, et portent sur le tube intestinal une irritation qui se traduit tantôt par des

[1] Michel Lévy, *Traité d'hygiène,* t. II, p. 40.

vents, tantôt par une liquidité des selles, tantôt par du malaise ou des coliques plus ou moins vives.

Ceux d'entre eux qui sont herbacés (épinards, oseille, chicorée, salades,) traversent assez souvent les intestins sans être complétement digérés. On doit peu compter sur eux pour réparer les forces.

Les farineux, au contraire (pommes de terre, haricots, fèves, lentilles), sont plus nourrissants; mais ils sont loin de convenir aux estomacs délicats. Aux champs, dans un air libre, et avec les travaux rustiques, ils peuvent être avantageux. A la ville, dans une atmosphère viciée, avec des travaux sédentaires, ils fatiguent les organes digestifs et engendrent d'abondantes flatuosités.

Les végétaux dont la substance est fondante et légèrement sucrée (betteraves, navets, carottes, oignons) sont d'une digestion plus facile, tout en engendrant aussi beaucoup de gaz.

Les fruits sont d'un usage tellement répandu, qu'il est bon de connaître leurs propriétés. Leur usage, fût-il modéré, tourmente les entrailles, même lorsqu'on détruit leur acidité par le sucre. La coction simple ou la coction dans l'eau et le sucre corrige la verdeur de certains fruits ou la dureté de leur parenchyme; on obtient de cette manière des compotes qui sont agréables au goût, mais qui possèdent des propriétés laxatives très-prononcées. Il faudra donc s'en abstenir.

Les confitures sont généralement innocentes.

Les condiments acides (vinaigre, verjus, citron, etc.), pris en quantité très-modérée, se bornent à exciter les glandes salivaires, les criptes muqueux de la bouche : ils réveillent l'appétit, tempèrent la soif, ajoutent leur puissance dissolvante à celle du suc gastrique, contribuent à rendre plus digestibles certaines substances, surtout celles qui sont mucilagineuses, sollicitent le mouvement péristaltique, et déterminent par cette raison des évacuations alvines plus fréquentes.

Le bouillon de bœuf est tonique ; son usage est favorable à ceux qui dépensent beaucoup de forces et qui ont besoin de les réparer.

Le bouillon de veau, de poulet ou de grenouilles, est laxatif.

Les bouillons d'herbes jouissent également de propriétés relâchantes.

Les potages au bouillon de bœuf doivent être mis au premier rang comme nourriture tonique.

Les potages de veau et de poulet, quelle que soit la matière qu'on leur associe, doivent être suspects à cause de leurs propriétés laxatives.

Les potages au lait ont besoin d'être très-sucrés.

Les potages végétaux, ou les juliennes, les

purées, participent des propriétés des légumes qui entrent dans leur composition.

Les gâteaux feuilletés et les pâtisseries légères n'offrent pas de très-sérieux inconvénients.

Les pâtés proprement dits sont indigestes.

Le vin vieux restaure l'estomac et relève promptement les forces. Pris pur, ou plutôt coupé avec de l'eau, son usage habituel est avantageux. Mais le moindre écart de régime, la moindre infraction aux règles de la tempérance, peut amener de funestes résultats. Une jeune fille remplissant à l'ambulance de Grammont les fonctions d'infirmière, nous en a fourni un bien triste exemple. Lors de la catastrophe du pénitencier, cette fille, qui jouissait d'une robuste santé et d'une excellente constitution, s'avisa de dérober aux sœurs de la Présentation de la Très-Sainte-Vierge, une bouteille de vin de Bourgueil destinée aux convalescents. Elle la but presque d'un seul trait, et fut prise immédiatement d'accidents cholériques très-intenses, auxquels elle succomba en dix-huit heures.

La bière est sans inconvénients pour ceux qui l'aiment.

Le cidre qui s'obtient par la fermentation du jus de pommes, est souvent indigeste et même purgatif lorsqu'il est récent.

Il en est de même des vins nouveaux, et surtout des vins blancs nouveaux.

L'usage modéré du café après le repas, surtout quand on en a l'habitude, n'a pas d'inconvénients.

Il faut user avec une grande discrétion de l'eau-de-vie et des liqueurs.

Le thé occasionne chez quelques personnes de la diarrhée.

En temps de choléra, il est fort prudent de s'abstenir de boissons trop froides, de glaces, de sorbets, etc. Le meilleur et le plus innocent moyen de se désaltérer est de l'eau rougie ou de l'eau sucrée, légèrement aromatisée de rhum ou d'eau-de-vie, à la température ambiante.

Tous les aliments doivent être de bonne qualité et pris en quantité suffisante, sous peine de s'exposer à des inconvénients.

Trop abondants, ils amènent des indigestions excessivement pénibles et dangereuses. Trop restreints, ils ne suffisent plus à la réparation de nos pertes, ne fournissent aux excrétions alvines que des matières desséchées, qui sont plus ou moins péniblement rejetées.

« Mangez avec lenteur, dit M. Félix Hatin; broyez exactement vos aliments avant de les avaler; pendant la mastication, ils s'imprègnent de salive et autres liquides qui les rendent plus digestibles.

« Établissez une régularité parfaite dans le retour de vos repas, sinon vous jeûnerez trop longuement, ou vous vous mettrez à table avant d'avoir faim. Dans le premier cas, votre appétit surexcité vous entraînera à manger vite et beaucoup. Or ce sont là deux circonstances très-propres à faire naître une mauvaise digestion. Dans le second cas, vous imposerez à votre estomac incomplétement remis de la fatigue d'un premier repas, une fatigue nouvelle qui bien certainement sera un obstacle à l'accomplissement normal de ses fonctions. Ces aliments mal digérés seront pour vos entrailles une source féconde de troubles et de dangers. »

Quelques personnes ont cherché dans la fuite un moyen de se soustraire au choléra. Parmi eux, il en est qui, ayant emporté le germe de la maladie, l'ont contractée peu de jours après s'être éloignés de l'atmosphère cholérique. Mais, il faut en convenir, plusieurs personnes ont dû leur salut à cette résolution : loin de nous cependant l'idée de conseiller une pareille mesure. Dans les temps d'épidémie, chacun doit s'armer de courage et rester à son poste, les uns pour remplir des devoirs que les liens du sang ou de l'amitié leur imposent, d'autres pour s'acquitter de devoirs plus impérieux encore. Cependant les malades et les sujets débilités devront être mis à l'abri de toute communication avec les cholériques. Il ne faudrait cependant pas conclure de ce que nous disons en ce moment, que le contact momentané d'une personne malade ou débilitée avec un cholérique peut exposer cette personne à contracter le choléra. Non, il est de notoriété qu'il faut au moins une immersion prolongée durant huit ou douze heures dans l'atmosphère cholérique, et surtout une immersion pendant la nuit. Ainsi donc, il ne faut pas séjourner plus de douze heures de suite dans un local où se trouvent des cholériques; il faut bien se garder d'y passer la nuit quand on y est resté durant la journée, et il est indispensable de se purifier par l'immersion dans l'air libre, durant plusieurs heures, quand on doit être ou quand on a été en rapport avec des cholériques.

On s'est demandé si l'on pouvait prendre des bains froids pendant le choléra. L'action physiologique du bain froid est, après une sédation momentanée, de provoquer une douce et générale réaction très-favorable à l'accomplissement de toutes les fonctions. Le bain froid délasse et fortifie, voilà son effet le plus constant.

Nous ne voyons pas en quoi cette action physiologique pourrait venir en aide au choléra ; et nous sommes plutôt porté à penser que le bain froid, en tenant compte de quelques contre-indications, doit être un moyen prophylactique très-utile contre le choléra. Aussi n'avons-nous pas cru devoir éloigner de l'usage des bains froids les personnes qui nous ont demandé conseil à ce sujet, et nous n'avons point eu à nous en repentir.

Plusieurs praticiens du plus grand mérite n'hésitent pas à les prescrire comme moyen préservatif.

Les régiments de la garnison de Tours, les élèves du Lycée et de plusieurs pensionnats ont pris des bains de rivière, et on n'a eu qu'à se louer de leur emploi.

Mais en tous temps l'usage du bain froid commande quelques précautions qui deviennent bien plus importantes en temps d'épidémie. Il est évident qu'aucun médecin prudent n'oserait conseiller à un diarrhéique, par exemple, de s'exposer à l'espèce de sidération que produit le bain froid. Nous croyons en outre qu'il faut ne pas se livrer à des exercices trop violents de natation, car toute déperdition de forces est en ce moment une condition des plus mauvaises.

On se donnera bien de garde de prolonger la durée du bain froid jusqu'à ce qu'on ressente un refroidissement général.

La salubrité publique devra vivement préoccuper l'autorité, surtout en temps d'épidémie.

Les rues seront donc balayées dès le matin, et l'enlèvement des immondices se fera d'une manière régulière matin et soir.

Les ruisseaux des rues devront être lavés à

grande eau, car ils ne sont jamais plus sales que lorsqu'ils viennent d'être balayés; la boue reste étalée sur les deux côtés du ruisseau, et offre ainsi une large surface à l'évaporation de miasmes morbifères, surtout en été, lorsque le soleil est ardent.

Le curage des fossés, des canaux, des petites rivières avoisinant les centres de population, devra être ajourné, surtout en temps d'épidémie.

Les grands travaux de terrassement, les fouilles de terrain devront être momentanément suspendus.

Le curage des fosses d'aisance ne devra jamais être fait en plein jour. Les vidangeurs commenceront leur travail à onze heures du soir et le continueront jusqu'à cinq heures du matin : ils emploieront pour leurs opérations les meilleurs moyens de désinfection connus jusqu'à ce jour.

Les établissements publics, tels que salles de spectacle, salles de concert, salles de bal, les cafés, les cabarets, les casernes, les hôpitaux, les asiles, les lycées, les séminaires, les écoles, les ateliers, les manufactures, etc., etc., devront être également, de la part de l'autorité, l'objet d'une active surveillance.

Les maisons garnies de bas étage, situées souvent dans les rues les plus étroites de nos cités, et qui sont ouvertes aux pauvres voyageurs, aux malheureux ouvriers, aux mendiants, nécessiteront de très-fréquentes visites, car il n'est pas rare de voir entassés dans une chambre peu spacieuse de ces repaires immondes, huit, dix, quinze et même vingt individus de l'un et l'autre sexe.

Les maisons de tolérance devront également inspirer certaines craintes et être activement surveillées.

L'assistance publique, qui dans tous les temps est un devoir de la société envers ceux de ses membres qui manquent du nécessaire, devient une impérieuse nécessité au moment où vient éclater dans une population une épidémie aussi meurtrière que l'est habituellement le choléra.

La première chose à faire pour les premiers magistrats de la ville où le choléra a fait irruption, est d'assurer à la classe indigente une nourriture plus saine et plus abondante que celle à laquelle elle est habituellement soumise; des vêtements chauds et propres, à la place de haillons sordides; et principalement, s'il y a lieu, des habitations saines, bien aérées, et situées dans des quartiers où circulent l'air et la lumière.

Des hôpitaux spéciaux auxquels seront attachés des médecins, des élèves en médecine, un pharmacien, un aumônier, des religieuses, des infirmiers et des infirmières, seront mis par l'autorité à la disposition des cholériques indigents. Cette mesure, que nous regardons comme excellente et comme pouvant dispenser d'envoyer dans les hôpitaux ou hospices des villes des malades atteints de choléra, sera une sécurité pour les hôtes de ces établissements, qui n'auront pas à redouter, par ce moyen, que la maladie soit importée, comme cela s'est vu si souvent, dans l'hôpital où ils sont venus réclamer des soins nécessités par des affections soit médicales soit chirurgicales.

Les indigents atteints de choléra comprendront sans peine que, privés de tout, manquant du nécessaire, n'ayant souvent à leur disposition ni argent, ni linge, ni bois, privés de famille et quelquefois d'amis, ils ne peuvent rester isolés dans une chambre froide, humide, malsaine, et qu'il est indispensable qu'ils soient transportés à l'hôpital spécial, dans lequel ils trouveront tous les secours et tous les égards que commande leur triste position. Du reste, les médecins qui seront appelés près d'eux, au début de la maladie, devront s'efforcer de combattre les préjugés qu'ils pourraient avoir contre ces établissements temporaires; et l'autorité que donnent leurs lumières, leur dévouement et leur expérience des misères humaines, ne tardera pas à porter la conviction dans l'esprit de ces pauvres malades et de ceux qui les entourent.

Il est encore une mesure que nous ne saurions trop approuver, et qui a été mise en pratique à Tours, par l'autorité municipale, lors de la dernière épidémie de choléra. Tous les pharmaciens ont été autorisés à délivrer gratuitement, sur l'ordonnance des médecins de la localité, les médicaments nécessaires au traitement des cholériques indigents qui ne voudraient pas être transportés à l'ambulance de Grammont. Le prix de ces médicaments, que les pharmaciens ont délivrés au prix de revient, a été porté au budget des dépenses de la ville. Cet exemple, nous en sommes persuadé, trouverait des imitateurs, si l'affreuse maladie qui a amené cette louable détermination venait encore exercer ses ravages dans notre pays.

Lorsque nous nous sommes occupé de l'étiologie du choléra, nous avons rapporté de nombreux exemples qui prouvent d'une manière péremptoire la nature contagieuse du choléra en certaines circonstances. Il ne pourra donc paraître étonnant à qui que ce soit, que nous venions défendre ici avec conviction, mais dans certaines limites cependant, quelques-unes des mesures sanitaires instituées dans le but de préserver les habitants de tout un pays salubre, du contact de quelques individus frappés par une affection contagieuse, que cette maladie soit la peste, le typhus ou le choléra.

Un mot sur chacune de ces mesures :

Les *lazarets* furent fondés au temps des croisades, sous l'invocation de saint Lazare, pour recevoir principalement les lépreux ; plus tard ils servirent de prisons aux voyageurs suspects de contagion, et de magasins aux effets et marchandises de même provenance. Leur but officiel actuellement est de faciliter les mesures d'observation et d'assainissement qui doivent détruire les germes d'un mal dont on craint la propagation.

On donne le nom de *quarantaine* à la séquestration, à l'isolement auquel on soumet les hommes et les choses que l'on considère comme pouvant compromettre la santé publique ; fixée dans l'origine à une durée de quarante jours, elle se passe au lazaret ou sur les navires. Aujourd'hui la durée des quarantaines est déterminée en dernier ressort par l'intendance sanitaire, et, en grande partie, subordonnée à l'état de santé des individus et à l'espèce de *patente* ou certificat que les navires peuvent fournir.

Il y a quatre espèces de patentes : la patente nette, la patente touchée, la patente suspecte et la patente brute. La *patente nette* est celle qui porte qu'à l'époque du départ il ne régnait aucune maladie contagieuse dans le pays d'où l'on arrive. La *patente touchée*, tout en attestant le bon état sanitaire du pays, déclare que néanmoins il y arrive des navires partis de lieux où règne une maladie contagieuse. La *patente suspecte* annonce l'existence, dans le pays du départ, de maladies que l'on soupçonne être pestilentielles. La *patente brute* affirme qu'il y règne une maladie contagieuse.

On donne le nom de *cordons sanitaires* à la force militaire destinée à cerner à une distance plus ou moins grande les endroits d'où l'on craint de voir se répandre une maladie contagieuse.

Certes, proclamons-le hautement, il y avait de grandes réformes à établir dans ces institutions, qui remontent à la fin du xe siècle; mais nous ne prétendons pas dans cet écrit tracer toutes les modifications qu'on pourrait introduire dans l'établissement des lazarets, des quarantaines, etc., etc. Nous savons que cette réforme est impérieuse, mais nous sommes convaincu qu'elle ne pourra être amenée que par les efforts persévérants des hommes dégagés de préventions et de tout esprit de système.

Nous sommes bien d'avis qu'une affection épidémique et contagieuse qui se propage par l'air, et qui menace d'envahir un pays ou une contrée, de proche en proche, ne pourra être empêchée par les cordons sanitaires. Aussi faisons-nous bon marché de cette mesure. Mais ce que nous sommes obligé de reconnaître, c'est qu'un navire qui viendra d'un pays lointain où règne une affection contagieuse, et qui aura à bord ou des cholériques ou des pestiférés, pourra, grâce aux lazarets et aux quarantaines, ne pas communiquer au port où il voulait aborder, et, par extension, peut-être à tout un pays, la maladie dont son équipage est frappé. En ce cas le lazaret est indispensable, en ce cas les quarantaines jouissent d'une utilité incontestable.

Nous voudrions donc que les lazarets fussent maintenus, et que l'équipage d'un navire muni d'une patente nette qui n'aurait pas eu depuis son départ de malades atteints d'affections contagieuses, fût admis en libre pratique, sur la présentation de ses papiers;

Que l'équipage d'un navire muni d'une patente touchée, suspecte ou brute, s'il est resté plus de dix jours en mer, et qu'il n'ait eu depuis son départ aucun malade à bord, fût soumis dans le lazaret à une quarantaine de cinq jours, après laquelle il sera mis en libre pratique, si aucun phénomène morbide ne vient à éclater. Les marchandises, effets provenant de ce navire, seront purifiés au lazaret;

Que si, au contraire, des malades atteints d'affections contagieuses se trouvaient à bord, l'équipage serait immédiatement introduit au lazaret et astreint à une quarantaine qui serait en rapport avec l'intensité et l'étendue du foyer épidémique. Le navire, les marchandises, etc., etc., seraient, bien entendu, soumis aux moyens de désinfection reconnus les meilleurs.

Ainsi donc, selon nous, les lazarets et les quarantaines ne seraient d'aucune utilité lorsque l'état sanitaire d'un navire porteur d'une patente nette serait resté à l'abri, pendant toute la traversée, d'une affection épidémique et contagieuse.

Dans les autres cas, au contraire, ces mesures auraient réellement de l'efficacité, et cesseraient d'être vexatoires.

Les partisans de la non-contagion du choléra ne manqueront pas de faire valoir encore la grande raison qu'ils invoquent depuis si longtemps, en faveur de la suppression complète de ces mesures sanitaires; ils parleront sans cesse des entraves que ces moyens apportent au commerce, et vanteront l'esprit de progrès de certains gouvernements qui s'en sont affranchis. Mais là n'est pas la question, il s'agit tout simplement de savoir si le choléra est ou n'est pas contagieux? Eh bien! nous avons répondu à cette question, et nous avons démontré que dans des cas heureusement rares, mais qui n'en sont pas moins encore très-fréquents, le choléra était contagieux. Il faut donc en dépit des intérêts commerciaux, si l'on ne veut pas laisser subsister ce qui existe, trouver un moyen d'empêcher la propagation de la maladie, et donner satisfaction aux populations maritimes, qui seraient exposées, par la nature de leurs relations, à être visitées souvent par ce fléau meurtrier, si l'on n'instituait pas un système de précautions capables de s'opposer à sa marche.

Les autorités de la plupart des villes où le choléra a fait invasion ont cru devoir publier des instructions populaires, avec indication des principaux symptômes de la maladie, des moyens de s'en garantir et des remèdes à employer en attendant l'arrivée du médecin.

MM. Gaimard et Gérardin [1] se sont élevés avec force contre ces instructions. Est-il possible, disent-ils, de ramener des populations entières, riches et pauvres, au même régime, aux mêmes habitudes, aux mêmes précautions hygiéniques? Est-il prudent de rendre des personnes étrangères à l'art juges de leur position et arbitres de l'emploi de substances inconnues? N'est-ce point, en un mot, sacrifier un temps précieux à toutes les incertitudes, à toutes les fantaisies d'une ignorance trop souvent présomptueuse?

Il y a, il faut en convenir, quelque chose de vrai dans la tirade de MM. Gaimard et Gérardin; mais les auteurs se sont trop exagéré la portée de ces instructions. Elles sont plutôt faites dans le

[1] *Loc. cit.*, p. 143.

but de tranquilliser le moral des populations, et de persuader que l'autorité, pleine de sollicitude pour ses administrés, veille et est sur ses gardes, que dans l'intention de conseiller à un malheureux cholérique de s'administrer tel médicament de préférence à tel autre.

Quoique nous n'approuvions pas complétement la publication de ces sortes d'instructions, nous n'irons cependant pas aussi loin que ces messieurs, et nous ne les qualifierons pas de nuisibles. Elles peuvent être peu utiles, mais non pas dangereuses.

L'hygiène seule ne devait pas faire les frais du traitement prophylactique du choléra. Les médecins se sont mis à l'œuvre pour rechercher si quelques substances pharmaceutiques, prises à l'intérieur ou employées extérieurement, ne devaient pas amener dans l'économie une modification susceptible de préserver de cette maladie.

Les uns ont conseillé de produire sur tous les points où se déclare le choléra, des dégagements de *gaz ammoniacal* suffisants pour agir sur l'atmosphère viciée, et prolongés jusqu'à la cessation ou l'éloignement de l'épidémie.

D'autres ont prétendu qu'il fallait ouvrir les maisons, placer dans le vase de nuit une certaine quantité de chlorure de sodium, et enfouir les matières excrémentielles sous la terre.

M. Morlière a annoncé à l'Académie de médecine, dans la séance du 18 septembre 1849, les bons résultats qu'il dit avoir obtenus de l'usage de l'*eau chlorée* en lotions. Aucun de ceux qui ont pratiqué ces lotions n'ont eu ni le choléra ni la suette.

Parlerons-nous du fameux emplâtre de résine de sapin qu'il suffit d'appliquer sur sa poitrine pour se préserver du choléra, et qui, au dire du docteur Wageninge, a préservé le roi de Prusse ainsi que tous ceux qui en ont fait usage?

Dirons-nous qu'on a préconisé les fumigations produites par la combustion des bois résineux, et l'évaporation du vinaigre versé sur des corps portés à une température élevée?

Tels sont les moyens les plus saillants conseillés à l'extérieur pour préserver du choléra. Examinons actuellement quels sont les agents que l'on a introduits dans l'économie pour arriver à ce résultat.

M. Frestel, de Saint-Lô, a proposé le *mercure* comme agent de préservation et de traitement dans le choléra : il se fonde sur la propriété antiplastique si connue du mercure. Vu la difficulté de faire pénétrer un composé mercuriel dans l'économie, il conseille de faire usage, comme préservatif, d'un petit tube rempli de mercure, que l'on tiendrait entre les dents à la manière des cigarettes, et de pilules à base de mercure tous les quatre jours. Dans le cas de choléra confirmé, on placerait de temps en temps, sur la bouche du malade, l'extrémité libre de l'appareil à éther, dans le récipient duquel on aurait mis une certaine quantité de mercure, dont on activerait la volatilisation à l'aide d'un bain de sable.

M. Bouchardat a pensé qu'on pourrait donner sans aucun inconvénient, tous les jours, un ou deux milligrammes d'*acide arsénieux*, car à cette dose cet agent augmente l'appétit et l'énergie de la nutrition.

M. le docteur Charrier a communiqué à la société médico-pratique de Paris, dans la séance du 27 août 1849, une formule qu'on a envoyée de Saint-Pétersbourg, et qu'on attribue au docteur Franceschi :

Teinture d'aconit,	12 grammes.
— d'opium,	6 grammes.
Extrait d'aloès,	4 grammes.

On en prend dix gouttes tous les matins dans une cuillerée de café ou de Madère, comme prophylactique. La dose est moindre chez les enfants.

Chez les cholériques elle est de dix à trente gouttes.

L'origine paludéenne du choléra devait nécessairement engager les praticiens à essayer, dans la prophylaxie du choléra, le quinquina et même le sulfate de quinine.

C'est dans cette intention que M. le docteur H. Delfraysse, de Cahors, ancien médecin des armées, a proposé le *sulfate de quinine* à petites doses et administré pendant huit jours, comme préservatif.

M. Haas, médecin allemand, a également conseillé ce médicament; et il pense que si le résultat n'était pas tout à fait satisfaisant, il est toujours probable que sous l'influence de la quinine le choléra perdrait considérablement de son intensité.

M. le docteur Chapelle, médecin à Angoulême, a recommandé aux personnes encore exemptes de la maladie, mais vivant dans un milieu où elle sévit, de faire usage de l'écorce du Pérou comme préservatif de l'épidémie. Il les engage à prendre par jour cinquante à soixante grammes de vin de quinquina calysaya, ou bien de vingt à trente-cinq centigrammes de quinine brute, mêlée à des aliments.

M. Vernois a pu, dans son service de l'hôpital Saint-Antoine, vérifier si le sulfate de quinine devait réellement être mis au nombre des moyens préservatifs du choléra. Des quatre malades qui ont fait le sujet de ses remarques, deux prenaient depuis un certain nombre de jours un gramme de sulfate de quinine par jour, pour combattre une fièvre intermittente tierce, qu'ils avaient gagnée en travaillant au canal de la Marne. Les deux autres, parmi lesquels se trouvait une femme, étaient convalescents d'un rhumatisme aigu; ils avaient pris pendant douze ou quinze jours, de un à deux grammes et demi de sulfate de quinine par jour. Tous quatre sont tombés malades du choléra dans les salles, au plus fort de l'épidémie ; les attaques ont été violentes, et l'homme qui était le plus saturé de quinine a succombé.

On peut donc conclure de ces quatre faits que le sulfate de quinine, dans ces cas, a été loin d'agir comme agent prophylactique. Nous apprécierons plus tard s'il a réellement une action sur le choléra confirmé.

MOYENS CURATIFS.

Nous aurons à nous occuper dans ce chapitre des moyens à employer pour arrêter les phénomènes précurseurs du choléra : nous parlerons ensuite des agents qui peuvent être appliqués dans la période algide, et de ceux qui conviennent dans la période de réaction. Nous mentionnerons en passant quelques médications spéciales propres à certains auteurs, et quelques médicaments qui ont eu une certaine vogue. Nous tracerons les règles à suivre pendant la convalescence. Nous indiquerons comme chose spéciale le traitement du choléra chez les très-jeunes enfants, et nous terminerons en donnant un résumé de tout le traitement.

TRAITEMENT DES PRODROMES.

Lorsque nous avons tracé la description générale du choléra, nous avons dit que cette maladie ne débutait presque jamais d'emblée, qu'elle s'annonçait souvent par des symptômes précurseurs, tels que céphalalgie, borborygmes, nausées, vomissements, diarrhée, et quelquefois constipation opiniâtre, etc., etc. Si en temps d'épidémie un malade éprouve quelques-uns des phénomènes que nous avons signalés, il devra en toute hâte faire appeler son médecin; mais si le médecin se fait trop attendre, les parents du malade pourront sans inconvénients lui faire prendre pendant dix minutes un bain de pied aussi chaud que possible. Au sortir du bain, on essuiera les pieds avec une serviette très-chaude; on fera étendre le malade dans un lit bien bassiné; puis on lui appliquera sur l'abdomen un large cataplasme de farine de lin, que l'on recouvrira d'un morceau de flanelle ou même d'un taffetas gommé.

Si les douleurs de ventre sont très-vives, on pourra se servir pour préparer le cataplasme d'une décoction de têtes de pavot blanc.

Si l'on n'a pas de farine de lin, on la remplacera,

comme le conseille M. Récamier, par du son de froment mêlé avec de la mie de pain ou avec de l'amidon, et on aura soin d'enduire la superficie du cataplasme avec de l'huile d'olive.

On donnera à boire de demi-heure en demi-heure une tasse médiocrement sucrée d'infusion de thé, de camomille, de sauge, de menthe poivrée, de feuilles de cassis et surtout, si l'on peut s'en procurer, de fleurs de sureau.

Une fois le médecin arrivé, il se fera rendre un compte exact de ce qui aura été fait, et prendra la direction du traitement. Il fera ajouter, s'il y a lieu, aux boissons que nous venons d'indiquer une cuillerée à café d'acétate d'ammoniaque par tasse de tisane.

Lorsque la diaphorèse, excitée par cet ensemble de moyens, sera tombée, si le malade éprouve un bien-être général et désire des aliments, on lui donnera de bon bouillon de bœuf bien dégraissé, quelques panades légères, des crèmes de riz, des œufs frais, etc., etc.

S'il y a une constipation opiniâtre, des borborygmes et quelques accidents nerveux, on prescrira une bouteille d'eau de sedlitz à quarante-cinq grammes, à prendre en quatre verres donnés d'heure en heure.

S'il y a embarras gastrique bien prononcé, l'ipécacuanha convient mieux que l'eau de sedlitz ; et souvent quinze décigrammes de cette poudre, divisés en trois doses, ont produit de très-heureux résultats.

TRAITEMENT DE LA CHOLÉRINE.

S'il survient de la diarrhée, et que les évacuations se fassent brusquement, avec explosion de gaz, la maladie est tout à fait caractérisée, et le médecin a affaire à la cholérine.

On administrera alors des lavements de cent à cent vingt-cinq grammes d'eau de riz ou d'eau de laitue, dans lesquels on aura délayé une à deux cuillerées à bouche d'amidon et ajouté quatre à cinq gouttes de laudanum de Sydenham. Ces lavements, qui seront répétés trois fois par jour, devront être à une température douce, afin de ne pas contrarier la moiteur ou la sueur, que tous ces moyens sont destinés à favoriser.

Si l'on n'avait pas de laudanum de Sydenham, on le remplacerait par celui de Rousseau, en ayant soin de n'en employer que deux à trois gouttes par quart de lavement.

Si l'on ne trouvait pas d'amidon sous sa main, et qu'il y eût nécessité d'agir promptement, on y substituerait un ou deux jaunes d'œufs, et même, dit M. Récamier, la partie albumineuse (le blanc) de l'œuf.

On se trouvera bien d'associer à ces moyens l'eau de riz édulcorée avec le sirop de coing, ou le sirop de cachou. Une eau légèrement albumineuse aromatisée avec quelques gouttes d'eau de fleurs d'oranger sera également d'un grand secours. L'eau panée, la décoction de salep seront tour à tour employés, si le malade avait de la répugnance pour les boissons que nous avons précédemment indiquées.

Si, malgré l'ensemble de ce traitement, la diarrhée persiste, il sera urgent d'avoir recours à un vomitif, à un purgatif, ou à un éméto-cathartique, selon les indications qui se présenteront.

Lorsque la langue sera saburrale, qu'il y aura des nausées, des vomituritions, quelque peu de diarrhée stercorale jaunâtre, on se trouvera bien d'administrer l'ipécacuanha à la dose de deux grammes, en trois doses. On facilitera les vomissements en donnant au patient une verrée d'eau tiède dès qu'il aura vomi.

Si la diarrhée s'accompagne de borborygmes, et qu'il n'y ait pas de symptômes d'embarras gastrique, il faudra renoncer immédiatement aux opiacés et les remplacer par quarante grammes de sulfate de soude dissous dans quatre verres d'eau, à prendre en quatre fois d'heure en heure. M. le professeur Récamier a une prédilection très-marquée pour le sulfate de soude, qu'il préfère au sulfate de magnésie et à tous les autres purgatifs, tels que huile de ricin, calomel, etc., etc.

Enfin, si la diarrhée est intense, et qu'il existe en même temps des vomissements bilieux abondants, le malade se trouvera bien de l'administration d'un éméto-cathartique, 30 grammes de sulfate de soude unis à 10 centigrammes de tartre-stibié, dissous dans un demi-litre d'eau d'orge; une demi-verrée toutes les demi-heures.

La cessation de tous les accidents que nous avons énumérés annonce l'entrée en convalescence. Le médecin devra en cette circonstance ne pas perdre son malade de vue, et lui recommander d'observer scrupuleusement le régime qu'il lui tracera, dans la crainte de voir apparaître des accidents redoutables, contre lesquels il est toujours difficile et souvent impossible de lutter avec avantage.

Mais si, en dépit de tous les moyens énoncés ci-dessus, la diarrhée persiste, on devra réellement craindre l'apparition du choléra; il sera dès lors nécessaire de recourir de nouveau, mais toutefois avec une grande réserve, aux opiacés, qui modifient quelquefois si puissamment la diarrhée.

TRAITEMENT DE LA PÉRIODE ALGIDE DU CHOLÉRA.

Il est vraiment fabuleux de voir le nombre des

agents de la matière médicale qui ont été employés dans le but de triompher de la première période du choléra ; mais on cesse d'être étonné de cette multiplicité, de cette prodigalité de remèdes, en se reportant aux symptômes variés et terribles qui se manifestent à cette époque, et surtout en réfléchissant au peu d'efficacité de tous les moyens préconisés. Ne devait-on pas être tenté d'innover, d'essayer quelque agent nouveau, en assistant, pour ainsi dire aux, nombreux insuccès auxquels avaient donné lieu les médications premièrement employées? Notre art était impuissant, et nous ne voulions pas en convenir; par orgueil, nous voulions trouver un traitement que la nature même du choléra nous empêchera toujours de trouver, parce que jamais, quoi qu'on fasse, on ne parviendra à empêcher que ces empoisonnements des populations en masse par la fièvre jaune, le typhus, la peste et le choléra, ne fassent un nombre considérable de victimes, pas plus qu'on ne parviendra à sauver de la mort tous les habitants d'un pays qui aurait été empoisonné par des champignons ou par l'arsenic. Il y a là, dit M. Roche, des bornes fatales posées à la puissance de l'art de guérir, qu'il ne sera jamais donné à la science de l'homme de franchir. Il y a là des impossibilités contre lesquelles viendront toujours se briser les armes les mieux trempées, par la raison toute simple, que nulle science humaine ne pourra jamais faire que l'impossible cesse de l'être.

Les principaux symptômes du choléra sont des évacuations alvines incessantes, des vomissements continuels, un refroidissement qui augmente sans cesse, et qui arrive presque toujours très-promptement à l'algidité ; de la cyanose, des crampes, etc., etc.

On a déjà entrevu que les deux points essentiels auxquels on doit s'attacher dans la thérapeutique de la première période du choléra, consistent : 1° à modérer et surtout à modifier, s'il y a lieu, les évacuations ; 2° à combattre le refroidissement, qui est un des symptômes les plus terribles et les plus difficiles à faire disparaître. En remédiant avantageusement à ces deux indications distinctes, on est à peu près certain d'arriver à un résultat satisfaisant. Pour que la guérison puisse être heureusement tentée, on doit employer des moyens internes et des moyens externes.

MOYENS INTERNES.

Évacuants. — Dans une affection où les déjections alvines et les vomissements constituent les symptômes les plus graves et les plus dangereux, il ne semblait pas de prime abord que les vomitifs et les purgatifs pussent être indiqués ; cependant l'expérience a suffisamment démontré que leur efficacité était incontestable lorsqu'ils étaient convenablement administrés.

Vomitifs. — *L'ipécacuanha*, par ses propriétés vomitives et diaphorétiques, a surtout joui d'une très-grande réputation.

En 1829, le docteur Thompson (de Madras) employa avec succès dans sa pratique l'ipécacuanha à la dose de cinquante centigrammes en une première prise, suivie de demi-heure en demi-heure de prises moitié moindres, et jusqu'à ce que la maladie eût cessé. Il donnait ensuite du Madère et de l'eau en quantité; ce qui, à son dire, provoquait le sommeil.

Le docteur Sophianopoulo proscrivit ce médicament de sa pratique, parce qu'il prétendait que l'ipécacuanha arrêtait souvent la diarrhée rebelle d'une manière instantanée, mais jamais sans danger pour la vie des malades.

Malgré l'avis défavorable de ce médecin, un grand nombre de praticiens français et étrangers ont employé avec des avantages incontestables, en 1832 comme en 1849, l'ipécacuanha contre le choléra asiatique déclaré. Nous pouvons citer particulièrement MM. Foy, à Varsovie; Drault, à Vienne; Swaagman, à Groningue; Spring, en Belgique; Andral, Husson, Guéneau de Mussy,

Gendrin, Monneret, Delarroque, Worms, à Paris; Plouviez, à Lille, etc., etc.

Chacun de ces praticiens a observé des règles différentes dans l'emploi de cet agent médicamenteux; les uns l'ont prescrit comme le docteur Thompson, et se sont servis de la poudre.

D'autres, parmi lesquels on peut citer M. Spring, ne se contentent pas toujours d'administrer la poudre d'ipécacuanha à la dose de 75 centigrammes, à 1 gramme de quart d'heure en quart d'heure ; ils préfèrent, pour que le médicament agisse plus promptement, employer la formule suivante :

Racine d'ipécacuanha,	2 grammes.

Faites infuser pendant un quart d'heure dans:

Eau bouillante.	100 grammes.

Passez et ajoutez :

Poudre de racine d'ipécacuanha,	2 grammes.
Eau de mélisse,	60 grammes.
Éther acétique,	10 gouttes.

Une cuillerée à bouche toutes les dix minutes jusqu'à effet.

M. Delarroque, ancien médecin de l'hôpital Necker, fait vomir ses malades atteints de choléra en leur administrant dans de l'eau de tilleul presque bouillante, 6 cuillerées à bouche de sirop d'ipécacuanha. Pour chaque tasse de tilleul on met deux cuillerées de sirop, et l'on ne s'arrête dans l'emploi de celui-ci que quand les vomissements sont bien établis. On favorisera les évacuations en donnant la même eau toujours très-chaude et sucrée. Il est rare qu'il ne survienne pas de la sueur, soit après, ou même pendant les vomissements.

Quelques médecins ont employé la poudre d'ipécacuanha à doses réfractées.

Tartre-stibié. — Conseillé par quelques auteurs, en Allemagne surtout, il a eu moins de vogue que l'ipécacuanha, à cause de la dépression profonde qui suit presque toujours son administration.

Cependant il a été regardé par un chirurgien militaire de Landrecies volontiers comme un spécifique du choléra. Après de nombreuses expériences faites sur une large échelle, ce praticien en est arrivé à dire que l'émétique est un moyen simple et prompt contre les symptômes du choléra. Au moindre dérangement, à la moindre envie de vomir, qu'il y ait crampes, cyanose, etc., pris à la dose de cinq à dix centigrammes, il fera disparaître tous les accidents en moins de trois heures ou de la journée au plus tard.

Ce fait est tellement démontré par l'évidence, s'écrie-t-il, que si, aujourd'hui, tout individu habitant un lieu infecté par le choléra, portait sur lui 5 à 10 centigrammes de tartre-stibié, et qu'il s'en servît, qu'il fût aux champs où à la ville, le choléra n'arriverait jamais à l'apogée de sa gravité, et un mort, oui un seul mort, ne se compterait pas, ou à peine, sur mille cas.

Sel commun. — A côté de l'ipécacuanha et presque sur le même plan, vient se placer le sel marin. Employé en 1852 par M. le docteur Stevens, médecin de la prison de Coldbath-Fields, il a produit entre ses mains de si beaux résultats que sur 526 cas de choléra, il y eut seulement 44 décès. Toutes les demi-heures ou toutes les heures, suivant la gravité de la maladie, il faisait donner aux malades la poudre suivante :

Chlorure de sodium,	1 gramme	25 centigr.
Bicarbonate de soude,	2 grammes.	
Chlorate de potasse,	» —	35 centigr.

Dans les cas graves, il faisait porter la dose du chlorure de sodium à quatre grammes et même davantage, si les symptômes particuliers semblaient l'indiquer.

En Russie, le sel marin a également joui d'une grande réputation et fait la base d'une méthode de traitement, connue sous le nom de méthode du docteur Sledzievky. Voici en quoi elle consiste : on donne au malade une demi-cuillerée de sel marin dans une tasse d'eau froide ; on l'enveloppe ensuite dans un drap trempé dans l'eau froide chargée de sel, et six hommes sont employés à faire des frictions sur tout le corps pendant un quart d'heure, jusqu'à ce que la peau de la poitrine et du dos ait pris une couleur rouge. Après cela, le malade est parfaitement séché et enveloppé de linges chauds. Toutes les cinq minutes on lui donne une cuillerée d'eau salée, et pour boisson de l'eau froide avec des morceaux de glace : en outre, on fait des lotions d'eau froide sur la tête, et on administre des lavements d'eau salée. Lorsque les symptômes cholériques se sont calmés, on rentre dans le traitement général.

En France on a expérimenté le sel marin, on l'a fait prendre en potions et en lavements; et les succès que l'on avait constatés aux Indes, en Angleterre, en Russie, n'ont pas été assez constants pour qu'on pût continuer pendant longtemps l'administration de ce remède. Mon ami le docteur Oulmont, chef de clinique de M. le professeur Fouquier, a employé le sel marin sous les formes suivantes à l'hôpital de la Charité, et il n'a point obtenu de résultats satisfaisants.

POTION.

Chlorure de sodium,	12	grammes.
Eau de menthe,	125	grammes.
Sirop diacode,	40	grammes.

Une cuillerée à bouche de demi-heure en demi-heure.

LAVEMENT.

Eau,	125 grammes.
Chlorure de sodium,	12 à 15 grammes.
Laudanum de Sydenham,	12 à 20 gouttes.

Un matin et soir.

M. Ambroise Tardieu, qui s'était fait expédier du Havre un tonneau d'eau de mer, a administré ce liquide sans aucuns bons résultats; il a expérimenté ensuite l'eau salée, et lui a reconnu plus d'efficacité qu'à l'eau de mer.

Purgatifs. — Le *calomel* est de tous les purgatifs celui qu'on a le plus employé contre le choléra.

C'est surtout dans l'Inde qu'on y a eu recours. «Quoiqu'on ne puisse affirmer, disent les membres du bureau médical de Calcutta, qu'il ait aucune vertu spécifique propre à arrêter l'action de la maladie, il est indubitable qu'il est fréquemment utile pour diminuer l'irritabilité, et qu'il a même le pouvoir de produire une certaine opération sédative qu'on ne peut obtenir par l'usage des autres substances médicamenteuses.»

M. le docteur Searle, qui était venu en 1831 en Pologne, pour y combattre le choléra à l'aide de l'expérience qu'il avait acquise dans l'Inde, vit sa méthode de traitement par le calomel échouer dans le plus grand nombre des cas. M. Foy affirme que sur 22 malades traités par cette méthode, 18 succombaient, et que pendant les trois mois de séjour de M. Searle à Varsovie, cette effrayante proportion fut toujours à peu près la même.

En Hollande, en Belgique et en Russie, on a eu, dans la dernière épidémie qui a visité ces pays, à se louer de l'emploi du calomel. En Belgique on l'a prescrit à très-hautes doses, quinze à vingt-cinq centigrammes toutes les demi-heures jusqu'à ce qu'on ait obtenu des selles vertes. Quand ce résultat se faisait trop attendre, on associait le calomel à la rhubarbe, et on donnait tous les quarts d'heure vingt-cinq centigrammes de calomel et cinquante centigrammes de rhubarbe, jusqu'à ce que les selles eussent changé d'aspect.

Les prétendus succès obtenus aux Indes surtout par des médecins anglais, devaient nécessairement faire que le calomel fût mis en usage en Angleterre : c'est ce qui a eu lieu ; mais les succès n'ont pas été brillants, et nous pouvons même dire que toutes les fois qu'il s'est agi de cas graves traités soit à Charing-Cross-hospital, soit à Middlesex-hospital, soit à Westminster-hospital, etc., etc., les revers ont été constants.

Cependant le docteur Elliotson, l'un des meilleurs praticiens de Londres, prétend avoir eu beaucoup à se louer, dans les cas excessivement graves, de l'emploi du calomel. La méthode qu'il a employée diffère de celle qui a été généralement adoptée. Ce médecin donne le calomel à de fortes doses, à de très-courts intervalles et sans la moindre quantité d'opium. Dans le cas où le malade est tombé dans la période de collapsus, il administre immédiatement un vomitif, composé de sel commun, qui a l'avantage de se trouver toujours sous la main, et de n'être pas suivi de l'anéantissement que donnent les antimoniaux. Lorsqu'un vomissement bien franc a été produit, le calomel est administré à la dose de cinquante centigrammes tous les quarts d'heure à un adulte, et à la dose de vingt cinq centigrammes aux malades plus jeunes. Ce traitement est continué jusqu'à ce qu'il se manifeste un changement dans le caractère des selles, jusqu'à ce qu'il y ait apparition évidente de l'excrétion biliaire. On donne en même temps de l'eau glacée en abondance. Le docteur Elliotson a traité récemment de cette façon 15 cas de choléra graves, dont d'autres praticiens avaient désespéré, et il les a traités tous avec le même succès. Dans un de ces cas on donna jusqu'à trente grammes de calomel ; mais ni dans ce cas, ni dans aucun autre, on ne vit se manifester les effets consécutifs ordinaires de ce médicament.

Il est encore une méthode d'administrer le calomel que nous devons signaler ici, à cause des bons résultats qu'en a obtenus son auteur le docteur Ayre, de Hull.

M. Ayre donne cinq à dix centigrammes de calomel avec une ou deux gouttes de laudanum de cinq en cinq ou de dix en dix minutes selon l'occurrence, pendant plusieurs heures consécutives, en omettant parfois le laudanum, et c'est là sa seule médication dans tous les cas cyanosés qu'il a à traiter: il n'emploie presque aucun des moyens auxiliaires usités, ni stimulants, ni saignées, ni émétiques, ni bains, ni frictions. Les moyens de caléfaction sont seuls mis en usage. Il s'astreint complétement au calomel dans les doses sus-mentionnées, et ne met d'autres limites à l'usage de ce sel, que celles que la maladie elle-même désigne. Il fait continuer l'administration du remède tant que le collapsus persiste; car l'absorption du calomel n'ayant pas lieu durant cette phase, il n'y a pas de ptyalisme à craindre.

M. Ayre affirme que les insuccès doivent être attribués principalement à l'inattention des personnes placées près du malade, et il ajoute qu'à peine un sur dix, de ceux qui guérirent à Sunderland, n'eut de fièvre typhoïde consécutive. La maladie était en quelque sorte vaincue entièrement par l'action hépatique que le calomel ne manquait pas de provoquer. Pour les enfants, les doses étaient proportionnellement diminuées. L'auteur cite, entre autres, le cas d'un homme d'âge moyen qui prit plus de trente-deux grammes de calomel, et guérit en moins d'une semaine sans ptyalisme et sans fièvre consécutive.

Généralement les médecins français ont fait peu d'accueil à ce médicament; ils ont bien reconnu qu'il pouvait modifier efficacement la sécrétion intestinale, mais aussi ils ont compris qu'en sa qualité de sel mercuriel il déprime les forces, qui sont si utiles pour obtenir une réaction légitime.

Les purgatifs salins ont eu en France la vogue que le calomel a eue en Angleterre.

Le *sulfate de soude*, le *sulfate de magnésie* et l'*eau de sedlitz* peuvent être mis sur la même ligne. Cependant M. Récamier a donné la préférence au sulfate de soude: il l'administre à la dose de huit grammes, réitérée d'heure en heure.

Les médecins de l'Ile-de-France ont adopté le sulfate de soude dans le traitement du choléra. Ils ont d'abord fait prendre aux cholériques huit grammes de ce sel, et ont augmenté la dose de deux grammes d'heure en heure, jusqu'à ce que les déjections devinssent jaunes. On cite une négresse qui prit six cent soixante-douze grammes de ce sel, à la propriété duquel le salut de plusieurs centaines de nègres est attribué.

M. le docteur Durand (de Lunel), médecin de l'hôpital du Gros-Caillou, a recours dans la période algide très-peu prononcée à une potion éméto-cathartique composée de

Eau de tilleul,	60	grammes.
Poudre d'ipécacuanha,	2	—
Sulfate de magnésie,	20	—

à prendre en deux fois, et dont on aide l'action par de l'eau tiède en abondance, pendant les vomissements provoqués.

Une ou deux heures après, on donne deux, trois ou même quatre bouteilles d'eau de sedlitz à cinquante grammes chaque, et à prendre dans les vingt-quatre heures; ou bien deux, trois ou quatre potions avec manne, soixante grammes, sulfate de magnésie, vingt grammes; tisane d'orge miellée, en abondance, après l'administration de chaque potion.

Ces moyens sont secondés par trois lavements purgatifs par jour, avec séné et sulfate de soude.

Si les symptômes ne cèdent pas, on revient à la potion éméto-cathartique. Si au contraire ils paraissent s'amender, on s'en tiendra pendant quelques jours, dans la crainte d'une période comateuse toujours imminente, à l'emploi des laxatifs répétés et des lavements purgatifs.

Les résultats de cette médication ont été des plus favorables, et son efficacité paraît s'exercer principalement sur la réaction, qu'elle établit assez promptement; sur les crampes, qui cessent bientôt; sur les vomissements surtout, qui se modèrent peu de temps après l'emploi des éméto-cathartiques. Les selles ne tardent pas à devenir bilieuses, la fièvre de réaction n'est jamais trop vive, et l'état typhoïde est presque toujours prévenu.

En Angleterre on a beaucoup employé l'*huile de ricin* et l'*aloès*.

L'*huile de croton*, vantée par les médecins qui pratiquent dans l'Inde, a complétement échoué entre les mains de M. Bailly.

La *coloquinte*, au dire de Delpech, a toujours été nuisible dans le traitement du choléra.

La *rhubarbe* a rendu de grands services en Pologne.

II. Narcotiques. — Dans une maladie où le système nerveux est si fortement ébranlé, où les désordres qui sont sous sa dépendance sont si graves et si immédiats, il était naturel de recourir à l'usage des narcotiques. Bien des essais ont été faits dans cette direction: les uns ont été malheureux; les autres semblent promettre quelques espérances. Examinons rapidement les uns et les autres.

Opium. — L'opium semblait devoir être employé à haute dose contre le choléra. Sydenham l'avait préconisé comme l'agent le plus utile contre cette affection; mais si cet immortel praticien enregistra de tels succès en employant ce médicament, c'est qu'il eut affaire à une tout autre maladie que le choléra asiatique.

En effet, pour ne signaler qu'une différence: dans le choléra asiatique, le cours de la bile est suspendu; dans le choléra observé par Sydenham, la sécrétion biliaire était extrêmement abondante; on comprend combien les opiacés pouvaient avoir de puissance pour modérer cette sécrétion exagérée. Puis il est, selon M. Bouchardat, un fait d'observation thérapeutique très-important, c'est que l'action dynamique des médicaments introduits dans l'appareil digestif est toujours affaiblie quand la sécrétion de la bile est très-abondante; tandis que le contraire se remarque lorsque la sécrétion biliaire est suspendue.

Burke (de Calcutta) vanta vivement l'opium; il le prescrivit à la dose de trois à quatre grammes dans les vingt-quatre heures.

On administre généralement dans l'Inde l'opium à très-haute dose. Quelques médecins anglais ont donné le laudanum de Sydenham à la dose de quatre-vingts gouttes, à prendre en une seule fois ou à de très-courts intervalles. Voici, du reste, le mélange indiqué par un missionnaire anglais :

Laudanum de Sydenham,	80 gouttes.
Eau-de-vie,	1 verrée.
Huile de ricin,	2 cuillerées.

Mêlez.

Une pareille mixture est encore, dit-on, très-usitée au Bengale; on la tient préparée dans un grand nombre de maisons, pour qu'il soit possible de l'administrer dès les premières atteintes du mal.

On se borne souvent, dit M. Tardieu [1], à remplir un verre à vin de Bordeaux avec un tiers de laudanum et deux tiers d'eau-de-vie. La proportion d'opium pris par des cholériques a été, dans certains cas, vraiment effrayante. On leur a quelquefois donné jusqu'à vingt grammes de laudanum d'un seul coup.

A l'exemple des médecins anglais exerçant dans l'Inde, M. Jannichen employa en Russie, en 1830, l'opium à haute dose, dans l'intention de paralyser, pour ainsi dire, l'innervation de la dixième paire sur les sécrétions intestinales, transformées alors en véritables transsudations colliquatives.

Les médecins français envoyés à Varsovie furent effrayés des résultats déplorables de l'opium employé à haute dose. Les malades auxquels on prescrivait les doses énormes indiquées comme vulgairement employées dans l'Inde, s'ils ne mouraient pas du choléra, périssaient par l'opium.

Delpech, qui observa le choléra en Angleterre, n'hésita pas à dire que l'opium à haute dose était inutile ou dangereux.

[1] *Loc. cit.*, p. 169.

En 1832, quelques médecins de Paris employèrent d'abord l'opium à haute dose (laudanum, douze grammes, dans une potion de cent cinquante grammes), à prendre par cuillerée à bouche de demi-heure en demi-heure, et des quarts de lavement avec quatre grammes de laudanum, matin et soir. Mais quelques jours suffirent pour faire abandonner une méthode dont les revers furent terribles.

En 1848-1849, en Hollande, en Belgique, en France, en Russie, en Prusse, etc., les cholériques auxquels on administra l'opium à haute dose virent les vomissements et la diarrhée s'arrêter presque subitement; mais ils tombèrent tous en très-peu de temps dans un état typhoïde accompagné d'un profond assoupissement qui se termina rapidement par la mort.

Les opiacés à faible dose, au contraire, ont été reconnus utiles dans les prodromes et dans la période algide du choléra, par la plupart des praticiens. Seulement les uns ont conseillé l'*extrait aqueux thébaïque*, les autres ont recommandé le *laudanum de Sydenham;* quelques-uns ont pensé que la *morphine* aurait plus d'avantages, etc. Delpech s'était surtout montré très-partisan de l'*acétate de morphine* à la dose d'un centigramme, pour prévenir le développement de la maladie en arrêtant le cours des prodromes.

M. le docteur Handvogel s'est très-bien trouvé de pratiquer une petite incision à la région épigastrique et d'y appliquer deux à cinq centigrammes de *chlorhydrate de morphine*. Immédiatement la chaleur reparaissait, et les vomissements et les déjections alvines diminuaient considérablement.

Nous avons nous-même, dans bien des circonstances, fait appliquer sur la plaie d'un vésicatoire placé à l'épigastre un à deux centigrammes d'acétate de morphine, dans le but de faire cesser soit le hoquet, soit des vomissements très-opiniâtres; et nous avons presque toujours eu lieu de nous en féliciter.

Nous nous sommet également servi, pour modérer les vomissements, de la potion de Rivière, additionnée d'un à deux grammes de laudanum de Sydenham. Ce moyen a été quelquefois suivi de bons résultats.

La *poudre de Dower*, par prises de vingt centigrammes toutes les heures, a été administrée avec succès dans la dernière épidémie qui a ravagé la France et l'Angleterre.

La *thériaque*, à la dose de cinq à dix grammes dans du vin, a rendu à M. Récamier de véritables services dans les cas de prodromes du choléra, ou dans les convalescences de cette maladie, qui sont quelquefois si longues et si pénibles.

Le *diascordium* a procuré aussi des avantages signalés à quelques praticiens.

Solanées vireuses. — L'immunité dont ont semblé jouir les employés des manufactures de tabacs, en 1832 et en 1849, ont engagé quelques médecins à conseiller le *tabac* dans le choléra. Delpech a fortement blâmé l'administration des lavements de tabac.

Mais un journal de médecine de Boston a publié tout récemment que M. le docteur W. Moore, médecin à Mobile, guérit tous les cholériques avec un lavement de tabac (quatre grammes pour un litre d'eau). Il essaya d'abord ce traitement sur un nègre sans pouls, cyanosé, et dont les muscles étaient tellement roidis, que le pauvre malade ne reposait que sur ses coudes et ses talons. Cinq minutes après le lavement, il y avait du soulagement, et la cure fut terminée par l'administration d'une décoction de séné. M. Moore rapporte qu'atteint lui-même du choléra, il avait calmé ses crampes et sa diarrhée avec une tasse de décoction de tabac.

Belladone. — L'extrait de belladone, à la dose de un centigramme par pilule, a réussi à merveille à calmer les vomissements.

Quelques médecins, parmi lesquels nous citerons M. Martin-Solon, ont employé l'extrait de belladone en frictions, pour calmer les crampes.

M. Bouchardat a pensé qu'on pourrait tenter l'emploi de l'*atropine* par la méthode endermique, à la dose d'un demi ou d'un centigramme, soit pour combattre des crampes très-douloureuses, soit pour causer une perturbation dans le système nerveux, plongé dans un collapsus profond.

Haschich et teinture de cannabine. — La résine extraite du chanvre indien a été employée contre le choléra, dans les hôpitaux de Calcutta, par les docteurs Obriest, Raleigh, Esdale, O'Shaugnesy: ils disent en avoir obtenu de bons résultats. M. Aubert-Roche nous avait déjà appris que le haschich avait été employé en Égypte contre cette redoutable affection avec de véritables succès. Ces faits seraient probablement restés dans l'oubli, si M. Willemin, médecin sanitaire au Caire, n'avait vivement impressionné l'Académie de médecine par la lecture d'un travail sur ce sujet. M. le docteur Willemin, atteint dans la Basse-Égypte du choléra le plus grave, attribue sa guérison à la teinture de cannabine qu'il s'administra, à la dose de dix à trente gouttes, dans un véhicule approprié.

M. Gastinel, pharmacien au Caire, a fait connaître la formule de la potion qui a eu des résultats si merveilleux dans l'épidémie de choléra qui a sévi au Caire.

Infusion chaude de camomille,	96	grammes.
Sirop simple,	30	—
Teinture de haschischine,	40	gouttes.

A prendre en une seule fois dans la période algide du choléra.

Nous comprenons parfaitement que le chanvre indien, qui est un stimulant si énergique et si spécial du système nerveux, soit employé avec bonheur pour remédier à cette stupeur remarquable du système nerveux et au défaut d'activité des fonctions qui sont sous sa dépendance. Mais nous sommes étonné qu'on n'ait pas pensé en cette circonstance à l'associer au café, comme l'a conseillé M. Moreau dans le traitement de quelques formes d'aliénation mentale.

Malgré l'emploi de tous ces moyens rangés dans la grande catégorie des *narcotiques*, il sera de la plus indispensable nécessité de faire tous ses efforts pour réchauffer les cholériques et de surveiller la réaction.

III. Astringents. — Il était impossible que dans une maladie où les évacuations alvines sont si fréquentes et si rebelles, on n'eût pas recours à la médication astringente. Aussi de nombreux essais ont-ils été faits dans ce sens, et a-t-on mis à contribution presque tous les agents de cette classe de médicaments ; mais, hâtons-nous de le dire, ce fut très-souvent en vain qu'on les employa, et on put même remarquer dans un grand nombre de cas qu'il y avait danger à supprimer brusquement les déjections morbides.

Le *tannin* est un des astringents qui ont eu le plus de vogue; nous nous sommes surtout fort bien trouvé de son administration dans la période prodromique, et nous l'avons alors donné soit en potion, soit en pilules, et presque toujours comme adjuvant en lavements.

A Tours, pendant l'épidémie de 1849, et surtout lorsqu'il s'est agi de la cholérine, les médecins de cette localité ont presque tous eu à se louer de l'emploi du tannin. Voici quelle était la formule généralement mise en usage:

Eau de laitue,	150	grammes.
Laudanum de Sydenham,	2	—
Tannin,	1	—
Sirop de coings,	60	—
Éther sulfurique,	15	gouttes.

A prendre par cuillerée d'heure en heure.

Le docteur A. de Graefe, dans une brochure qu'il a publiée en 1848 à Berlin, émet l'opinion que le choléra consiste essentiellement en un processus colliquatif de la muqueuse intestinale, par suite duquel cette dernière perd son épithélium. Le tannin lui a paru le médicament le plus propre à arrêter cette colliquation, et même à régénérer en quelque sorte un épithélium, l'acide tannique formant des combinaisons insolubles avec les matières animales. Voici comment M. de Graefe emploie le tannin :

Acide tannique,	2 à 4	gramm.
Eau de cannelle,	100	—
Mucilage de gomme arabique,	100	—

Une cuillerée à bouche de demi-heure en demi-heure.

M. A. de Graefe a employé cette potion dans dix cas de choléra confirmés : deux seulement se sont terminés par la mort.

Le docteur Gabler, de Berlin, a également traité avec le tannin quatre cas de choléra, dont trois bien caractérisés, et a sauvé tous ses malades.

L'*alun* n'a pas joui d'une grande faveur dans le traitement du choléra. Nous l'avons expérimenté nous-même dans notre pratique, et nous l'avons également employé sans succès à l'ambulance de Grammont.

M. Gendrin a associé l'alun à l'opium ; mais les succès n'ont point donné d'autorité à cette méthode.

Ratanhia. — Jahnichen, en Russie, employa, pour combattre la diarrhée, l'extrait ou la décoction de ratanhia, soit sous forme de boisson, soit beaucoup plus souvent en lavement. Cet exemple fut imité par un grand nombre de médecins français.

Acétate de plomb. — Dupuytren, dès le début de l'épidémie de 1832, employa le sous-acétate de plomb à la dose de cinquante gouttes, pour une potion à prendre par cuillerée d'heure en heure; les insuccès attachés à cette méthode le contraignirent bientôt à abandonner ce médicament. Mais à Dublin les vomissements et la diarrhée cédèrent comme par enchantement à de petites doses d'acétate de plomb cristallisé, associées à de très-petites doses d'extrait gommeux d'opium; et cette méthode, inventée par le docteur Graves, se montra si efficace, qu'elle fut bientôt adoptée par la majorité des médecins de Dublin.

Voici pour un adulte la prescription de M. Graves :

Acétate de plomb cristallisé,	2	grammes.
Poudre de réglisse,	30	centigr.
Extr. gom. d'opium,	8	—
Miel,	q. s.	

Divisez en dix-huit pilules.

M. le docteur Bretonneau a employé la formule du docteur Graves, et dit en avoir obtenu de très-bons résultats.

Nous avons nous-même vu M. Bretonneau administrer l'acétate de plomb à l'ambulance de

Grammont, lors de la terrible catastrophe du pénitencier; mais les insuccès auxquels furent condamnées toutes les méthodes, par suite de la gravité du mal, qui tuait habituellement les malades en quelques heures, ne nous permettent pas de nous prononcer, en cette circonstance, sur la valeur de cette médication. Voici comment cet habile praticien administrait les pilules d'acétate de plomb : pendant l'extrême fréquence des vomissements et de la diarrhée, les pilules sont d'abord données de demi-heure en demi-heure; alors elles sont souvent rejetées ou rapidement entraînées par les selles; mais dès que le calme s'établit, elles ne sont plus données qu'à une, deux, trois, quatre, six, huit heures d'intervalle.

C'est surtout, dit M. Bretonneau [1], au moment où le calme renaît, où les pilules peuvent être moins tumultueusement administrées et leur effet plus facilement observé, que leur bénigne influence peut être plus exactement appréciée, lorsque après chaque dose on voit la soif s'apaiser, le dégoût et la répugnance s'évanouir, et un peu plus tard le cours des urines se rétablir.

Après tant d'illusions, ces heureux résultats auraient bien peu de poids, s'ils n'avaient été

[1] *Avis sur le Cholêra*, Tours, 1849, in-4°.

obtenus qu'à Tours; mais dans l'Indoustan, berceau du choléra, plusieurs médecins anglais ont pu constater les bons effets de la médication irlandaise.

La méthode du docteur Graves a été mise en usage avec succès à Saint-Bartholomee's hospital, en 1849, pour modérer la diarrhée.

Cachou. — Le cachou a été employé soit en poudre, soit en sirop, dans le traitement du choléra.

M. le docteur Depierris a conseillé comme spécifique dans la diarrhée cholérique la formule suivante :

Eau bouillante,	250	grammes.
Cachou en poudre,	10	—
Valériane en poudre,	3	—

Faites une infusion, passez et ajoutez :

Laudanum de Sydenham,	6	gouttes.
Éther sulfurique,	4	—

Dès que la diarrhée se manifeste, prendre en une seule fois cent vingt-cinq grammes de cette potion, à la température ordinaire; le reste d'heure en heure, par doses de dix, vingt, trente grammes; continuer pendant cinq ou six jours, même quand les selles sont supprimées.

Le *sous-nitrate de bismuth* fut vanté par le docteur Léo, de Varsovie, en 1831. Il employait ce médicament à la dose de quinze centigrammes, toutes les deux ou trois heures.

Les médecins qui expérimentèrent cette préparation enregistrèrent plus de revers que de réussites.

Biett crut à l'utilité de cet agent.

M. Monneret en fait grand cas dans le traitement de la cholérine, et le donne à haute dose.

Nous avons toujours constaté la parfaite innocuité du sous-nitrate de bismuth donné à très-haute dose, et nous avons eu souvent à admirer les excellents effets de ce médicament, surtout dans les cas de cholérine grave.

Acides. — Pour combattre les vomissements, le docteur Sophianopoulo a conseillé de donner d'abord de petites cuillerées d'eau clarifiée, aiguisée avec le jus de citron ou l'acide sulfurique, à la dose d'une demi-goutte pour une verrée. Après une demi-heure environ, il faisait entourer de glace le verre contenant la boisson, et il continuait à administrer le liquide sans interruption et par petites gorgées. Dès que l'estomac était habitué au froid, il conseillait toutes les cinq minutes de petits morceaux de glace, en engageant le malade à les avaler avant qu'ils fussent fondus.

Nitrate d'argent. — En Russie, en Angleterre,

en France, on a pensé au nitrate d'argent, comme moyen de modifier la membrane muqueuse de l'intestin et d'en modérer l'exhalation morbide.

M. le docteur Barth, à l'hospice de la Salpêtrière, l'a d'abord employé en lavement, à la dose de quinze à vingt-cinq centigrammes dans cent cinquante grammes d'eau distillée; il a bientôt reconnu l'insuffisance de ce mode d'administration; et considérant que la supersécrétion continuait dans l'intestin grêle, il a cru nécessaire d'introduire aussi le nitrate d'argent par la partie supérieure des voies digestives; il a donc donné ce sel en potion, à la dose de quinze centigrammes dans cent vingt-cinq grammes de véhicule; mais à ce degré de concentration la solution médicamenteuse a paru aux malades d'une saveur trop styptique; alors M. Barth a réduit la quantité de nitrate d'argent à cinq centigrammes pour cent vingt-cinq grammes d'eau distillée, sans adjuvant ni correctif.

Une amélioration incontestable ayant, dans plusieurs cas très-graves, suivi de près l'administration de ce médicament, M. Barth a été encouragé à en répéter l'emploi, et maintes fois depuis lors, soit à l'hôpital, soit dans sa pratique particulière, il en a retiré des effets avantageux.

M. le docteur Greslou, de Chartres, a également employé le nitrate d'argent, et l'a administré à bien plus hautes doses que M. Barth.

Nitrate d'argent, 20 centigrammes.
Eau distillée, 100 grammes.
Sirop de sucre, 15 —

Une cuillerée de deux heures en deux heures.

Au bout de quarante-huit heures, pendant lesquelles, malgré la soif des malades, l'ingestion d'aucun autre liquide n'était permise, les vomissements, la diarrhée, les crampes, avaient entièrement cessé ; le pouls avait repris de la force, la peau était chaude.

Chez les malades qui ont suivi ce traitement, la réaction a été à peine sensible et ne s'est accompagnée d'aucun des accidents qui rendent cette période de la maladie si fréquemment mortelle.

IV. Excitants généraux. — Le refroidissement et la cyanose étant des symptômes très-alarmants du choléra, on a dû employer, dans l'intention de les faire disparaître, les stimulants les plus divers.

C'est ainsi que les médecins de toutes les contrées se sont entendus pour prescrire des boissons chaudes, aromatiques, telles que les *infusions de menthe*, de *sauge*, de *serpolet*, de *camomille*, de *thé*, de *feuilles d'oranger*, etc., etc.

En 1832, au moment où le choléra commençait à sévir en France, M. Magendie, voyant que la plupart des méthodes de traitement ne comptaient que des revers, mit à profit l'expérience des médecins russes, qui avaient vanté les alcooliques et s'en étaient bien trouvés. Il prescrivit d'abord aux cholériques plusieurs verres de punch au thé, à une température aussi élevée que le malade pouvait le supporter; puis dans la journée il administra par cuillerées, et à des intervalles assez rapprochés, du vin chaud aromatisé avec de la cannelle.

Cette méthode a encore été employée en 1849, mais elle demande dans son application la plus grande circonspection ; car si les personnes appelées à donner des soins aux malades s'avisaient de dépasser les prescriptions du médecin, on serait exposé à voir les malheureux cholériques tomber dans l'ivresse occasionnée par les alcooliques, (ivresse qui s'accompagne ordinairement, même chez les personnes valides, d'un refroidissement général qui a souvent mis leurs jours en danger). On comprend donc de quelle gravité serait, dans la thérapeutique du choléra, l'application outrée d'une méthode qui, au lieu d'apporter une modification heureuse à la maladie, serait au contraire une cause certaine d'insuccès et même de mort.

L'*éther sulfurique*, administré à doses modérées et répétées, a rendu d'incontestables services pour ranimer l'économie défaillante. On l'a donné soit en potion, soit en lavement.

Nous avons assez souvent ordonné avec succès des quarts de lavement ainsi composés :

Infusion de camomille,	100	grammes.
Éther sulfurique,	4	—
Camphre,	30	centigr.

Ce lavement était répété matin et soir.

MM. Trousseau et Pidoux disent, dans leur traité de thérapeutique, avoir eu beaucoup à se louer du sirop d'éther, donné à la dose d'une cuillerée à bouche toutes les heures.

Nous nous sommes surtout bien trouvé de l'emploi du sirop d'éther dans le choléra des enfants ; nous aurons occasion d'y revenir en parlant du traitement propre à cette maladie dans l'enfance.

M. Wolff, médecin de l'hôpital de Varsovie, a employé l'éther phosphoré dans quatre cas :

Éther,	12 grammes.
Phosphore,	15 centigrammes.

Il a eu deux succès et deux revers.

Le docteur Bernard, de Château-Salins, a adopté une méthode de traitement qu'il regarde comme supérieure à toutes celles qui ont été mises en usage dans le traitement du choléra. Médecin à la Havane, lors de l'épidémie de 1833, et bientôt atteint lui-même du terrible fléau, il se décida à prendre en une seule fois, dans soixante-quatre grammes d'une infusion légère d'écorce d'oranges, quatre grammes d'éther sulfurique et 20 centigrammes d'acétate de morphine. Une heure après, la période algide était remplacée par une réaction violente et énergique, qui fut combattue par une large saignée au bras. Revenu à la vie, M. Bernard fit l'essai de sa méthode sur les malades qu'il eut à traiter du choléra, et il assure qu'il s'en est servi avec un grand avantage pour obtenir la réaction.

Période prodromique, cholérine, choléra confirmé, tous ces états, M. Bernard les combat par l'éther sulfurique opiacé; seulement dans la période prodromique il prescrit vingt-cinq à trente gouttes d'éther opiacé n° 1, soir et matin :

N° 1. Éther sulfurique, 4 grammes.
Acétate de morphine, 10 centigrammes.

Il fait faire en même temps des embrocations d'huile opiacée tous les quatre heures.

Huile de camomille, 120 grammes.
Acétate de morphine, 30 centigrammes.

Pour la cholérine il donne au malade toutes les heures 60 gouttes de l'éther opiacé n° 2 :

N° 2. Éther sulfurique, 8 grammes.
Acétate de morphine, 10 centigrammes.

La réaction se manifeste presque toujours au bout de quatre ou cinq heures.

Pour le choléra confirmé, l'éther n° 2 se donne à la dose de cent huit gouttes toutes les deux heures, et durant quatre heures. En désespoir de cause, on peut donner deux à trois cents gouttes de l'éther opiacé n° 3 :

N° 3.	Éther sulfurique,	12 grammes.
	Acétate de morphine,	5 centigrammes.

On répète cette dose, suivant les circonstances, jusqu'à réaction. On y joint les frictions huilées et opiacées, l'eau fraîche à la glace et édulcorée avec le sirop d'éther.

A l'île Bourbon, en 1819, on faisait usage d'huile d'olive mêlée au camphre et à l'éther, prise intérieurement à grandes doses; on prétend en avoir obtenu d'étonnants succès. On assure que M. Goldemar l'ayant employée pour tâcher d'arracher à la mort 36 nègres de son habitation qui étaient atteints du choléra, parvint à en sauver 34.

Thé. Café. — Les caféiques, qui jouissent de si grandes propriétés pour ranimer la vie, et qui, dans plusieurs empoisonnements, rendent des services incontestables, ont été employés avec un bien faible succès dans le traitement du choléra.

Quelques praticiens et surtout les médecins

russes ont administré le rhum et l'eau-de-vie dans le café.

Quelques autres ont donné le sulfate de quinine dans une infusion de café.

MM. les docteurs Dehenne et Demeuninck, de Bourbourg (Nord), disent que la croyance que le café et le vin chaud épicé étaient de bons moyens dans le traitement du choléra, a coûté la vie à bien des personnes.

L'*essence de menthe* se présente, dit M. Bouchardat, avec une large auréole de recommandation, et a souvent été employée avec succès pour activer et même pour ranimer la circulation.

L'*huile de cajeput* a surtout été préconisée par les médecins anglais qui l'ont souvent prescrite avec bonheur dans l'Inde. Les médecins russes n'ont pas eu à se louer de son emploi, tandis qu'à Berlin elle a procuré un assez bon nombre de guérisons. Il faut principalement l'administrer dès les premières atteintes du mal; car une fois la période algide bien prononcée, elle offre beaucoup moins de chances de réussite. Quand elle doit amener un résultat heureux, les malades ressentent à l'estomac une chaleur agréable qui se propage dans tout le corps. L'huile de cajeput se donne à la dose de vingt à quarante gouttes dans une infusion de thé.

Les *naphtes*, qui se rapprochent par leur composition et leur action des huiles essentielles, ont été aussi très vivement conseillées dans le traitement du choléra asiatique.

M. Jahnichen, dans le but de stimuler l'action du cœur, employait en 1830 les naphtes à haute dose quand la saignée n'était plus possible; il cite des faits qui militent en faveur de cette méthode.

L'*élixir de Woronèje*, qui a joui d'une si grande réputation et qui a été considéré comme spécifique du choléra, doit ses succès à la naphte qui entre dans sa composition : ce n'est pas la naphte ordinaire des officines, mais la naphte pure, blanche, ou rosée, bitume non distillé, qui vient du Béku ou des bords de la mer Caspienne.

Voici la composition de cet élixir :

Esprit-de-vin,	4 litres.
Vinaigre de vin,	750 grammes.
Essence de menthe poivrée,	250 grammes.
Huile d'olive,	15 grammes.
Naphte,	2 grammes.
Eau royale,	2 grammes.
Nitre purifié,	4 gr. 75 centigr.
Poivre,	4 gr. 75 centigr.
Sel ammoniac,	4 grammes.

Laissez digérer le tout pendant deux heures.

La dose est de deux cuillerées à café tous les quarts d'heure.

Le prince Woronzow, en visitant l'hôpital de Tamikan, fut frappé de n'y voir qu'un très-petit nombre de Cosaques atteints du choléra; il en demanda la cause, et il apprit que cette milice était soumise à l'usage de l'élixir de Woronèje. Il en communiqua la composition à M. Andreyoski qui l'employa avec un immense succès, non-seulement pour combattre la diarrhée prodromique, mais encore le choléra confirmé avec cyanose et crampes.

A l'hôpital de la marine d'Archangel, M. le docteur Mackenzie a essayé sans aucun résultat satisfaisant l'élixir de Woronèje; mais il a retiré quelques bons effets de la *créosote*, qui, sans avoir tous les avantages que certains médecins ont cru y trouver, a réussi, dans des cas légers, à suspendre les vomissements et les garde-robes.

Le *chloroforme* a été mis en usage dans l'épidémie qui est venue frapper en 1848 l'Angleterre. Au mois d'octobre, M. le docteur Hill, médecin d'un établissement d'aliénés aux environs de Londres, a imaginé d'endormir les cholériques au moyen du chloroforme. Sur dix-sept malades, douze ont été soumis aux inhalations; deux ont succombé, et six étaient complétement rétablis à la date de la communication. Les uns ont eu un sommeil de vingt minutes ou d'une demi-heure; les autres ont dormi deux heures entières. Les vomissements et les crampes reparaissaient au réveil, et on soumettait de nouveau les malades aux vapeurs du chloroforme. M. Hill employait un traitement très-actif et très-énergique concurremment avec ces inhalations.

Nous recommanderons aux praticiens qui seraient tentés de suivre la voie tracée par M. Hill la plus grande circonspection, car il est à craindre que le chloroforme, prescrit en inspirations assez puissantes pour produire le sommeil, ne contribue souvent à augmenter l'asphyxie cholérique.

L'administration du chloroforme à l'intérieur, dans la période algide, ne semble pas, au contraire, une médication irrationnelle; car cette substance, administrée par cette voie, n'exerce d'autre action qu'une stimulation assez vive. Un médecin anglais, M. Brady, prescrit dans la période algide une potion ainsi composée:

Huile de ricin,	12 grammes.
Chloroforme,	6 gouttes.
Teinture d'opium,	20 gouttes.
Eau de menthe,	45 grammes.

En trois fois et tous les quarts d'heure.

M. Brady aide en outre la réaction par des applications chaudes, des sinapismes; et si la potion précédente n'a pas produit un effet suffisant, il donne huit gouttes de chloroforme dans douze grammes de sirop de vin et soixante grammes d'eau; enfin il fait faire des embrocations de chloroforme sur la colonne vertébrale. Dans les cas graves, M. Brady a ordonné jusqu'à quinze et vingt gouttes de chloroforme dans une espèce de grog. Il résulte des renseignements donnés par ce médecin, que la potion de chloroforme a pour résultat de calmer rapidement les nausées, les vomissements et les crampes; elle a bien moins d'action sur les évacuations alvines.

Nous ne pouvons omettre de parler de l'action topique du chloroforme.

Nous avons souvent employé cet agent en frictions, lorsque les malheureux cholériques étaient tourmentés par les crampes. Nous pratiquions nos frictions sur le point douloureux, et toujours nous triomphions de la douleur.

M. le docteur Wahu a toujours pu, à l'aide du chloroforme, faire disparaître presque immédiatement le symptôme crampe, à quelque degré qu'il fût porté.

Il emploie ce médicament en frictions le long de la colonne vertébrale. Le malade est placé sur le côté droit, et on frictionne rapidement l'épine dorsale de la nuque aux lombes, avec un petit morceau de flanelle largement imbibé de chloroforme. Pour bien pratiquer cette opération, il faut être deux, l'un tenant le flacon, versant le chloroforme et rebouchant le flacon avec soin ; l'autre frictionnant immédiatement et rapidement. Une friction d'une minute suffit à calmer les crampes les plus fortes. Pour obtenir un effet complet, il faut que l'épiderme soit rébufié comme par l'application d'un sinapisme. Dans les cas ordinaires, dit M. Wahu, une seule friction fait disparaître les crampes sans retour. Lorsque les crampes sont très-fortes et générales, il faut quelquefois recourir aux frictions deux ou trois fois; mais toujours le soulagement est immédiat.

Les *préparations ammoniacales*, employées avec précaution, soit à l'intérieur, soit à l'extérieur, peuvent rendre d'éminents services dans la thérapeutique du choléra.

M. le docteur Lachèze, directeur honoraire de l'école de médecine d'Angers, reconnaissant une grande analogie entre l'invasion du choléra et les suites de la morsure de la vipère, conseille d'employer dix centigrammes d'*ammoniaque* par tasse d'eau albumineuse, d'heure en heure. En même temps il fait pratiquer des frictions sur les extrémités avec le liniment de Massard, et sur le rachis avec le liniment ammoniacal. Ce praticien a retiré de bons effets de ce traitement en 1832, 1833 et 1834, époques où le choléra se montra en Maine-et-Loire.

Nous avons nous-même donné assez souvent

cinq à six gouttes d'ammoniaque dans une tasse d'eau de menthe ou de tilleul tiède; nous avons répété cette dose trois à quatre fois par jour, et nous avons plusieurs fois obtenu, à l'aide de ce moyen, de la réaction ou un semblant de réaction.

De toutes les préparations ammoniacales qui ont été tour à tour employées et vantées, *carbonate, acétate, succinate* et *chlorhydrate d'ammoniaque*, nous devons dire que nous préférons l'*acétate d'ammoniaque*, et que nous l'avons très-souvent donné à des doses énormes; cependant nous avouerons n'avoir jamais été si téméraire que M. le docteur Matice, qui l'a administré à la dose de soixante à cent vingt grammes dans l'espace de deux heures.

M. le docteur Miramond a fait de l'acétate d'ammoniaque, la base du traitement du choléra. Voici comment il s'exprime: « Les médicaments susceptibles d'amener la réaction, consistent à l'extérieur dans les rubéfiants, et à l'intérieur dans les excitants. C'est dans ces *deux seuls modes* de médication que l'on peut trouver sûrement le moyen de guérir le choléra.

Les rubéfiants de la peau sont bons; mais comme ils sont dans la plupart des cas insuffisants, il ne faut les employer que comme auxiliaires du traitement.

Quant aux excitants pris à l'intérieur, parmi eux se trouve en première ligne l'*acétate d'ammoniaque*, qui a sur les autres l'avantage de produire beaucoup d'effet sous un petit volume, et dont l'administration a pour résultat d'accélérer la circulation, de relever le pouls, et, par suite, de ramener la chaleur de toute l'économie; enfin, sous son influence, les vomissements et la diarrhée cessent à l'instant même, ou diminuent d'une manière bien sensible.

Si ce médicament n'a pas été jusqu'à ce jour plus souvent employé, cela tient à plusieurs causes: 1° parce qu'étant prescrit à *trop faible dose*, son action est insuffisante; 2° parce qu'étant administré dans une trop grande quantité de véhicule, il se trouve rejeté par les vomissements, et conséquemment ne peut agir; 3° parce que n'étant pas prescrit *seul*, son action se trouve modifiée ou paralysée par les autres moyens mis en usage; 4° enfin, parce que ce médicament n'est pas identique dans toutes les officines, soit à cause de son mode de préparation, soit à cause de sa vétusté.

On obtiendra l'acétate d'ammoniaque en prenant les précautions suivantes:

1° Jetez un excès de sous-carbonate d'ammoniaque dans de l'acide acétique pur, à trois degrés et à la *température ordinaire;*

2° Agitez tant que l'acide carbonique se dégage;

3° Lorsque l'effervescence a *complétement cessé*,

passez la liqueur, et conservez-la dans des flacons bien bouchés.

Lorsque le choléra est déclaré, le malade sera mis immédiatement au lit; il sera couvert comme dans son état ordinaire; la chambre sera chauffée et aérée suivant la saison et la température.

On se gardera bien de réchauffer le malade par quelque moyen que ce soit, et on attendra patiemment que la chaleur revienne naturellement et de *l'intérieur*, par suite de la réaction provoquée par les moyens ci-après; car le cholérique est dans une position analogue à un individu congelé ou saisi par le froid; si on cherche à le réchauffer trop vite, on amène la mort.

Un large sinapisme sera de suite appliqué sur la région précordiale.

Les crampes seront combattues par des frictions, soit sèches, soit animées, par un liniment quelconque.

A l'intérieur, le malade prendra de cinq en cinq minutes, pendant l'espace de deux heures, et par demi-cuillerées à café, 60 grammes d'acétate d'ammoniaque neutre, préparé comme il est indiqué plus haut. (Il est entendu qu'il s'agit d'un adulte, la dose devant varier selon les âges.) Le médicament sera administré pur et sans aucun mélange. Sous son influence, les vomissements et le dévoiement cessent complétement, ou du moins diminuent sensiblement d'intensité; le pouls se relève peu à peu, et une fois que les 60 grammes sont administrés, la réaction a déjà commencé.

Le malade ne doit prendre pendant l'administration de l'acétate d'ammoniaque aucune espèce de boisson.

Après l'ingestion des 60 grammes d'acétate d'ammoniaque, si le pouls n'est pas relevé, si les vomissements persistent, on pourra prescrire une pareille dose de ce médicament, qui sera prise comme précédemment, toujours avec abstinence de boissons.

Si au contraire, ce qui arrive presque toujours, les vomissements ont cessé, si le pouls commence à se relever, on ordonnera une nouvelle prise d'acétate d'ammoniaque; mais alors on mettra entre chaque demi-cuillerée un intervalle d'un quart d'heure, d'une demi-heure ou d'une heure, suivant la gravité des symptômes, et on permettra, dans l'intervalle des prises, quelques cuillerées d'infusion aromatique quelconque.

Si ce traitement est suivi régulièrement, douze heures après son commencement la réaction est complète, la chaleur est revenue, les crampes ont disparu, les vomissements ont cessé, et le malade, qui commence à rentrer dans son état normal, ne réclame plus que les soins ordinaires d'une simple indisposition : en un mot, le choléra n'existe plus. »

Camphre. — Le camphre n'a jamais été administré seul, mais il a été souvent associé soit à l'éther, soit à l'opium.

A tous les médicaments, M. Worms ne manque jamais d'ajouter le camphre à la dose de 25 à 30 centigrammes, parce que les anciens ont recommandé de ne jamais omettre ce médicament dans les maladies de nature pestilentielle.

Ail. — L'emploi thérapeutique de l'ail n'est pas une conquête moderne, il est aussi vieux que la médecine. Si depuis il est déchu de son rang suprême, s'il est passé du salon à l'office, il n'en est pas moins resté, selon l'expression d'Arnaud de Villeneuve, la thériaque du paysan. C'est à cet aliment sain, essentiellement excitant, qu'il doit son appétit, sa santé et peut-être sa faculté prolifique.

Assurément, dit M. A. Michel d'Avignon, ce n'est pas par amour d'innovation que nous exhumons de l'oubli un médicament aussi prosaïque que l'ail, mais parce que, en vérité, nous lui avons reconnu des propriétés que nul remède ne possède à un plus haut degré que lui. C'est ainsi que dans plusieurs affections adynamiques, léthargiques, dans la paralysie, l'atrophie des membres, divers cas cacochymiques et comateux, il relève les forces contractiles, met en jeu la circulation et excite cette fièvre salutaire qui est souvent le sûr garant et le triomphe de la nature dans les crises qui vont s'effectuer.

Dans la période algide du choléra, alors que tout l'organisme est stupéfié, et que la vie va s'éteindre, maintes fois, à son grand étonnement, M. Michel a vu la réaction s'opérer et le malade marcher sans entraves vers la guérison. Malgré la figure décomposée et livide, le pouls insensible, les ongles violets, les extrémités froides, le hoquet, les crampes, les vomissements, les déjections alvines, la prostration, la stupeur et l'asphyxie cholérique, présages d'une mort certaine, il a vu, sous l'influence de l'ail, les ressorts de la vie se remettre en mouvement sur des malades pour ainsi dire agonisants.

Pour produire cet heureux résultat, il ne faut que piler quelques bulbes d'ail dans un mortier, avec addition de 50 à 75 centigrammes d'encens, qui se réduisent facilement en pommade, et l'employer en frictions et en cataplasmes sur plusieurs parties du corps, principalement sur les régions thoracique et abdominale, pendant que d'un autre côté on administre quelques tasses d'une infusion chaude préparée avec quelques gouttes de cet asphodèle. Bientôt un sentiment de chaleur suivie de sueur se déclare avec une forte odeur alliacée. C'est le prélude de la réaction qui doit sauver le malade.

Quand l'ail n'a pu être pris à l'intérieur, à cause de son goût et de son odeur désagréables, M. Michel, tout en faisant insister sur l'usage extérieur de ces agents, a ordonné la poudre de Dower avec une infusion de bourrache et de coquelicot.

Certainement, dit M. Michel en terminant, nous ne voulons pas signaler l'ail comme un spécifique contre le choléra; mais à l'aide de cet agent nous avons obtenu, nous le répétons, de si beaux succès, que nous croyons utile de l'indiquer à nos confrères, faute jusqu'ici de médicaments plus énergiques contre cette redoutable maladie.

Vinaigre. — M. le docteur Desrivières de Paris, ayant appris qu'un homme s'était guéri du choléra en 1832 en avalant un demi-verre de vinaigre, a essayé sur quelques malades cette médication empirique, et il a prescrit le vinaigre à la dose de quelques cuillerées. « Les malades, dit notre confrère, ont éprouvé des picotements dans tous les membres, comme si l'agent chimique porté dans l'estomac eût envahi petit à petit l'économie. Il y a eu état de lutte, réaction après quelques heures, amélioration évidente. »

Poivre. — M. Lefebvre-Rousseau [1] conseille de placer les cholériques dans un appartement bien clos pour éviter les courants d'air, de brûler du

[1] Acad. des Sciences, séance du 16 avril 1849.

poivre pour qu'ils en respirent constamment l'odeur, de les mettre le plus tôt possible dans un bain extrêmement chaud, dans lequel on mettra une quantité assez grande de poivre pulvérisé pour exciter la réaction, sans cependant faire naître des pustules sur la peau; de les frictionner en même temps à l'épigastre, aux articulations et aux extrémités; de les laisser dans le bain tout le temps nécessaire pour exciter une transpiration abondante; d'entretenir cette transpiration avec le plus grand soin, de retirer les malades du bain et de les mettre dans un lit bien chaud. L'auteur conseille en outre de faire boire aux malades, avant et pendant le bain, seulement quelques verres d'eau un peu plus que tiède, mélangée de quelques grains de poivre en poudre.

Le docteur Rufin-Szafkowski, de Saint-Beauzely, a vu en Pologne, dans les campagnes surtout, un grand nombre de cholériques qui ne prenaient avec avantage pour tout remède que du poivre. « Aussitôt, dit-il, que les vomissements et les déjections alvines devenaient fréquentes, que les malades commençaient à se refroidir, que la période algide était imminente, on leur donnait toutes les quatre ou cinq heures un petit verre d'eau-de-vie dans laquelle on délayait une pincée de poivre en poudre grossière (la poudre fine est on ne peut plus irritante). Après trois ou quatre prises, les vomissements s'arrêtaient, et la réaction commençait à s'établir; la diarrhée était en général beaucoup plus difficile à arrêter. La réaction devenait parfois si violente et s'accompagnait de sueurs si abondantes, qu'on était forcé de la modérer par les moyens ordinaires usités en pareil cas. Cette médication augmente beaucoup la soif, qu'il faut satisfaire en donnant à boire, à volonté, de la tisane faite avec la *menthe fraîche*, s'il est possible. Si la diarrhée persiste toujours, il faut ajouter à la menthe du *plantain frais* par parties égales, et en faire une forte infusion. »

Poivre cubèbe. — M. le docteur Carquet de Sézanne a eu l'idée de recourir au poivre cubèbe, qu'il associait quelquefois à la cannelle et au poivre de Cayenne. Il en faisait prendre par la bouche 1 gramme et demi délayé dans 60 grammes d'eau froide, renouvelant la dose quand la première avait été rejetée; ou encore en lavement, à la dose de 2 grammes infusés dans 100 grammes de décoction d'amidon. M. Carquet a observé que cette médication faisait cesser comme par enchantement tous les symptômes graves, sans causer ni douleur, ni réaction trop forte.

Stachys anatolica. — M. Fauvel, médecin sanitaire de France à Constantinople, soumit à l'examen de l'Académie de médecine, dans la séance du 27 mars 1849, une plante préconisée dans ces derniers temps à Constantinople contre le choléra-morbus. Cette plante, qui appartient à la famille des labiées, a reçu d'un botaniste allemand le nom de *stachys anatolica.* Elle a été recueillie en Asie, près la ville de Brousse, sur les pentes du mont Olympe, où elle croît en abondance. On la rencontre également aux environs de Constantinople, sur les collines arides situées non loin de la mer. M. Zorabh, de qui M. Fauvel tient tous ces détails, affirme avoir guéri tous les malades auxquels par ses soins le remède a pu être administré en temps utile. Il employait le médicament en infusion ou en décoction (au moins 4 grammes et souvent beaucoup plus pour un litre d'eau), par petites tasses souvent répétées, jusqu'à cessation des vomissements et de la diarrhée, et manifestation de la réaction. Il ne l'a pas administré en lavements. A mesure que la réaction se développait, il diminuait graduellement les doses, et suspendait l'emploi du médicament quand elle était complétement établie. D'ordinaire, les premières doses étaient presque immédiatement rejetées ; mais il n'en persistait pas moins, et au besoin il ne donnait le médicament que par cuillerées à bouche à quelques minutes d'intervalle.

Cette plante, que M. Mérat et M. Bussy ont débaptisée et ont appelée *teucrium polium*, a été expérimentée par un certain nombre de praticiens, parmi lesquels on doit citer MM. Gibert Cruveilhier, Baillarger, Barth, etc. Ces médecins n'ont pas eu à se louer de son emploi, et ils ont reconnu qu'elle n'était pas plus active que nos espèces aromatiques indigènes.

Sesquichlorure de carbone. — M. le docteur Troschel, médecin en chef d'un hôpital des cholériques à Berlin, a obtenu dans beaucoup de cas des résultats fort satifaisants, dans la période algide du choléra, par l'emploi du *carbo trichloratus.* Il avait appris l'existence de ce nouveau médicament par le rapport du docteur King, dans le *Médical Times* (août 1846), qui l'avait employé dans le choléra sporadique. Cette substance avait déjà été expérimentée en 1843, par plusieurs médecins de Londres, comme irritant et antiseptique. Le docteur King avait donné ce médicament à la dose de 4 à 8 grammes en solution.

Cette substance était au commencement d'un prix élevé, et n'en ayant qu'une petite quantité à sa disposition, M. Troschel l'a donnée à la dose de 25 centigrammes, répétée toutes les demi-heures ou toutes les deux ou trois heures, selon les circonstances; et malgré la modicité de ces doses, il a réussi dans beaucoup de cas à rompre et à raccourcir la période asphyxique du choléra. Il l'a administrée sous forme de poudre; son goût est fort agréable.

Très-souvent la période algide a été vaincue en peu d'heures; une réaction vive a été provoquée. M. le docteur Troschel dit que de tous les moyens connus jusqu'à présent, et expérimentés à Berlin, il n'y en a pas de meilleur pour ranimer les cholériques engourdis dans la première phase de cette terrible maladie. Son action spécifique paraît s'exercer uniquement sur l'asphyxie cholérique.

M. le docteur Manget, médecin du bureau de bienfaisance du ve arrondissement de Paris, où le choléra a exercé de si grands ravages, s'est très-bien trouvé de l'emploi de ce médicament. Voici la formule à laquelle il s'est arrêté :

Sesquichlorure de carbone, 75 centigrammes.

Divisez en trois paquets égaux, à prendre à dix minutes d'intervalle, dans une demi-cuillerée de sirop de gomme.

Tisane de menthe donnée chaude et par petites tasses.

Généralement au bout d'une heure et demie à deux heures la réaction s'établit, le pouls commence à renaître; alors M. Manget fait pratiquer des frictions sur l'épigastre, l'abdomen et les extrémités inférieures avec soixante grammes d'huile de camomille camphrée.

Une sueur très-abondante baigne le malade ;

si au bout de trois heures il se refroidit, on donne une nouvelle dose de soixante-quinze centigrammes de sesquichlorure de carbone. Il est quelquefois arrivé à M. Manget de donner une troisième dose dans les vingt-quatre heures.

Soufre. — On avait mis en avant un moyen héroïque, disait-on, comme remède prophylactique et curatif; c'était le soufre à petites doses, en pilules, associé au *charbon.* On basait son emploi sur deux allégations : 1° le choléra est dû à la présence de l'oxone dans l'air; le soufre est le meilleur agent pour combattre les effets de l'oxone et pour détruire son influence morbifique; 2° le choléra ne se développe pas ou n'arrive pas dans les lieux sulfureux; les personnes soumises à un traitement sulfureux sont respectées par la grippe et par le choléra.

Le soufre n'a pas répondu aux éloges qu'on en avait faits.

Les *cantharides* administrées à l'intérieur ont toujours produit des accidents redoutables.

Mixture de Strogonoff. — M. le docteur Moissenet a fait usage à l'hôpital Saint-Louis de la mixture suivante, connue sous le nom de mixture anti-cholérique de Strogonoff, et s'en est bien trouvé.

Teinture éthérée de valériane,	4	grammes.
Teinture de noix vomique,	2	—

Liqueur d'Hoffmann,	4	grammes.
Teinture d'arnica,	2	—
Essence de menthe,	1	—
Teinture d'opium,	3	—

On la donne à la dose de quinze à vingt-cinq gouttes, et même quelquefois de trente à quarante gouttes, dans un petit verre de vin généreux, dans les cas de réfrigération et d'extinction du pouls sous l'influence du choléra.

On réitère cette dose deux ou trois fois, de demi-heure en demi-heure, jusqu'à ce que la réaction commence.

M. Léchelle, pharmacien à Paris, a obtenu, dit-il, des guérisons nombreuses en employant la composition suivante à toute époque de la maladie :

Huile d'olive pure,	40	grammes.
Rhum des Antilles,	40	—
Sucre en poudre,	40	—
Muscade en poudre,	2	—
Teinture de girofle,	1	—
Éther sulfurique,	1	—

Mêlez, et faites avaler en deux fois aux personnes robustes ou habituées à l'usage des liqueurs; en trois fois, à demi-heure d'intervalle, aux personnes débiles.

A ce médicament, l'auteur ajoute l'emploi

avant et après, de frictions sur toute la surface avec ce liniment :

Vinaigre ammoniacal camphré,	1/2 bouteille.
Sel de cuisine,	1 poignée.

Pendant qu'une ou deux personnes pratiquent ces frictions, on applique à l'épigastre un mouchoir plié en quatre, imbibé d'ammoniaque liquide pure (cinquante grammes environ). Il faut avoir soin de couvrir le mouchoir d'un morceau de sparadrap pour concentrer l'action de l'ammoniaque, et de laisser ce rubéfiant appliqué pendant vingt-cinq minutes.

D'après les observations du docteur Krugerhausen de Gustrow, en Saxe, les deux moyens anti-cholériques les plus efficaces sont :

1°	Mixture pyrotartrique,	8	grammes.
	Teinture d'opium simple,	2	—

Mêlez. Environ 20 gouttes pour un adulte.

2°	Écorce de cascarille,	60	centigrammes.
	Poudre aromatique,	20	—
	Alun cru,	10	—
	Opium brut,	5	—

Pour une dose, dont on délivrera le nombre jugé nécessaire.

Dans tout le nord de la France on a beaucoup vanté un élixir dont nous allons donner la composition.

Genièvre de Hollande,	1	litre.
Racine d'angélique,	30	grammes.
Racine de gentiane,	30	—
Racine d'aunée,	30	—
Racine de roseau odorant,	30	—
Écorce de simarouba,	15	—

On concasse ces racines, on les fait macérer pendant quatre jours dans le genièvre, on filtre et l'on conserve cette liqueur dans des bouteilles bien bouchées.

On en administre une cuillerée à bouche aux adultes, dès que les vomissements et les crampes se déclarent. Pour les enfants au-dessous de douze ans, la dose est de deux cuillerées à café.

Eau chaude. — Lorsqu'un cholérique est arrivé à la période algide, M. Sandras lui fait donner à l'intérieur une tisane quelconque de tilleul, de bourrache, à une aussi haute température et en aussi grande abondance qu'il peut la supporter. Peu importe que le malade vomisse et que les garde-robes soient abondantes et répétées. L'indication principale est de réveiller la vie qui s'éteint, et l'administration de l'eau très-chaude agit évidemment dans ce sens. En même temps M. Sandras fait couvrir l'abdomen d'un large sinapisme ; on en recouvre surtout l'épigastre, si les vomissements prédominent ; on l'étend davantage vers la partie inférieure de l'abdomen, si la diarrhée est au contraire le phénomène principal.

Dès que la réaction commence à s'établir, ce médecin cesse immédiatement l'emploi de l'eau très-chaude ; il la remplace par l'infusion de camomille à la glace et l'eau de Vichy frappée de glace ; enfin le malade tient presque continuellement des morceaux de glace dans sa bouche. Dans le but d'activer les fonctions intestinales, il s'est bien trouvé également à cette période d'une potion avec quinze à vingt grammes d'acétate de soude, pour deux cent cinquante grammes de véhicule. Cette potion a un goût assez agréable, est facile à prendre, et lui a paru rétablir assez rapidement les sécrétions biliaires et intestinales. Dans cette période, comme dans la précédente, les sinapismes sur l'abdomen sont continués sans interruption ; et lorsque quelques malades ne peuvent les supporter, M. Sandras les remplace par un large vésicatoire à l'épigastre.

Tel est le traitement employé par M. Sandras ; on voit qu'il est de nature à être appliqué sans difficulté dans les campagnes. En effet, s'il n'est pas toujours facile de se procurer de la glace, rien de plus aisé que d'avoir à sa disposition de l'eau de puits, de source, de fontaine très-froide qui agira exactement de la même manière que la glace.

M. Dambesse, de Plomion, a mis ce traitement en usage, et en a retiré de très-bons résultats; seulement il ajoute à l'emploi de l'eau très-chaude à l'intérieur, le bain très-chaud à quarante degrés Réaumur, ou pour mieux dire à une température aussi élevée que les malades peuvent le supporter.

Eau froide. — M. le docteur Blatin a envoyé à l'Académie de médecine [1] des notes sur les deux principaux moyens de traitement qu'il a mis en usage dans l'épidémie de Bazancourt et d'Iles (Marne).

La médication interne consistait dans la grande majorité des cas presque exclusivement dans l'*administration de l'eau froide à hautes doses.* On sait, dit M. Blatin, quelle soif intense tourmente les cholériques. Cette observation l'a conduit, après quelques essais, non-seulement à satisfaire le désir des malades, mais à leur faire prendre d'autorité des quantités de liquides qui paraîtraient énormes, si l'on perdait de vue que

[1] Séance du 23 janvier 1849.

le vomissement et les évacuations alvines sont incessants chez presque tous les sujets. *Quelques-uns de ces malades ont bu jusqu'à cinq ou six seaux d'eau froide en un jour.* Cette médication favorisait d'une manière si évidente le retour de la chaleur, que, lorsqu'au début du traitement les malades buvaient avec ardeur, M. Blatin pouvait presqu'à coup sûr prévoir leur guérison. Aussitôt que le liquide ingéré avait été rejeté, une nouvelle dose était prise et rejetée à son tour. Si le vomissement se faisait attendre, on le provoquait par la titillation de l'arrière-gorge ou par l'administration d'une plus grande quantité d'eau froide. Cette eau revenait trouble, blanchâtre et chargée de matières albumineuses et grumelées. La soif, calmée dès les premiers verres, se conservait assez pour que les malades pussent exécuter sans répugnance la prescription pendant une journée, quelquefois moins, jusqu'à ce que la réaction commençât. Alors on diminuait la dose; on modifiait le goût ou la température du breuvage, si l'eau pure et très-froide n'était plus prise avec plaisir. Si les évacuations persistaient avec abondance, on ajoutait environ soixante grammes d'albumine (blanc d'œuf) par litre; dans le cas contraire, c'était du bouillon de bœuf bien dégraissé chez les sujets vieux; chez ceux qui étaient réfractaires à la diaphorèse, M. Blatin additionnait chaque litre d'eau de quinze à vingt grammes d'acétate d'ammoniaque. Il en a obtenu des résultats utiles.

Par malheur, tous les cholériques n'éprouvaient pas pour les boissons abondantes la même appétence : chez quelques-uns l'estomac se laissait distendre. L'ipécacuanha, à haute dose d'abord, puis à doses réfractées, a quelquefois ranimé la soif et produit de bons effets.

Les *inspirations forcées* constituent le second moyen préconisé par M. Blatin. Il exigeait que les cholériques fissent de grands efforts respiratoires, leur permettant par intervalle de se reposer. Chez les enfants on déterminait l'ampliation de la poitrine en provoquant des pleurs ou en leur aspergeant la figure d'eau froide. Nul agent de caléfaction n'a pu donner des résultats aussi prompts ni aussi durables. Chez tous les malades on faisait également des frictions sèches.

A l'aide de ce traitement, employé sur 225 cholériques, M. Blatin n'a eu que 44 insuccès à enregistrer : sur ces 44 morts, 33 appartiennent à la catégorie de ceux qui n'ont pris que peu ou pas de boissons.

Transfusion du sang. — Dans l'espérance de guérir le choléra, M. Dieffenbach et M. Scoutetten ont eu l'idée de pratiquer à Berlin la transfusion du sang. Mais les résultats déplorables auxquels sont arrivés ces hardis expérimentateurs, doivent éloigner les praticiens de tout nouvel essai de ce genre.

Truffe. — M. Devergie, médecin de l'hôpital Saint-Louis, a employé la truffe contre la diarrhée cholérique, parce qu'il a observé qu'elle produisait la constipation à l'état physiologique.

Il a eu recours tout d'abord à la décoction de truffes; cette décoction a été préparée en faisant bouillir dans l'eau pendant trois heures des lames très-minces de truffes. Cent vingt-cinq grammes de truffes ont donné cinq litres d'une tisane qui, passée à l'étamine, était incolore; elle n'avait pas d'odeur sensible; sucrée, elle a été trouvée très-agréable par les malades.

M. Devergie a recueilli de l'eau distillée de truffes, a fait préparer des pilules avec la truffe réduite en pulpe, etc., etc.

Il a cité à l'Académie de médecine [1], qui a assez mal accueilli cette lecture, 9 cas qui sont un mélange de succès et de revers. Avec un si petit nombre de faits, il n'en a pas moins conclu que la truffe doit entrer dans la matière médicale; que c'est une substance très-énergique, qu'elle semble dès l'abord devoir être non-seulement employée dans le choléra, mais encore dans les gastralgies

[1] Séance du 10 avril 1849.

et les entéralgies avec difficile digestion, et surtout avec les garde-robes relâchées. Elle pourra peut-être combattre la diarrhée des phthisiques.

M. Devergie croit que de toutes ces préparations l'eau distillée est la plus énergique, puisque cent trente-cinq grammes de cette eau, administrée d'heure en heure par cuillerée à bouche, ont suffi pour arrêter les vomissements et la diarrhée chez les cholériques dans la période la plus grave.

Oxygène. — Dans l'asphyxie cholérique on a eu la pensée de faire respirer aux pauvres agonisants de l'oxygène pur. En Pologne, en Russie, en Angleterre, en France, les inspirations d'oxygène n'eurent pas le moindre succès.

Il ne paraît pas en avoir été de même dans l'Inde, et l'*Indian Times* annonce que le docteur Macrae, chirurgien civil à Howrath (Inde), vient d'employer un mode de traitement qui paraît avoir été couronné du plus grand succès. Le docteur Macrae fait respirer aux cholériques une certaine quantité de gaz oxygène : ce gaz communique d'abord à tout l'organisme une vive stimulation ; puis peu à peu le malade tombe dans un sommeil rafraîchissant.

A son réveil, le malade se trouve tout à fait bien ; il éprouve seulement une faiblesse générale, qui se dissipe facilement à l'aide des moyens ordi-

agrégé de la faculté de médecine de Paris et professeur à la faculté des sciences de Bordeaux, a fait connaître à l'Académie des sciences, dans la séance du 21 août 1848, le traitement qu'il a employé en 1832, pendant qu'il exerçait la médecine à Valenciennes.

Ce traitement, qui lui a réussi dans tous les cas où il l'a employé à temps, consiste en trois points principaux :

1° Tisane chaude et abondante d'infusion de fleurs de tilleul ou de bourrache, contenant de quatre à huit grammes de bicarbonate de soude par litre;

2° Sinapismes étendus et puissants aux membres inférieurs;

3° Frictions continuelles avec un liniment formé de parties égales d'huile et d'ammoniaque.

Toutes les parties de ce traitement sont indispensables; une seule de moins suffirait pour que l'on n'obtînt aucun succès.

M. Baudrimont affirme que tout cholérique qui ne sera pas foudroyé par la maladie sera sauvé par ce traitement.

Dans une lettre adressée au rédacteur de l'*Union Médicale*[1], M. Baudrimont revient sur les avantages qu'il y a à employer le bicarbonate de soude

[1] 23 octobre 1849.

dans le traitement du choléra, et annonce que M. Tancrède, de Marly-lez-Valenciennes, qui a donné pendant la dernière épidémie des soins aux malades atteints de cette terrible maladie, compte plus de cent succès.

Quelques médecins qui ont aussi appliqué ce traitement dans l'arrondissement de Valenciennes et en Belgique, sont aujourd'hui bien convaincus que lorsqu'on l'emploie à temps, *la mort est l'exception.*

A Bordeaux, M. Levieux fils sur 5 cas de choléra a eu à enregistrer 5 guérisons.

De tous les succès attribués au bicarbonate de soude, les plus remarquables viennent d'être obtenus par M. Adolphe Baudrimont dans la commune de Giraumont, près Compiègne (Oise). Sur 23 cholériques traités par le bicarbonate de soude, tous ont guéri; 18 autres cholériques, traités par divers moyens, ont tous succombé.

M. Adolphe Baudrimont a modifié le traitement que nous avons formulé plus haut; il donne six à huit grammes de bicarbonate de soude, suivant l'individu, délayés dans quatre cuillerées d'eau seulement, et il recommence l'administration, si le médicament est rejeté par les vomissements.

Les résultats invoqués par M. Baudrimont sont certainement bien capables de séduire et d'engager à essayer une médication qui promet de si beaux succès. Mais voilà qu'un médecin informe l'Académie de médecine [1] que des recherches qu'il a entreprises dans une autre intention, l'ont conduit à imaginer une médication qu'il croit devoir être utile contre le choléra. Dans le but de connaître les effets que produisent sur l'économie animale les préparations alcalines, M. Cahen (c'est le nom du médecin) s'est soumis pendant six semaines à l'usage du bicarbonate de soude à haute dose. Au bout de ce temps, son sang, extrait par une saignée du bras, présentait une altération analogue à celle que l'on remarque dans le sang des cholériques.

Voici quelles sont les conclusions que M. Cahen tire de ses recherches :

1° Le sang des cholériques offre des caractères physiques analogues à ceux que présente le sang sursaturé d'alcalis ;

2° Les matières extraites du sang des cholériques par les vomissements contiennent des quantités d'alcalis considérables;

3° La diminution des sels du sang et la suppression des sécrétions acides démontrent que cet excès d'alcalis n'est que relatif, et dépend de la quantité d'acides insuffisante pour les saturer;

[1] Séance du 25 septembre 1849.

4° Pour prévenir ou faire disparaître les accidents qui résultent de cette intoxication du sang par les alcalis, il est rationnel d'administrer des acides capables de former avec les bases, des sels solubles dont la présence soit normale dans le liquide circulatoire.

M. Cahen propose en conséquence, comme moyen préservatif du choléra, l'usage habituel d'une limonade minérale; comme moyens curatifs, les bains chauds rendus excitants par les acides, l'usage des boissons acidifiées avec les acides chlorhydrique et sulfurique, et l'administration de lavements avec l'acide phosphorique.

A laquelle des deux méthodes sera-t-on actuellement tenté de recourir? M. Baudrimont cite, il est vrai, à l'appui de sa médication, des faits nombreux de guérison; mais M. Cahen, par ses observations, vient singulièrement refroidir l'enthousiasme des admirateurs de la méthode alcaline.

Le docteur Lemazurier donnait aux cholériques des lavements avec une forte solution *d'hydrochlorate de soude.*

Injections alcalines dans les veines. — L'introduction directe des solutions alcalines dans le torrent circulatoire attira vivement l'attention du public médical.

Le docteur Latta, voyant qu'il ne réussissait pas en administrant dans le choléra des boissons et des lavements alcalins, eut l'idée de pratiquer ces injections.

Il dissolvait huit à douze grammes *d'hydrochlorate de soude*, et deux à trois grammes de *sous-carbonate de soude* dans trois litres d'eau; puis il les introduisait peu à peu dans les veines, à la température de cent douze degrés Farenheit. Il a remarqué que, plus froide, l'injection causait une sensation de froid extrême et des frissons violents; plus chaude seulement de trois degrés, elle excitait subitement le cœur; la face devenait très-animée, et le malade se plaignait d'une grande faiblesse. Lorsque l'injection était faite à la température que nous avons indiquée plus haut, le malade ne sentait d'abord rien, mais bientôt il éprouvait une sensation de chaleur, et des phénomènes semblables à ceux de la réaction ne tardaient pas à se manifester.

D'après M. Latta, il ne faut pas, lorsque cet effet est produit, regarder le malade comme guéri; mais il faut le traiter par de doux stimulants, afin que l'état algide ne reparaisse pas. Chez des cholériques qui avaient semblé parfaitement guéris, on a vu en peu d'heures les symptômes les plus violents se reproduire et être promptement suivis de mort. Lorsque l'algidité reparaît, M. Latta conseille de renouveler l'injection.

Le docteur Craigie, de Leith, et le docteur Lewins ont cité quelques cas de guérison par ce moyen.

Le docteur Little a, en 1849, sauvé un cholérique arrivé au dernier degré du collapsus, au moyen de l'injection, dans les veines, d'un litre d'une solution saline à trente-cinq degrés centigrades, additionnée de trente grammes d'alcool. Ce fut par la jugulaire que se fit l'injection.

Un autre cas de guérison a été publié à la même époque par le *Memorial Times;* seulement dans ce second cas, l'opération fut suivie de fièvre et de malaise; mais ces symptômes se dissipèrent sous l'influence du calomel et de l'opium.

M. Mackenzie dit qu'en Russie on a tenté dans quelques cas les injections salines dans les veines, et que tous les malades soumis à cette épreuve ont succombé.

M. Briquet, à l'hôpital de la Charité, a fait sur une jeune fille moribonde une injection d'eau salée dans les veines du bras. Mille grammes de liquide ont pu être poussés dans la veine céphalique; la pauvre agonisante a ressenti, pendant une heure environ, un état de mieux-être très-prononcé; mais, hélas! bientôt les accidents ont redoublé d'intensité, et la malade a succombé quatre heures après l'injection.

VI. Antiphlogistiques.—Les effets des émissions

sanguines dans le choléra furent diversement appréciés suivant les médecins et suivant les pays.

Voici quel jugement on porte dans l'Inde sur la saignée : « On convient assez généralement qu'elle peut être pratiquée sur les Européens et sur les Asiatiques les plus robustes, quand l'invasion de la maladie ne remonte pas au delà de trois heures. On dit que, lorsqu'on y recourt dans d'heureuses circonstances, elle réussit mieux que les autres remèdes à arrêter le mal, supprimer les spasmes et éloigner l'irritabilité de l'estomac et des entrailles, ainsi qu'à faire cesser l'atonie de tous les autres systèmes d'organes. Mais chez le plus grand nombre des Indiens l'action adynamique de la maladie est si puissante et si rapide, qu'elle détruit presque entièrement l'action artérielle, et rend la saignée impraticable dès l'invasion. »

Annesley, qui a observé un grand nombre de cholériques, et dont l'autorité ne saurait être méconnue en pareille matière, se déclare partisan de la *saignée.* « Lorsqu'un cholérique arrive, dit ce grand médecin, je lui fais immédiatement pratiquer une saignée du bras; en même temps je prescris un gramme de calomel et dix centigrammes d'opium en pilules; je fais faire des frictions sèches et réchauffer le malade par tous les moyens possibles. Dans le cas où il existe des crampes très-douloureuses, je fais faire des embrocations avec l'huile essentielle de térébenthine. Une heure après, on est fixé sur la terminaison probable de la maladie. Si le sang ne coule pas de la veine, je fais appliquer vingt à trente sangsues à l'épigastre, et suivre cette application d'un large sinapisme, ou même d'un large vésicatoire sur le ventre. »

La cause véritable des succès obtenus par Annesley n'est peut-être pas tant dans l'emploi de la saignée et du calomel, que dans la persévérance et dans la continuité des soins qu'il donnait aux malades. « N'abandonnez jamais vos cholériques un seul instant, dit-il, sans laisser auprès d'eux une personne intelligente, capable d'agir suivant les circonstances, et de profiter de tous les changements favorables qui peuvent survenir dans leur état. »

En 1830, au moment où le choléra apparut à Moscou, la majorité des médecins était dans l'usage de pratiquer au début de la maladie une saignée de deux cent cinquante à cinq cents grammes, selon l'intensité du mal, l'âge et la constitution du malade.

Malgré cet emploi général de la saignée, les médecins, sans en excepter ceux qui regardaient le choléra comme une inflammation des organes digestifs, n'osèrent pas faire usage longtemps de la méthode antiphlogistique dans toute son extension, car l'étude approfondie de la maladie fit entrevoir de suite qu'il s'agissait de tout autre chose que d'un état inflammatoire. Et lorsque la grande mortalité dans les premiers jours de l'épidémie, fit présumer que l'abus de la saignée générale n'y était peut-être pas étranger, on vit même les partisans de la méthode antiphlogistique abandonner presque complétement cette méthode, et se borner à l'emploi modéré des sangsues ou des ventouses scarifiées.

Suivant M. Sandras, la saignée est nuisible dans un grand nombre de cas. Parmi les cholériques de l'armée polonaise, qui tous étaient saignés au début, d'après un ordre du médecin en chef, il n'a pu constater une seule guérison. Cependant il a remarqué qu'après la phlébotomie pratiquée au début, le pouls se relève ordinairement, et que le malade se trouve soulagé; mais cette amélioration n'est que momentanée, et le plus souvent le mal ne tarde pas à reprendre sa marche funeste.

Pendant l'épidémie qui a régné à Leyde en 1848-49, M. Vander-Hoeven a cru remarquer qu'au début de la maladie une petite saignée, aidée de l'usage des sudorifiques, a eu des avantages bien réels.

En 1848, dans l'épidémie de Jassy en Molvadie, il y avait une forme de choléra que M. le docteur Bassereau a appelée apoplectiforme, et dans laquelle la saignée paraissait indiquée.

A Paris, lors de l'épidémie de 1832, sous l'influence de Broussais, la méthode antiphlogistique compta de nombreux partisans; mais lorsqu'on fit la classification des résultats obtenus par toutes les méthodes de traitement, on fut effrayé de voir que le chiffre des guérisons du Val-de-Grâce (hôpital qui avait le privilége des constitutions robustes et des malades le plus rapidement soignés) ne venait qu'en dernière ligne: aussi l'expérience bien établie des revers de cette méthode, employée d'une manière exclusive, a été trop patente pour qu'il puisse venir à l'idée de personne d'y recourir systématiquement.

M. Gendrin a eu à se louer, dans l'épidémie de 1849, de faire pratiquer dans l'algidité une petite saignée de 15 à 20 grammes.

M. Chomel, qui a admis une forme phlegmasique de choléra, a dans ce cas quelquefois recours à la saignée générale, aux saignées locales, aux boissons adoucissantes, etc., en un mot, à tout le traitement antiphlogistique dans son ensemble. Mais nous devons ajouter pour correctif, que ce praticien distingué en use avec toute la modération que recommandent la faiblesse et la prostration extrêmes qui suivent toujours une attaque de choléra.

M. Mackenzie prétend que la saignée pratiquée *de bonne heure* lui a rendu de véritables services, surtout chez les sujets robustes. Mais, pour en assurer le succès, il faut immédiatement après recourir aux stimulants, sous peine de voir tomber le malade dans un état de stupeur complète. Pratiquée, au contraire, à une époque où l'énergie vitale est déjà considérablement affaiblie, la saignée fait beaucoup plus de mal que de bien.

Saignées locales. — Quant à l'application des sangsues ou des ventouses scarifiées, beaucoup de praticiens ont mis ce moyen en usage dans les cas de vomissements rebelles, de douleur vive à l'épigastre, etc., etc. Nous avons pour notre compte toujours triomphé de ces accidents en recourant à d'autres moyens qu'à la saignée locale.

Le docteur Sophianopoulo semble avoir fait un grand abus des sangsues; dans l'exposé de sa méthode, voici ce que nous trouvons : si un cholérique est nouvellement affecté, s'il jouit ordinairement d'une santé robuste, si le visage et les extrémités ne présentent pas la teinte cyanique, il faut appliquer de 30 à 60 sangsues sur l'épigastre et sur les parties du bas-ventre, où lui-même accuse de la douleur. Mais si, malgré le froid des extrémités, le pouls persiste, le nombre des sangsues à appliquer sur les mêmes parties peut être porté à 100 et même à 120. Les piqûres seront recouvertes ensuite de cataplasmes bien chauds, entre deux linges, que l'on changera toutes les deux heures, et sur lesquels on répandra de la teinture d'opium, de belladone, de colchique ou de safran.

Quand les vomissements persistent et que le pouls a reparu, M. Sophianopoulo revient aux sangsues et en fait appliquer autour du pharynx, le long de l'œsophage et vis-à-vis du cardia. Il fonde son opinion à cet égard sur les traces d'inflammation qu'il a observées sur ces parties dans toutes les autopsies de cholériques morts à la suite de vomissements.

La diarrhée ne cède-t-elle pas aux moyens ordinaires, il fait appliquer 15 à 20 sangsues à l'anus, selon l'état du pouls et les forces du malade.

S'il y a quelques douleurs dans le bas-ventre, il ordonne aussi des sangsues en très-grand nombre, et les fait remplacer aussitôt après leur chute par des cataplasmes émollients, bien chauds, arrosés de laudanum.

Pour combattre les crampes, M. Sophianopoulo conseille des sangsues en grand nombre le long de la colonne vertébrale.

Pour tenter de ramener la voix à son timbre ordinaire, il fait également une large application de sangsues au col.

Ainsi il est facile de se convaincre par ce que

nous venons de relater, que le docteur Sophianopoulo a combattu par des sangsues chacun des symptômes du choléra. Il nous resterait à savoir maintenant si sa pratique a été heureuse : qu'il nous soit permis d'en douter !...

VII. Strychnées. — On a généralement peu essayé, dans la thérapeutique du choléra, les divers agents médicamenteux qui se trouvent rangés dans la classe des strychnées. Cependant la noix vomique, la strychnine et la fève de Saint-Ignace ont été employées par quelques expérimentateurs.

Noix vomique. — A Groningue, dans l'épidémie de 1848, quelques médecins disent avoir retiré de grands avantages du sulfate de quinine donné avec l'extrait de noix vomique dans une solution de salep ; d'autres prétendent n'en avoir obtenu aucun bon résultat.

La noix vomique a également été employée en Russie et en Pologne, et les malades traités à l'aide de ce médicament ont tous succombé.

M. Foy, l'un des médecins français qui sont allés en Pologne, s'est servi de la teinture de noix vomique, à la dose de quatre à six gouttes dans cent vingt grammes d'eau distillée d'arnica, et trente grammes de sirop simple ; mais il avoue que cette médication n'a pas été suivie de succès.

Strychnine. — En 1832, on fit également

quelques essais avec ce médicament, mais on ne tarda pas à y renoncer.

En 1849, un médecin anglais, M. Jenkins, recommanda l'emploi de la strychnine en pilules, contenant un dix-huitième de grain de cette substance. M. Jenkins donnait une de ces pilules tous les quarts d'heure, et administrait en même temps des boissons froides en très-grande abondance. Habituellement les trois ou quatre premières pilules étaient vomies; mais bientôt après l'estomac finissait par les conserver, et l'effet thérapeutique se traduisait par une diminution et une amélioration très-marquée de tous les symptômes graves de la maladie.

M. Manec, chirurgien à l'hospice de la Salpêtrière, a également eu recours à l'emploi de la strychnine dans le traitement du choléra.

Sur vingt-cinq cholériques, dont le traitement a commencé à toutes les périodes de la maladie, dix-huit ont été sauvés. M. Manec reconnaît toutefois que l'on réussit d'autant mieux, que la strychnine est administrée plus près du début des accidents, et cette substance agit surtout d'une manière remarquable dans les dérangements du canal digestif qui précèdent l'explosion du choléra. Nausées, vomissements, diarrhées sont calmés très-rapidement, et, chose digne de fixer l'attention, la convalescence est extrêmement courte, tant est énergique l'action de la strychnine sur le canal digestif, dont elle rétablit promptement les fonctions. M. Manec a observé les bons effets de la strychnine dans des cas où la cyanose était déjà produite, et où une terminaison funeste paraissait prochaine; mais il ajoute que des cas analogues de guérison ont été observés par lui sous l'influence de médications très-diverses.

Quoi qu'il en soit, M. Manec emploie la strychnine, non pas en pilules comme M. Jenkins, parce qu'il craint que l'estomac ne les dissolve pas ; mais dans une solution alcoolique, qui en contient un centigramme par cuillerée de liquide. Cette solution est donnée toutes les quatre heures, de manière que le cholérique prenne trois à quatre centigrammes de la substance médicamenteuse dans les vingt-quatre heures. Dans les cas graves, M. Manec a pu en donner jusqu'à six centigrammes, et dans un seul cas il a observé les symptômes physiologiques produits par la strychnine, roideur et contractures. Dans tous les autres, le médicament a limité son action aux phénomènes digestifs.

Notre ami le docteur Maurice Macario, qui exerce avec distinction dans le département du Cher, nous a dit avoir employé avec succès la strychnine dans le traitement du choléra.

Nous ne saurions trop recommander de prudence dans l'emploi d'un moyen aussi violent.

On a donné à Calcutta, dit-on, avec succès, la *fève de Saint-Ignace;* mais de nouvelles expériences n'ont pas été faites en Europe.

VIII. Antipériodiques. — L'analogie que quelques médecins ont cru voir entre le choléra et la fièvre intermittente pernicieuse, les a engagés à mettre en pratique un traitement qui devait être couronné de succès, si réellement le choléra appartenait à cette grande famille des fièvres paludéennes. Malheureusement les revers les plus constants ont suivi l'administration du *sulfate de quinine* et du *quinquina.* Nous n'en ferons pas moins connaître les principaux auteurs de cette méthode de traitement.

En Pologne, M. Sandras employa le sulfate de quinine sans bons résultats. M. Fiedler, médecin de l'hôpital des cholériques à Modlin, lui avoua qu'il avait abandonné ce moyen à la suite de nombreux revers.

A Paris et en province on fit de nouveaux essais sur une très-large échelle, et toujours on eut à enregistrer des insuccès.

Malgré ces décourageantes épreuves, bien des médecins ont encore conservé pendant l'épidémie de 1849 des illusions qui ont dû coûter la vie à beaucoup de malades ; et nous n'avons pas lu sans surprise que M. le docteur Gouyon, de

Clermont-Ferrand (Puy-de-Dôme), conseille dans le choléra l'emploi du sulfate de quinine sous toutes les formes, et entre autres de cette manière :

Pratiquer au bras une incision assez profonde et assez grande, et introduire dans la plaie une certaine quantité de quinine en poudre ou convertie en trochisques à l'aide de l'eau gommée.

M. le docteur Costes, de Bordeaux, avec lequel nous avons eu une longue conversation à l'hôpital Saint-André, nous a dit avoir eu des succès très-manifestes par l'emploi du sulfate de quinine, et qu'à l'aide de cette médication il avait obtenu des résultats plus heureux que ceux de ses confrères et collègues qui avaient donné à leurs malades soit les excitants, soit les purgatifs, etc. M. Costes n'a pas perdu plus des deux cinquièmes des cholériques admis dans ses salles.

Quant à nous, d'après notre conviction profonde, nous sommes obligé de dire que nous regardons, dans la période algide du choléra, l'administration du sulfate de quinine comme nuisible, à cause des propriétés déprimantes de ce médicament.

IX. Altérants. — L'action si connue des mercuriaux sur le sang devait, on le pense bien, engager les praticiens à essayer le mercure dans le traitement du choléra.

A l'exception du calomel, dont nous avons vanté les avantages en parlant des purgatifs, il est peu d'autres préparations mercurielles qui aient été usitées. Cependant nous devons dire que M. Serres, qui regarde le choléra comme une fièvre typhoïde pernicieuse, annonce avoir employé avec bonheur, dans le traitement de cette horrible et meurtrière maladie, à l'extérieur les *frictions d'onguent napolitain*, et à l'intérieur le *sulfure noir de mercure*, à la dose d'un gramme par jour. M. Serres avait déjà préconisé comme héroïque, dans le traitement de la dothiénentérie, cette médication que nous avons nous-même expérimentée un certain nombre de fois, et qui ne nous a pas procuré plus de résultats heureux que toute autre méthode de traitement.

M. Robert, ancien médecin du lazaret de Marseille, est venu, dans une note qu'il a adressée à l'Académie des sciences [1], appuyer le traitement conseillé par M. Serres, et rappeler qu'il a obtenu, durant l'épidémie de 1835 à Marseille, de nombreuses guérisons de cholériques par l'emploi des *frictions mercurielles* à haute dose, et *du muriate suroxygéné de mercure*.

M. Robert a été conduit à employer ce traitement par la découverte qu'il fit, dans les archives

[1] Séance du 7 mai 1849.

de l'intendance sanitaire, d'une correspondance du docteur Palloni, médecin du lazaret de Livourne, dans laquelle il vantait le mercure à l'extérieur et à l'intérieur dans la peste, la fièvre jaune et le typhus. M. Robert crut qu'il pouvait jusqu'à un certain point comparer le choléra à ces diverses maladies, et il employa les frictions mercurielles à la dose de 8 à 10 grammes par friction : 60 grammes suffisaient habituellement; cependant il en a employé 240 grammes dans une nuit, chez la femme d'un de ses confrères, sans provoquer la salivation.

Suivant Palloni, le mercure doit être administré dans la peste, le typhus et la fièvre jaune, tout-à-fait au début de ces affections; et si l'on veut obtenir des guérisons, il ne faut pas attendre que le principe de la vie soit violemment atteint et l'empoisonnement complet. M. Robert fait les mêmes recommandations à l'égard du choléra, et dit que le remède n'est pas ordinairement suivi de succès lorsque l'invasion cholérique date de plusieurs heures.

X. ANTHELMINTIQUES. — M. Grot a adressé de Moscou, à l'Académie des sciences [1], une note concernant le rôle que paraissent avoir joué les helminthes dans l'épidémie de choléra, dont il vient de suivre les progrès.

La présence des lombrics, d'après ses observa-

[1] Séance du 20 novembre 1848.

tions et les renseignements qu'il a recueillis, a été constatée, non-seulement dans la partie du pays où il a fait ses observations, lesquelles portent sur plus de 1,200 individus; mais encore dans diverses localités plus ou moins éloignées. M. Grot mentionne les heureux effets qu'il a obtenus de l'administration des anthelmintiques dans la première période de la maladie.

Sans admettre le moins du monde la théorie de M. Grot, nous dirons que nous avons assez souvent observé dans le choléra, et bien plus souvent dans la fièvre typhoïde, l'expulsion de lombrics, soit par la bouche, soit par l'anus. Nous ne conseillons pas pour cela un traitement vermifuge; mais nous constatons seulement le fait.

Quoique nous ayons à peu près mentionné tous les moyens de traitement employés dans la période algide du choléra, il nous reste cependant à en signaler encore quelques-uns que nous n'avons pu faire entrer dans les cadres que nous nous étions tracés.

Charbon. — A bord des navires des États-Unis d'Amérique, on dit avoir remarqué les heureux effets du charbon de liége.

Le charbon de bois de peuplier vert a été administré en Russie et en France avec quelque succès, pour combattre les vomissements et la diarrhée.

A Tours, M. Bretonneau a donné avec un certain avantage, conjointement avec les pilules d'acétate de plomb, la poudre de charbon à la dose d'une cuillerée à bouche, soit dans une tasse de tisane, soit en lavement.

Au lieu de charbon végétal, M. Bouchardat pense que le noir animal lavé, bien pur, en poudre fine, serait plus efficace, et que les doses devraient être beaucoup plus élevées. On pourrait, par exemple, délayer dans chaque verrée d'eau 5 grammes de noir animal pur et renouveler cette dose toutes les dix minutes.

Le *guaco*, espèce de liane de la famille des synanthérées, qui croît au Brésil, a été, au dire de M. de Chaniac, employé contre le choléra avec bonheur par le docteur Chabert, médecin français au service du gouvernement mexicain. On fait infuser 10 grammes de guaco dans 500 grammes d'eau, et on administre toutes les demi-heures une tasse de cette infusion.

Natron carbonique. — La gazette d'Augsbourg publie la lettre suivante, écrite par le docteur Maxwell, médecin aux Indes, et adressée à M. Liébig, professeur à Giessen.

« Je viens d'employer dans le traitement du choléra le natron carbonique avec un succès aussi efficace que rapide. Aussitôt qu'un cas de choléra-morbus se présente, j'en donne une cuillerée à café dans une tasse d'eau d'orge aussi chaude que le malade peut la supporter. Si le malade la vomit, je la répète instantanément avec un peu de teinture d'opium et une dose d'huile de ricin pour arriver au siége du poison dans les intestins grêles. Aussitôt qu'on rencontre une trace de cette huile dans les évacuations alvines, on peut être certain que la guérison a déjà commencé; le malade urinera bientôt, et on peut le regarder comme sauvé. S'il y a lieu, je répète le médicament matin et soir, à une petite dose.

« Si beaucoup de monde tombe malade en même temps, je fais préparer les bols suivants, qu'on fait avaler avec une gorgée de natron carbonique.

Natron carbonique,	1	gramme.
Opium,	15	centigrammes.
Gomme gutte,	25 à 50	centigrammes.
Huile de croton,	10 à 15	—
Savon,	1	gramme.

« De cette manière, on peut facilement porter avec soi des bols et du natron carbonique pour 100 malades. »

M. le docteur Wertheim, qui a communiqué cette lettre à M. le rédacteur de l'*Union médicale*, fait remarquer que le traitement du docteur Maxwell présente de grandes analogies avec le traitement préconisé par M. Baudrimont.

Neuronisme. — M. Van Vageninge, chirurgien et accoucheur à Rotterdam, publie dans les *Annales de la société médico-chirurgicale de Bruges* sous le titre peu intelligible de *Neuronisme*, la forme suivante de traitement du choléra, qu'il assure lui avoir très-bien réussi lors de la première invasion de cette maladie.

« Aussitôt que quelqu'un éprouve une douleur suspecte dans le ventre, ou bien des selles fréquentes, avec ou sans vomissements, avec ou sans douleur, il doit se mettre immédiatement au lit. Une personne bien portante et assez forte devra prendre un morceau de flanelle et l'appliquer sur l'épigastre du malade, par-dessus sa chemise; poser la bouche sur cette étoffe et aspirer cette place aussi fortement que possible, de manière que le malade sente pénétrer la chaleur jusque dans le dos. On continuera cette opération pendant un quart d'heure, ou une demi-heure, ou jusqu'à ce que les nausées, les coliques et les selles aient diminué ou cessé.

« Une autre personne prendra pendant ce temps une cuillerée de sucre et y mettra : pour les malades au-dessous de 10 ans, de 5 à 15 gouttes de laudanum de Sydenham, et de 1 à 3 gouttes d'essence de menthe poivrée; pour les malades au-dessus de 10 ans, de 10 à 30 gouttes de laudanum, et de 3 à 8 gouttes d'essence de menthe poivrée. Ce mélange est administré dans de l'eau de cannelle, et on donne de temps en temps, par-dessus, une tasse d'infusion tiède de fleurs de camomille, de sureau ou d'herbe de menthe crépue ou poivrée. On peut répéter ces gouttes de quart d'heure en quart d'heure ou toutes les demi-heures, si les douleurs, les vomissements et les selles ne cessent ou ne diminuent pas. »

MOYENS EXTERNES.

Le refroidissement, ce symptôme si alarmant du choléra; les crampes, ce symptôme si douloureux; le hoquet, les vomissements, l'anxiété précordiale, la douleur épigastrique, etc., ont été combattus par des moyens externes qu'il est bon de faire connaître.

Contre le refroidissement on a eu recours à de nombreux moyens de calorification.

On a placé autour des cholériques des *briques chaudes* en grand nombre; des *sachets* remplis de sable fin très-chaud; des *bouteilles* ou des *cruchons en grès* contenant de l'eau bouillante et soigneusement bouchés, etc., etc.

M. Lebâtard a conseillé de mettre les cholériques dans un sac à farine, légèrement secoué et chauffé au four à une température à peine supportable.

A Lille, M. Maillot, premier professeur à l'hôpital militaire d'instruction, lors de l'épidémie qui a sévi en 1848-49, s'est servi, pour réchauffer les malades, d'une boîte assez longue pour s'étendre du pied du lit au col du malade. Cette boîte a 30 centimètres en tout sens, est en bois de chêne, doublée à l'intérieur d'une boîte en fer-blanc, qui est éloignée des parois de la première de quelques millimètres. Il y a des trous en avant et en arrière pour établir le courant d'air, qui vient s'échauffer dans l'intérieur à l'aide d'une lampe à l'alcool; la boîte est mise aux pieds du malade, on allume, et au bout de dix minutes on a une température sèche de 40 degrés. Les cholériques ne tardent pas à être réchauffés, et l'on enlève la boîte. Si l'algidité reparaît, on recourt au même moyen, et dans la plupart des cas la chaleur du corps, ainsi artificiellement développée, se maintient ensuite. Malgré ce fait, qui, au premier abord, semble avoir une grande importance, la circulation ne se rétablit pas, et la mort n'en arrive pas moins sans autre apparence de réaction.

M. Monneret a conseillé un moyen très-simple et à la portée de tout le monde pour administrer un bain d'air chaud : il consiste à tenir soulevées les couvertures du lit avec des-demi cerceaux, et à placer entre les jambes du malade le vase de nuit, au fond duquel on fixe deux bouts de bougie allumés. Pour faciliter la combustion, on passe une feuille de carton roulée en forme de tuyau sous le bord des couvertures; appuyé par une extrémité sur le vase où brûlent les bougies, ce tuyau, fixé extérieurement par les couvertures pelotonnées, donne passage à l'air sans refroidir le malade.

M. Meurtdefroy, pharmacien à l'hôtel-dieu de Saint-Denis, a inventé un appareil fumigatoire peu dispendieux, dont on a retiré de bons effets. Voici en quoi il consiste : prenez un morceau de chaux vive de la grosseur des deux poings, enveloppez-le d'un linge grossier à large tissu (un vieux torchon, par exemple), qui puisse en faire deux fois le tour, et que vous aurez trempé d'avance dans une forte infusion d'espèces aromatiques, et sans le tordre; entourez cette première enveloppe d'une seconde préparée de la même manière et non tordue; terminez par une troisième enveloppe entièrement sèche. Placez dans un vase convenable deux morceaux de chaux vive ainsi enveloppés, et posez les auprès des hanches du malade. Pour que la vapeur réchauffe sûrement et promptement le malade, il faut qu'elle ait un libre accès autour de lui, qu'elle se répande sans obstacles sur son cou, sa poitrine et sur le reste du corps; il faut qu'elle ne soit ni entravée, ni absorbée par les couvertures. Pour cela, il faut les maintenir élevées à l'aide de cerceaux, et les disposer de manière à ce que la vapeur ne puisse s'échapper au dehors. Lorsque la chaux ne dégage plus de vapeur, ce qui arrive au bout de quinze à vingt minutes, enlevez promptement l'appareil, placez de suite le malade dans un lit voisin bien bassiné, et mettez autour de lui quelques bouteilles d'eau chaude, afin de maintenir la chaleur et la transpiration.

A partir de ce moment, dit M. Meurtdefroy, auquel nous laissons, bien entendu, la responsabilité de ses opinions, la réaction est faite, et le malade a échappé aux accidents de la période algide.

Plusieurs médecins, parmi lesquels on peut citer MM. Legroux, Blache, Horteloup, Gendrin, etc., s'élèvent avec force contre l'emploi de la chaleur, et regardent les divers moyens préconisés pour arriver à ce but, comme étant presque toujours nuisibles. M. Blache n'a pas vu employer en Prusse de moyens de caléfaction dans le traitement du choléra.

Cette opinion, qui a le défaut d'être trop exclusive, ne peut être appliquée dans toute sa rigueur; nous croyons seulement qu'on doit agir avec prudence, avec circonspection, et ne pas s'exposer à causer par un excès de chaleur des accidents d'une très-haute gravité.

A Bourgbourg (Nord), MM. Dehenne et Demeunynck ont constamment fait déshabiller les cholériques près desquels ils étaient appelés, et les ont fait envelopper dans une ou deux couvertures de laine sèche.

Quelques médecins ont mis les malades dans des couvertures de laine trempées dans l'eau bouillante et exprimées avec soin, afin qu'il ne restât plus d'eau. D'autres ont imbibé les couvertures et même les draps d'esprit-de-vin chauffé, de vinaigre chauffé, etc., etc., et en ont entouré les malades.

Les *bains chauds* ont été beaucoup employés en Russie, en Angleterre et même en France, mais sans aucune espèce de succès.

Nous avons dit que M. Lefebvre-Rousseau avait conseillé de plonger les cholériques dans un bain extrêmement chaud, additionné d'une certaine quantité de poivre pulvérisé.

Quelques médecins ont essayé des bains tièdes contenant une notable portion d'ammoniaque. Ce moyen a surtout été mis en usage à Tours par M. Desmoulins, qui dit avoir eu à s'en louer.

On a également donné aux malades des bains de moutarde, mais sans succès ; nous reviendrons, du reste, sur ce moyen, en parlant du traitement propre au choléra des très-jeunes enfants.

Dans le but de réchauffer les malheureux cholériques, on a eu recours à l'*urtication*. Nous avons, dans plusieurs cas de choléra très-grave, enveloppé les cholériques dans une couche très-épaisse d'*orties*, et nous n'avons même pas obtenu de chaleur appréciable ; la peau est restée froide et visqueuse.

Le *dolichos urens*, qui produit une urtication beaucoup plus énergique, a semblé donner à M. Baudrimont, qui s'en est servi en 1832, quelques résultats assez favorables.

En Russie, dans les cas d'algidité complète, on fait des *frictions avec l'eau froide et le sel*, et on administre cette même eau à l'intérieur.

M. Mackenzie rapporte que les paysans de l'île de Madyuga ont eu l'idée de pratiquer sur tout le corps des *frictions avec de la glace et de la neige*, et que le succès a couronné cette tentative.

En France on a également recommandé la glace en frictions : ce moyen peut être de quelque utilité chez les sujets robustes, bien constitués, que l'algidité n'a point encore atteints, et dont le pouls n'a pas entièrement disparu. Dans les cas contraires, on doit s'abstenir d'employer les frictions, soit avec la glace, soit avec la neige.

En Perse et dans l'Inde, on a mis en usage avec un incontestable succès les *affusions froides* dans le traitement du choléra.

C'est principalement le docteur Casper, de Berlin,

qui a fait usage des affusions et douches d'eau froide, surtout lorsque le pouls est devenu insensible. Le malade est placé dans une baignoire vide, s'il a la peau sèche ; pleine d'eau à 27°, s'il a la peau humide. On lui verse alors sur la tête quatre ou cinq seaux d'eau glacée, et l'on fait d'autres affusions sur le corps avec le même liquide. On répète cette opération toutes les deux ou quatre heures ; immédiatement après l'affusion, on replace le malade dans son lit, en ayant soin de couvrir la poitrine, le dos et le ventre de compresses froides, que l'on renouvelle dès qu'elles sont chaudes. On administre en outre des lavements d'eau froide avec le vinaigre et le sel, et on ne donne aux malades que de l'eau froide à boire.

En France, MM. Récamier et Guéneau de Mussy ont eu beaucoup à se louer des affusions d'eau froide dans le traitement du choléra.

Quelques médecins hydrosudopathes ont conseillé d'envelopper les cholériques dans des draps trempés dans l'eau froide et exprimés avec soin. Nous n'avons rien à dire contre une semblable méthode : elle n'est heureusement pas assez répandue pour qu'on doive essayer de la combattre.

Les *frictions*, qui ont pour but d'exciter la circulation capillaire, si ralentie chez les cholériques, pour être efficaces, doivent être faites avec une très-grande énergie et une très-grande persévérance. Nous connaissons des malades atteints de choléra qui n'ont certainement dû leur guérison qu'à la durée des frictions faites sur les extrémités pendant plus de huit heures consécutives. Pour bien frictionner un malade, il est indispensable qu'il y ait au moins quatre personnes constamment autour de lui; elles se relèveront toutes les dix minutes; deux frictionneront en même temps sous les couvertures, et avec des brosses de flanelle.

Les uns ont vanté les frictions aromatiques sèches.

Les autres ont ordonné des frictions avec des liniments dont la composition a varié suivant les pays, suivant les idées des médecins, etc.

A Liége, les liniments étaient composés d'ammoniaque et d'huile à parties égales.

A Groningue, on se servait du liniment volatil camphré, de la teinture de cantharides, etc.

M. Chomel a eu beaucoup à se louer des frictions sèches de fumées aromatiques avec le benjoin, l'encens, les baies de genièvre.

A la Pitié, M. Gendrin a fait faire des frictions très-souvent répétées avec une brosse de flanelle imprégnée de parties égales de baume de Fioraventi et d'eau vulnéraire spiritueuse.

M. Delarroque a fait pratiquer des frictions chaudes avec le vin chaud coupé à parties égales avec la teinture de quinquina.

Nous nous sommes très-bien trouvé, dans les cas de choléra que nous avons eu à traiter, de conseiller des frictions avec ce liniment :

Eau-de-vie camphrée,	100	grammes.
Alcoolat de Fioraventi,	100	—
Ammoniaque liquide,	6	—
Essence de térébenthine,	8	—
Teinture de cantharides,	8	—

A l'ambulance de Grammont nous avons souvent eu recours aux frictions faites avec le liniment volatil camphré, et nous nous sommes également très-bien trouvé, pour combattre les crampes, de frictions faites avec le chloroforme.

Il est encore un liniment dont nous devons consigner ici la formule, et qui a rendu de grands services en Pologne, dans le traitement du choléra. Cette préparation est connue sous le nom de *Liniment des Juifs de Wisnitz* :

Alcool,	1	litre.
Vinaigre,	1/2	litre.
Camphre en poudre,	30	grammes.
Piment pulvérisé,	15	—
Farine de moutarde,	30	—
Ail pilé,	15	—
Cantharides en poudre,	5	—

Ce liniment s'emploie en frictions sur toute la surface du corps.

Les *sinapismes* ont été très-efficaces dans le traitement du choléra ; c'est en effet un des meilleurs moyens de rappeler promptement à la peau la chaleur et la vie.

La *farine de moutarde*, l'*huile essentielle de moutarde*, les *sinapismes de raifort*, la *pommade stibiée*, les *vésicatoires* ont été on ne peut plus utiles pour remplir ces indications. Mais celui de tous ces moyens auquel on doit donner la préférence, c'est, sans contredit, la farine de moutarde promenée sur toutes les parties du corps.

Nous avons souvent vu le hoquet, les vomissements rebelles, la douleur épigastrique, etc., céder comme par enchantement à l'application d'un sinapisme à l'épigastre. Si à l'aide du sinapisme on n'obtenait pas l'effet désiré, on appliquait alors à l'épigastre un vésicatoire, soit avec de l'ammoniaque, soit avec une compresse imbibée d'alcool à laquelle on présentait une bougie allumée, soit avec la pommade de Gondret, soit avec le marteau de Mayor.

Nous ne pouvons omettre de mentionner ici que dans l'Inde on s'est pendant longtemps attaché à une méthode bien barbare et bien peu rationnelle de traitement. On guérissait le *Mordechi* en appliquant sur le talon de celui qui en était atteint un fer rouge, jusqu'à ce qu'il sentît de la douleur. [1]

[1] *Histoire universelle*, t. L, p. 129.

Un des agents de révulsion les plus puissants conseillés contre le choléra, est celui qui a été inventé par le docteur Petit, ancien médecin de l'Hôtel-Dieu de Paris. On applique dès le début du mal, sur toute la longueur de l'épine dorsale, une bande double de flanelle légèrement imbibée de la mixture suivante :

Ammoniaque liquide,	4 grammes.
Essence de térébenthine,	30 —

Et par-dessus cette flanelle une bande également double de linge mouillé d'eau chaude. On promène lentement sur cette dernière, en appuyant un peu, un fer plat à repasser, bien chaud. Cette opération, répétée tous les quarts d'heure, a pour effet de déterminer une vésication très-rapide; et par suite la chaleur et la circulation se rétablissent, les vomissements et les crampes diminuent d'une manière sensible.

Ce moyen a eu de bons résultats entre les mains de son auteur et dans celles de M. Bouillaud.

M. le docteur Raphaël, de Provins, regardant le choléra comme produit par un spasme ou par un excès de tonicité de la moelle, a proposé avec l'emploi de tous les moyens de réchauffement et d'excitation connus, la *cautérisation au fer rougi à blanc des gouttières vertébrales.*

M. Ranque, d'Orléans, a beaucoup vanté un emplâtre dont voici la composition, et dont l'application sur tout l'abdomen devait, à son dire, être héroïque.

Emplâtre de ciguë,	45	grammes.
Diachylon gommé,	45	—

Faites ramollir dans l'eau chaude cette masse, ajoutez-y les poudres suivantes :

Poudre de thériaque,	30	grammes.
Camphre en poudre,	6	—
Soufre en poudre,	2	—

Faites du tout une masse bien mélangée; couvrez-en une peau de grandeur suffisante pour recouvrir tout l'abdomen; puis saupoudrez cet épithème de la poudre suivante:

Tartre-stibié,	6	grammes.
Camphre en poudre,	4	—
Fleurs de soufre,	2	—

Appliquez cet épithème sur l'abdomen; maintenez-le en place à l'aide d'un bandage de corps; laissez-le pendant trois ou quatre jours sans être renouvelé, s'il y a diminution des symptômes; dans le cas contraire, il devra être renouvelé le lendemain.

M. Ranque a conseillé dans la fièvre typhoïde un emplâtre dont la composition doit avoir beaucoup d'analogie avec celui que nous venons de formuler.

M. Worms fait appliquer sur l'épigastre de tous les cholériques l'emplâtre suivant, par-dessus lequel on place une brique chaude :

Thériaque,	15	grammes.
Baume du Pérou,	15	—
Huile essentielle de menthe,	8	—

Mélangez, faites un emplâtre avec bord agglutinatif; puis saupoudrez avec :

Camphre,	50	centigrammes.

Pour calmer les crampes on a eu recours aux liniments les plus variés.

M. Delarroque a beaucoup vanté cette formule :

Baume tranquille,	90	grammes.
Teinture d'opium,	4	—
Éther ou chloroforme,	4	—

Le chloroforme a rendu de véritables services : nous avons eu sujet de nous féliciter souvent de son emploi ; on peut sans inconvénient en user quarante grammes par jour en frictions.

Dans le but de combattre les crampes, un

élève des hôpitaux de Paris, M. V. Burq a inventé une *armature métallique* dont on revêt les cholériques.

Une armature générale, lorsqu'elle est complète, se compose de treize pièces : deux anneaux et une mitaine ou un cylindre pour le membre supérieur; deux anneaux et une sandale pour le membre inférieur; une ceinture pour le tronc.

Les anneaux ou bracelets sont en cuivre mince, ont de dix à quinze centimètres de large, et sont d'une forme convenable pour s'appliquer aussi exactement que possible. Cette dernière condition est absolument indispensable.

La ceinture consiste dans une bande de cuivre de huit centimètres de large, de la longueur d'un mètre, terminée en avant et en arrière par une large plaque qui s'adapte à la forme de l'abdomen et du dos.

Les crampes sont-elles générales et intenses, M. Burq applique une armature complète. Sont-elles intenses et bornées aux membres inférieurs, on applique deux bracelets et une sandale pour chacun, et assez ordinairement une ceinture pour le tronc. *Ce n'est qu'exceptionnellement qu'il suffit d'armer un seul membre pour voir guérir les deux.*

Sont-elles peu intenses et siégent-elles exclusivement sur une partie, aux mollets, par exemple, deux anneaux, un à droite et l'autre à gauche, sont ordinairement suffisants; mais si les crampes résistent, on mouille les bracelets, et lorsque ce n'est pas assez, on complète l'armature du membre.

M. Burq commence toujours par appliquer les armatures à sec, et il ne les mouille que si le soulagement est nul ou seulement partiel.

Pour mouiller un bracelet, on roule entre lui et la peau une bande ou une compresse ordinaire, et mieux un lambeau de couverture de coton trempé dans une solution légère de sel marin, à la température de vingt-cinq à quarante degrés.

Il est arrivé quelquefois que les armatures sèches ayant parfaitement réussi d'abord, ont perdu leur propriété au bout de quelques heures. En les examinant de près, on reconnaît qu'il s'est amassé sous le cuivre une exsudation visqueuse qui probablement met obstacle à sa conductibilité. Dans tous les cas, il a suffi de nettoyer la peau et le métal, ou de mouiller les armatures pour faire reparaître toute leur efficacité.

Il faut être prévenu qu'au bout d'un certain temps, trois à cinq heures, à mesure que les armatures humides sèchent, elles perdent beaucoup de leur action, et que bientôt, si les crampes n'ont pas été guéries radicalement, si elles ont de la tendance à revenir, elles ne tardent pas à reparaître. Dans ce cas on n'a, pour y mettre fin, qu'à remouiller les linges à travers les ouvertures des anneaux.

M. Burq dit que ces armatures agissent, *en soustrayant le fluide nerveux par les substances métalliques.*

M. Burq a essayé la puissance de ses armatures métalliques dans d'autres symptômes du choléra, tels que vomissements, hoquet, constriction thoracique, etc., etc., et il a réussi à les faire cesser dans le plus grand nombre des cas.

Quoique les médecins qui ont employé ces armatures n'aient pas été aussi heureux que M. Burq dans les résultats qu'ils ont obtenus, toujours est-il qu'ils ont reconnu que ce moyen n'était pas sans efficacité.

Telle est à peu près l'énumération des moyens tant internes qu'externes qui ont été employés jusqu'ici pour combattre la période algide du choléra.

TRAITEMENT DE LA PÉRIODE DE RÉACTION.

Lorsqu'à la période algide a succédé la période de réaction, il ne faut pas se faire illusion et croire au rétablissement certain du malade. Le plus grand danger n'est point encore passé, et le médecin doit, sentinelle vigilante, s'efforcer de prévenir tous les accidents qui pourraient venir entraver une guérison que l'on peut espérer, mais non pas regarder encore comme assurée.

Il y a dans la période de réaction beaucoup moins de médicaments à employer que dans la période cyanique; mais il n'en faut pas moins des soins de tous les instants.

La réaction peut être incomplète, ne pas marcher franchement; on doit alors insister avec persévérance sur tous les moyens que nous avons indiqués lorsqu'il s'est agi du traitement de la période algide.

Si, au contraire, la réaction est complète, si la chaleur a reparu, si le pouls bat aux radiales, si les vomissements ont en partie cessé, si les selles sont devenues bilieuses, si l'anxiété épigastrique et les crampes ont singulièrement diminué, si l'urine est excrétée, et que des symptômes d'inflammation ou de congestion ne se manifestent vers aucun organe, on facilitera, par les moyens que l'art met en notre puissance, cette crise heureuse qui doit amener la guérison.

Les boissons excitantes et stimulantes seront remplacées par des tisanes émollientes et délayantes. On pourra faire prendre aux malades du sirop de groseille étendu d'eau, du sirop d'orgeat, quelques légères infusions de mauve, de violette, etc. On cessera de tenir sous les couvertures des cruchons remplis d'eau bouillante; on éloignera ou on discontinuera les frictions selon que les crampes seront ou moins fréquentes, ou entièrement disparues. On soutiendra les forces des malades par quelques cuillerées d'un bouillon de bœuf. Si la diarrhée est encore intense, on prescrira de l'eau de riz édulcorée avec le sirop de coing ou le sirop de cachou; on donnera même quelques quarts de lavement, soit avec l'eau de riz additionnée d'un gramme de tannin, soit avec l'eau albumineuse, soit avec une solution d'amidon. Si ces moyens sont insuffisants, on devra ajouter à ces lavements ou de l'alun ou de l'extrait de ratanhia.

On surveillera les malades avec une scrupuleuse attention, et on ne se tiendra pas dans une trop grande sécurité sur l'issue heureuse de la maladie; car il peut arriver au moment où l'on y pense le moins des complications inflammatoires, soit du côté des voies digestives, soit du côté des voies respiratoires, soit du côté des voies circulatoires, soit enfin du côté de l'encéphale.

Si, au lieu de marcher franchement, la réaction s'accompagne d'accidents cérébraux, nous comprenons alors qu'on doive user, mais encore très-sobrement, des émissions sanguines. Si le sujet est jeune, fort et pléthorique, si sa constitution est robuste, si le pouls est plein et dur, les accidents intenses, on aura recours à la saignée du bras. Si les symptômes graves qui se sont manifestés ne sont point enrayés par la saignée, on fera une application de 15 à 20 sangsues aux apophyses mastoïdes, ou une application de ventouses scarifiées à la nuque. On pourra seconder l'action des antiphlogistiques par un purgatif salin ou par du calomel. La glace sur la tête sera également un moyen dont on pourra retirer de bons résultats.

M. Worms, dans ce cas, conseille l'application sur la tête, préalablement rasée, d'une compresse imbibée de la solution suivante :

Alcool camphré,	150	grammes.
Ammoniaque liquide,	20 à 25	—
Infusion d'arnica,	100	—

dans laquelle on fera dissoudre :

Chlorhydrate d'ammoniaque,	45	grammes.

Depuis que ce moyen a été mis en usage dans le service de M. Worms, il n'a plus eu à redouter ces accidents comateux qui font ordinairement le désespoir des médecins.

Mais si le sujet est faible, qu'il y ait encore une certaine tendance à l'algidité, on devra employer la médication stimulante, boissons aromatiques et diaphorétiques, frictions excitantes, sinapismes, vésicatoires, etc., etc.

Ce n'est pas toujours ce mode de terminaison que l'on rencontre dans la période de réaction. Quelquefois, au bout de deux ou trois jours d'une réaction qui, en premier lieu, avait paru franche, on voit sans cause connue le malade tomber dans un état que l'on a comparé à l'état typhoïde; la langue se sèche et se couvre d'un enduit noirâtre, les dents deviennent fuligineuses, les réponses se font attendre, le malade est sourd, il est agité, il a de la carphologie, etc.

C'est alors que les toniques doivent être administrés. Nous nous sommes quelquefois bien trouvé de la prescription suivante :

Julep gommeux,	150	grammes.
Extrait mou de quinquina,	4 à 6	—
Sulfate de quinine dissous dans 3 gouttes d'acide sulfurique,	20	centigr.
Camphre dissous dans jaune d'œuf,	25	—
Sirop de quinquina au vin,	60	grammes.

Une cuillerée à bouche toutes les heures.

Nous faisions en même temps appliquer des vésicatoires aux jambes, nous faisions frapper les extrémités de sinapismes que nous promenions des cuisses aux pieds, et que nous laissions appliqués à la même place pendant une demi-heure.

Nous prescrivions pour alimentation du bouillon de bœuf, une cuillerée toutes les trois heures; pour boisson une limonade vineuse.

Si du côté de l'estomac se manifestaient quelques symptômes, nous ordonnions un sinapisme et quelquefois même un vésicatoire à la région épigastrique.

Nous avons été à même d'observer fréquemment, dans cette terminaison, un hoquet excessivement fatigant pour les malades, et qui résistait souvent aux médications les plus diverses; nous l'avons cependant quelquefois calmé par des pilules d'extrait de belladone, d'un centigramme chacune, répétées trois fois par jour.

TRAITEMENT DE LA CONVALESCENCE.

Il ne faut pas croire que, le choléra une fois disparu, le malade peut ou doit être abandonné à lui-même ou aux personnes qui lui ont prodigué des soins pendant sa maladie. Il n'en est pas malheureusement ainsi, et s'il est quelques cholériques chez lesquels la convalescence s'établisse d'emblée, ce n'est pas ce qui a lieu ordinairement : la convalescence des individus frappés de choléra est, au contraire, assez souvent longue, pénible, difficile. Les organes qui ont eu le plus à souffrir conservent quelquefois pendant longtemps une très-grande susceptibilité.

Ainsi, chez quelques convalescents, les voies digestives réclament même pendant plusieurs mois des soins constants, des précautions inouïes. Chez les uns, l'appétit est nul ou capricieux; il sera nécessaire de les mettre à l'usage de l'eau de seltz ou de l'eau de vichy; chez les autres il y a de la gastralgie et tous les accidents qui s'y rattachent; on fera bien dans ce cas de leur conseiller des pilules de

Sous-nitrate de bismuth,	8 grammes.
Poudre de rhubarbe,	3 —
Chlorhydrate de morphine,	18 centigr.

pour 36 pilules, dont ils prendront deux matin et soir, une heure avant les repas.

On pourrait encore engager ces malades à prendre par jour quelques cuillerées du charbon végétal médicinal du docteur Belloc.

Le vin de quinquina au Malaga sera également un tonique puissant que l'on fera bien de recommander en cette circonstance.

La diarrhée persiste-t-elle, s'accompagne-t-elle de coliques, on administrera des lavements amylacés et laudanisés.

Y a-t-il embarras gastrique, nausées, vomissements bilieux, etc., on emploiera, suivant le cas, ou un éméto-cathartique, ou un purgatif salin.

Si les malades restaient en proie à une excitation nerveuse, qui est fort ordinaire chez les femmes à la suite du choléra, on aurait recours aux antispasmodiques et aux bains généraux tièdes.

Dans le cas où des accès de fièvre intermittente viendraient entraver la convalescence, on ordonnerait le sulfate de quinine.

Quelquefois on observe, surtout chez les jeunes filles et chez les jeunes femmes convalescentes du choléra, un bruit de souffle dans les carotides et au premier temps du cœur; il ne faut pas pour cela croire, comme l'ont fait quelques médecins, à une affection organique du cœur et employer un traitement approprié à cette fausse interprétation des symptômes; on courrait risque de voir alors la maladie s'aggraver et se terminer par la mort; il faudra tout simplement, pour triompher de ces accidents, recourir à l'administration des ferrugineux et des toniques. Cette prétendue affection organique n'est véritablement qu'une chlorose.

Tous les individus convalescents du choléra devront s'astreindre aux préceptes de l'hygiène; ils devront éviter l'humidité et les refroidissements, les écarts de régime, l'abus des alcooliques, les excès vénériens; ils devront choisir les aliments de facile digestion, éviter les légumes, et surtout les farineux; boire de bon vin et se soustraire à toutes les émotions morales qui seraient de nature à ébranler fortement le système nerveux.

Quant au traitement des complications et des affections secondaires, le médecin se conformera aux indications qui naîtront des accidents qu'il sera appelé à constater.

TRAITEMENT DU CHOLÉRA DES JEUNES ENFANTS.

Nous avons, en parlant des formes du choléra, consacré un article spécial au choléra des très-jeunes enfants; faisons connaître en peu de mots quels moyens doivent être employés à cet âge pour triompher de cette redoutable affection.

Dès qu'on est appelé près d'un enfant atteint du choléra, il faut lui administrer immédiatement un vomitif. Voici une formule à laquelle nous avons dû quelque succès :

Infusion de polygala,	60	grammes.
Poudre d'ipécacuanha,	40 à 75	centigr.
Sirop d'ipécacuanha,	20	grammes.

à prendre en trois fois, à un quart d'heure d'intervalle.

Le vomitif a pour effet de modérer les vomissements et la diarrhée, et de permettre d'employer par la suite les astringents pour achever d'arrêter la diarrhée, et le sous-nitrate de bismuth pour combattre le vomissement.

Il arrive souvent qu'à cette époque l'enfant est cyanosé, froid, sans pouls : il faut, sans plus attendre, le faire envelopper d'une couverture de laine et placer autour de lui, dans son berceau, des briques chauffées au four : la chaleur ne tarde pas à renaître.

Si ce moyen n'était pas couronné de succès, faudrait-il recourir à la médication externe vantée par M. Trousseau, et qui consiste à plonger pendant un certain temps l'enfant dans un bain de moutarde ? Nous ne sommes pas de cet avis, et nous avons essayé, précisément à l'époque du choléra, ce moyen sur trois enfants, qui tous les trois sont morts. Voici, du reste, en quoi consiste ce bain de moutarde :

On met dans un linge 500 grammes de farine de moutarde que l'on a eu soin de délayer dans de l'eau froide; on noue le linge, et on exprime dans un bain modérément chaud cette farine, jusqu'à ce qu'elle ne rende plus de liquide jaunâtre. L'enfant est alors mis dans le bain, où il ne tarde pas à ressentir l'action irritante de la moutarde; il crie, s'agite; la peau devient rouge;

on le retire de l'eau au bout de 8 à 10 minutes, et on l'enveloppe dans une couverture de laine.

Nous avons donc, pour notre compte, laissé de côté le bain de moutarde; nous nous contentons de faire recouvrir tout l'abdomen avec un sinapisme que l'on doit laisser appliqué pendant 20 minutes. Nous faisons en même temps, en travers de la couverture, des frictions sur tout le corps avec un fer chaud, et nous administrons, toutes les deux heures, une demi-cuillerée à café de sirop d'éther.

Dès que le pouls est revenu, que la chaleur a remplacé l'algidité, nous nous occupons d'une manière plus spéciale de modérer les vomissements et la diarrhée. Un des moyens qui nous ont le mieux réussi, c'est sans contredit le sous-nitrate de bismuth : nous le donnons à haute dose.

Eau de menthe,	20	grammes.
Eau de tilleul,	20	—
Eau de laitue,	20	—
Sous-nitrate de bismuth,	1 à 2	—
Laudanum de Sydenham,	2 à 4	gouttes.
Sirop d'éther,	20	grammes.

Nous secondons cette médication par de petits lavements, dans lesquels nous faisons entrer le nitrate d'argent à la dose de 10 centigrammes pour 100 grammes d'eau distillée. Nous les donnons, la moitié le matin, et la seconde moitié le soir.

Nous avons expérimenté un certain nombre de fois la potion au nitrate d'argent, composée ainsi qu'il suit :

Eau de tilleul,	60 grammes.
Nitrate d'argent,	2 centigr.
Sirop simple,	20 grammes.

et presque toujours elle a causé des accidents qui nous ont forcé à y renoncer.

Il arrive souvent qu'à la suite de ces moyens la convalescence s'établit; mais aussi il n'est pas rare de voir survenir un état typhoïde, contre lequel l'art vient presque constamment échouer. C'est à ce moment qu'on doit administrer quelque potion tonique, quelques cuillerées de bon bouillon.

RÉSUMÉ DU TRAITEMENT DU CHOLÉRA.

Les moyens préconisés en vue de combattre avantageusement le choléra sont si nombreux, et nous en avons fait une si longue énumération, qu'il ne sera pas superflu de présenter ici un résumé du traitement à suivre dans une attaque de choléra.

Pour ce qui est de la prophylaxie, on s'efforcera, par tous les moyens possibles, de mettre sa santé à l'abri de tout dérangement; on observera scrupuleusement les lois de l'hygiène; on évitera les excès, de quelque nature qu'ils soient; on se nourrira convenablement; on se préservera du froid humide, etc., etc.

Dès qu'il se manifestera de la diarrhée, on emploiera les moyens propres à la faire cesser; et on fera de suite appeler le médecin, qui prescrira, selon les indications, ou un vomitif, ou un émétocathartique, ou un purgatif, ou les opiacés. Nous recommandons surtout d'user des narcotiques avec beaucoup de réserve.

Si ces moyens sont insuffisants et que la maladie fasse des progrès, le choléra est imminent; il faut alors redoubler de vigilance et anticiper, s'il y a lieu, sur le traitement approprié au choléra, de manière qu'on ne soit pas surpris par l'apparition de cet hôte dangereux. On mettra en usage les méthodes de calorification les plus simples et les moins pénibles pour le malade; on insistera sur les boissons excitantes et stimulantes (infusions de thé, de menthe, de sauge, de camomille, etc.), dans lesquelles on aura mis une très-faible quantité de rhum ou d'eau-de-vie; car nous nous défions des alcooliques dans le traitement du choléra.

Une fois le choléra déclaré, on pratiquera des frictions, soit sèches, soit excitantes, sur les membres et sur le tronc, dans le but de rappeler la chaleur et de calmer les crampes.

On s'efforcera de combattre les vomissements par de petits morceaux de glace donnés aux malades, par le sous-nitrate de bismuth, la potion de Rivière, l'eau de seltz, l'amidon délayé dans un peu d'eau, de manière à former une pâte assez épaisse, etc.

On s'occupera de modérer les évacuations intestinales par des moyens appropriés, tels que les pilules d'acétate de plomb, les opiacés à petite dose, les lavements astringents, etc.

On remédiera à la dyspnée par des sinapismes et même par des vésicatoires appliqués à l'épigastre.

Le hoquet sera combattu par les mêmes moyens et quelquefois très-avantageusement par l'extrait de belladone administré à l'intérieur.

Lorsque ces moyens auront amené une réaction bien franche et bien complète, il faudra cesser toute médication stimulante, et veiller à ce que l'état du malade, qui est alors satisfaisant, ne s'aggrave pas par quelques complications funestes, soit du côté du cerveau, soit du côté des voies respiratoires, etc. On donnera alors des boissons délayantes et rafraîchissantes, on surveillera le pouls et l'état de la peau.

Si au bout de quarante-huit heures le mieux est bien sensible, si le malade appète des aliments, il sera urgent de lui accorder quelques cuillerées de bouillon de deux heures en deux heures, et de lui donner un peu de vin étendu d'une certaine quantité d'eau.

Peu à peu on permettra des potages, des œufs, du poulet, et on arrivera ainsi, sans encombre, à faire reprendre en peu de temps au malade ses anciennes habitudes.

S'il survient des accidents de congestion cérébrale chez un sujet jeune et fort, il faudra recourir, avec mesure toutefois, aux antiphlogistiques. Dans le cas contraire, on essaiera des lavements purgatifs, des sinapismes, des vésicatoires.

Si le malade tombe dans un état typhoïde, on devra immédiatement employer les toniques, le quinquina, les bouillons, la limonade vineuse, etc.

Il ne faudra jamais perdre de vue que les moyens mis en usage pour arriver à la guérison du choléra devront être continués pendant longtemps et avec persévérance, et qu'il faudra s'abstenir, sous peine de compromettre la vie des malades, de changer à chaque instant de médication.

Le traitement de la convalescence variera suivant les phénomènes qui prédomineront. Cette période de la maladie, s'il est permis de s'exprimer ainsi, demande surtout une très-grande attention, car les *rechutes* du choléra, quoique peu fréquentes, n'en sont pas moins le plus souvent funestes.

CHAPITRE X.

RELATION DES ÉPIDÉMIES DE CHOLÉRA.

On ne saurait avoir une notion complète du choléra, si l'on n'étudiait pas la marche de ce terrible fléau à travers les diverses populations du globe, depuis l'année 1817 jusqu'à l'année 1850.

Cette partie de notre récit ne sera certainement pas la moins aride: elle aura besoin, pour être facilement comprise, d'être suivie sur la carte.

Le choléra, qui depuis la plus haute antiquité régnait sur les bords du Gange sous la forme endémique, prit tout à coup, de 1770 à 1790, le caractère épidémique, et fit un assez grand nombre de victimes le long de la côte de Coromandel, aux environs de Madras, à Pondichéry, à Trinquemale, dans l'île de Ceylan.

Jusqu'en 1817 on avait bien constaté quelques épidémies partielles, peu étendues, et d'ailleurs beaucoup moins graves que celles qui ont suivi.

Ce fut au mois de mai 1817, après des pluies torrentielles, que le choléra éclata à l'extrémité orientale de l'Indoustan, sur les rives du Brahmapoutre, d'où il s'étendit le long des affluents du Gange, ravageant Jessore en août, et Calcutta en septembre.

Le 9 novembre, le fléau vint fondre sur le camp de la Compagnie des Indes, placé sur la rive droite du Bethoah, en se portant de l'est à l'ouest. Il fit des ravages si terribles dans l'armée, qu'un grand nombre d'hommes atteints périrent en quelques minutes (1). Ceux qui tombèrent de cheval ne purent se relever, et les chemins furent couverts de morts et de mourants. Les Européens résistèrent mieux que les indigènes ; les femmes et les enfants furent épargnés. Ceux qui se nourrissaient de substances végétales moururent les premiers. Le mal cessa subitement dès que l'armée eut passé le Bethoah.

En peu de temps, le choléra couvrit de ses victimes la plus grande largeur de la presqu'île de

(1) Ozanam, *loc. cit.*, p. 259.

l'Inde, et vint successivement frapper les villes et les environs de Nagpour, d'Arungabad et de Pounah, dans la direction où s'opéraient des mouvements de troupes, sans suivre exactement ces grandes réunions d'hommes.

En mars 1818 il éclata à Allahabad, puis à Delhy; en août il frappa Bombay; en octobre, Nellore; puis il envahit successivement Madras, Calcutta, Pondichéry, Carnat et Bellary.

En janvier 1819, il sévit à Ereiwandroum et dans l'île de Manaar; il atteignit ensuite l'île de Ceylan et se manifesta en même temps à Arakan, à Malakka, à Sincapour, à Java, où il revint en 1821 et fit d'effroyables ravages.

Le 18 octobre 1820, le choléra éclata avec fureur à Canton et à Manille, où il se déclara à la suite d'un violent ouragan; il visita ensuite les îles Célèbes; il gagna de là Amboine et Macassar, où il fit périr des bœufs, des singes et des chiens.

Au mois de février 1821, on sentit ses effets à Surate, puis sur les deux rives du Scind et en même temps à Maskate, Moultra, Bassora et Bender-Abbasi; de là, il remonta l'Euphrate par Helle, et vers la fin d'août, il envahit Bagdad, où il enleva trois mille personnes.

En 1822, le choléra reparut à Java et y fit cent mille victimes. Dans le même temps il gagna Mossoul; en août, Mardin; en septembre, Diarbékir;

en octobre, Orfa; en novembre, Bir, Ainsale, Alep, et s'étendit dans toute la Syrie, s'avançant jusqu'aux frontières de l'Égypte.

En même temps que la maladie sévissait à Bagdad, elle faisait de nombreuses victimes à Chiraz.

De Chiraz, le choléra prit son cours vers le nord et passa à Zergoun et Magen ; de là, il se reporta vers l'est à Jesd. Il cessa aux premiers froids et reparut au printemps suivant, ravageant Nain, Kachan, Coum, Kosbroun, Suva, Killia, etc. Il arriva dans l'été à Tauris, où il s'arrêta l'hiver ; mais au mois de mars 1823 il parvint jusqu'aux frontières de la Russie. Au mois de mai, on le vit à Chyrvan, le 17 juin à Leukoroun, sur les bords de la mer Caspienne ; il remonta le Kour et parut à Bakou, ville de 13,000 âmes, où, dans une fête publique, à la suite d'une orgie, treize personnes moururent sur place. On vit des hommes faisant la conversation dans la rue, tomber sans mouvement, avec les membres roides et convulsés ; d'autres éprouvèrent des nausées, de la céphalalgie, des vomissements, etc., etc.

Au mois de septembre, le choléra gagna Astrakan et Kranoya, et après avoir visité de nouveau, de 1824 à 1827, les contrées qu'il avait ravagées précédemment, telles que Chakoly, où il fit périr les quinze seizièmes des chiens, il passa de Calcutta à Madras, à l'île de Java, à Canton, à Nankin, à Pékin et à Khoukhou, et parvint le 7 septembre à Orenbourg.

Il avait pénétré l'année précédente en Mongolie et jusqu'aux frontières de la Sibérie, et il reparut à Orenbourg en 1828.

Le choléra fit une nouvelle apparition dans l'Indoustan et en Perse en 1829, et au printemps de 1830; et, cette fois, il ne s'arrêta pas aux confins de la Russie, et s'avança en Europe, où il laissa d'horribles traces de son passage. Au mois de juin 1830, il éclata à Tauris; puis franchissant le Caucase, il pénétra le 13 juin à Tiflis. De Tiflis il parcourut le bord occidental de la mer Caspienne, et parvint le 31 juillet à Astrakan, sept ans après sa première invasion. Il enleva dans cette province 21,000 habitants. Dans le même temps il remonta le Volga, le Don, le Kour, et arriva à Moscou le 28 septembre, venant de Nijnei-Novogorod, ayant parcouru en deux mois trois cent cinquante lieues et ravagé tout le pays des Cosaques, les bords de la mer Noire et celle d'Azoff jusqu'à Tangarok, Sévastopol, Nicolaef, Kherson et Odessa. Des bouches du Dniester il menaçait ainsi l'Autriche. Il est à noter également que l'épidémie avait passé à la fois en Europe et en Arabie, avait dévasté la Mecque, reparu à Damas, d'où elle s'était jetée sur l'Égypte.

L'époque des plus grands froids suspendit la

marche du choléra, mais, pour ainsi dire, sans qu'il perdît ses positions, car on le vit recommencer ses progrès même avant la fin de l'hiver. Dès les derniers jours de janvier 1831, il s'étendit de Kiew à travers les provinces occidentales de la Russie, la Podolie et la Volhinie, jusqu'aux frontières de la Pologne qu'il franchit au commencement de mars, à la suite de corps de troupes dirigés sur Varsovie. Il se manifesta dans cette ville le 14; de là, il s'étendit rapidement sur tout le territoire de la Pologne, et particulièrement sur le théâtre de la guerre, où les grands rassemblements des armées russe et polonaise lui fournirent un nombre considérable de victimes (1).

La Moldavie et la Gallicie subirent à la même époque son influence; Jassi fut envahi le 10 mai. A l'autre extrémité de la Russie, il marcha vers les rives de la Baltique et vint frapper les provinces de Courlande et de Livonie; le 1er juin il atteignit Riga, et le 28 du même mois, Saint-Pétersbourg. De cette ville il gagna Kronstadt, Revel et Arkhangel. La Vistule le porta jusqu'à son embouchure, à Dantzick, où il pénétra le 26 mai. Enfin la Prusse et l'Autriche furent frappées à la fois en Silésie et en Gallicie; s'avançant dans ces pays, décimant Lemberg, il traversa les monts

[1] Tardieu, *Loc. cit.*, p. 65.

Krapacks et marcha vers la Hongrie, pendant qu'il touchait à la Prusse par le grand-duché de Posen et par Kœnisberg, qu'il atteignit le 29 juillet.

Dès lors, le choléra fut au cœur de l'Europe, et, à quelques jours de distance, Vienne et Berlin devinrent la proie de ce terrible fléau. Ce fut le 31 août qu'il éclata à Berlin. Chez le plus grand nombre des cholériques, dit le professeur Horn (1), on a pu vérifier de la manière la plus positive l'influence des refroidissements, des excès de table, de l'abus des liqueurs alcooliques, des coliques et des diarrhées négligées. Les habitations froides, humides, encombrées ou situées au bord de l'eau, fournirent une très-large part à cette maladie meurtrière, tandis que les quartiers salubres et bien aérés furent à peu près épargnés.

A Vienne, le choléra apparut dès les premiers jours d'août; mais il ne prit réellement le caractère épidémique que le 14 septembre, après un violent orage. Contrairement à ce qui exista à peu près partout, nous en exceptons toutefois Madrid, la maladie sévit principalement dans les quartiers les plus aérés et sur les personnes riches.

De Vienne, l'épidémie s'étendit en Hongrie et en Transylvanie, et y occasionna d'effroyables malheurs. On a prétendu que, sur environ 10,000,000

[1] *Annales d'Hygiène et de Méd. légale*, t. VI, p. 475.

d'habitants, la Hongrie avait vu périr 250,000 de ses enfants. De Berlin elle se porta sur le littoral de la Baltique, vint fondre sur Stettin, Hambourg, et, s'élançant bientôt par delà la mer du Nord, pénétra en Angleterre par le port de Sunderland en novembre.

L'hiver sembla ralentir la marche du choléra, et ce fut seulement au mois de février 1832 qu'il éclata à Londres, et qu'il y fit, pendant tout le temps de sa durée, 6,459 victimes.

L'inquiétude était grande en France, et chacun redoutait la visite de ce voyageur mystérieux, car déjà quelques cas isolés, et constatés peut-être d'une manière insuffisante, avaient cependant fait pressentir son invasion prochaine. On avait signalé deux cas à Lisieux vers le 15 janvier 1832, et deux à Paris dans les mois de janvier et de février. Mais l'épidémie véritable ne parut en réalité que le 15 mars 1832 à Calais, d'où elle s'élança directement et sans intermédiaire à Paris, et y éclata le 26 mars; quatre personnes furent attaquées et moururent en peu d'heures. La première était un cuisinier du maréchal Lobau, la deuxième une petite fille âgée de dix ans, la troisième une marchande ambulante, et la quatrième un marchand d'œufs.

Le 27, six autres malades furent transportés à l'Hôtel-Dieu.

Le 28, on en comptait vingt-deux à l'hôpital et trois cents dans les différents quartiers de Paris. Déjà le 31 mars, sur ces trois cents malades, quatre-vingt-six n'existaient plus.

Le 2 avril, le nombre des morts allait à plus de cent par jour; le 3, ce nombre montait à deux cents dans les vingt-quatre heures.

Le 5, il était de trois cents, et chaque jour la quantité augmentait dans une progression effrayante.

Le 9, plus de douze cents personnes furent atteintes; huit cent quatorze périrent. Enfin, le 14 avril (dix-huit jours après l'invasion du fléau) on comptait de douze à treize mille malades et sept mille décès; l'intensité de l'épidémie était telle, qu'être frappé de la maladie, c'était trop souvent être mort quelques heures après.

A partir du 14 avril, le mal s'adoucit; les décès, ce jour-là même, diminuèrent de 756 à 651; le 30, le chiffre de la mortalité était tombé à 114, et du 17 mai au 17 juin, on ne comptait plus que 15 à 20 morts par jour.

Déjà les esprits se rassuraient, et l'espoir de voir disparaître cette redoutable maladie était dans tous les cœurs; mais cette espérance devait être bientôt déçue, car une recrudescence terrible se manifesta dans les derniers jours de juin et dans la première quinzaine de juillet. Le 9 juillet, 71 personnes succombent; le 13 il en meurt 88; le lendemain, 107; le 15, 128; le 16, 170, et enfin le 18, 225; le 28 juillet, cette recrudescence avait à peu près cessé, et il n'y avait plus que 25 à 30 morts par jour.

En août et en septembre, l'épidémie alla toujours s'amoindrissant, et au 1er octobre, on put la considérer comme complétement éteinte; les journaux cessèrent de publier les décès, et la capitale fut enfin délivrée de ce fléau, qui n'avait cessé, pendant plus de six mois, de désoler ses murs et de décimer sa population.

L'épidémie cholérique de Paris en 1832 a duré du 26 mars au 30 septembre, 189 jours (d'un équinoxe à l'autre).

La période d'accroissement a été de quinze jours, et la période de décroissance de soixante-deux; la même remarque, dit M. Verdé de Lisle (1) a été faite dans plusieurs villes du nord de l'Europe où la maladie a mis également beaucoup plus de temps à diminuer qu'à s'accroître.

Dans les premiers moments de l'invasion, plus des trois cinquièmes des malades périssaient; mais à partir du 20 avril la proportion ne fut plus que de moitié. Au commencement du mois de mai, elle formait le tiers, et plus tard, une fraction moindre encore.

[1] *Traité théor. et prat. du Choléra-Morbus*, Paris, 1848, p. 5 et 6.

Voici, pendant tout le temps que régna le choléra, le nombre des victimes qu'il fit dans la capitale :

Période	Mois	Victimes	Total
Période d'invasion. . .	Mars.	90	13,861
	Avril	12,733	
	Mai	812	
	Juin (jusqu'au 15).	226	
Période de recrud[ce]. .	Fin juin.	602	4,501
	Juillet.	2,573	
	Août.	969	
	Septembre	357	
	Total général.		18,362

Dès le 28 mars, le choléra s'étendit de Paris à la banlieue, et le 31 il y avait déjà des malades et des morts dans neuf communes rurales. Durant tout le cours de l'épidémie, sur les 80 communes du département de la Seine, trois seulement furent complétement épargnées.

Le terrible fléau dont nous avons entrepris de retracer la marche ne devait pas borner ses ravages à la capitale de la France ; 48 départements étaient destinés à subir sa désastreuse influence.

Nous emprunterons à l'excellent ouvrage de M. Ambroise Tardieu, l'ordre d'invasion de cette maladie dans les différents départements de la France.

MARS.

1. Pas-de-Calais.
2. Seine.
3. Seine-et-Oise.

AVRIL.

4. Seine-et-Marne.

5. Oise.
6. Seine-Inférieure.
7. Aube.
8. Somme.
9. Aisne.
10. Haute-Vienne.
11. Indre.
12. Orne.
13. Loir-et-Cher.
14. Yonne.
15. Eure.
16. Eure-et-Loir.
17. Nord.
18. Loiret.
19. Marne.
20. Loire-Inférieure.
21. Morbihan.
22. Haute-Marne.
23. Meuse.
24. Indre-et-Loire.
25. Deux-Sèvres.
26. Rhône.
27. Manche.

MAI.

28. Moselle.
29. Meurthe.
30. Vosges.
31. Maine-et-Loire.
32. Nièvre.
33. Corrèze.
34. Cher.
35. Finistère.

JUIN.

36. Ardennes.
37. Allier.
38. Haute-Saône.
39. Calvados.
40. Charente-Inférieure.

JUILLET.

41. Mayenne.

AOUT.

42. Gironde.
43. Ardèche.
44. Isère.

SEPTEMBRE.

45. Côtes-du-Nord.
46. Bouches-du-Rhône.

OCTOBRE.

47. Sarthe.
48. Ille-et-Vilaine.

38 départements ont été à l'abri du souffle dévastateur du choléra, et ces départements sont surtout ceux de l'est et du midi.

Nous venons d'assister aux ravages que le choléra a causés en France, et nous n'avons pas voulu interrompre le récit de ces calamités pour mentionner les recrudescences qui se manifestèrent dans une grande partie de l'Europe.

Ainsi, en avril 1832, le choléra sévit en Autriche, en Prusse, en Irlande, en Angleterre et en Belgique. Au commencement du mois de mai il se montra sur les frontières de la Suisse, et respecta ce délicieux pays. Vers la fin de juin on signala une recrudescence à Odessa et à Vienne, et une première apparition en Hollande, à Rotterdam et en Saxe. Au 1er juillet, il envahit les duchés de Schleswig et de Holstein, et reparut avec plus de violence à Hambourg et à Altona. Le 13 juillet il fit explosion à Lahaye; le 14 août Amsterdam fut atteint. A peu près à la même époque, l'épidémie se manifesta à Mayence et à Aix-la-Chapelle.

Le choléra, qui avait disparu de la Russie vers la fin du mois de juin, y fit une nouvelle apparition à la fin du mois d'août. Il visita Constantinople au commencement de septembre et s'y montra très-bénin.

Le 16 octobre il se déclara sur quelques points des côtes de Norwège, auxquelles il resta borné.

Quoique le choléra eût trouvé un aliment plus que suffisant à ses féroces instincts, on ne l'en vit pas moins traverser les mers pour aller se jeter sur une proie nouvelle; le Canada fut envahi le 14 juin 1832, New-York au commencement du mois de juillet, et Philadelphie en août. Jusqu'alors le Nouveau-Monde avait été épargné par ce fléau.

En même temps la maladie s'introduisit en Espagne et sur les côtes d'Afrique, où elle exerça ses ravages de 1833 à 1834. De là elle revint en France pour la seconde fois, et vint glacer d'épouvante les populations du midi, qui avaient été épargnées lors de la première épidémie.

Ce fut au mois de décembre 1834 que le choléra reparut en France; il éclata à Marseille le 11 et à Cette le 13. Durant tout l'hiver et pendant le printemps il porta la désolation dans les différentes communes des départements des Bouches-du-Rhône et de l'Hérault.

Le 20 juin il se manifesta dans le département du Var et fit de grands ravages à Toulon.

Les départements du Gard, de Vaucluse, de la Drôme et de l'Aude furent atteints dans le courant de juillet.

Il est un fait digne de remarque, c'est que des 7 départements envahis dans le midi de la France, 5 sont situés sur le littoral de la mer Méditerranée, et que l'épidémie s'est fort peu avancée dans les terres.

Cette petite épidémie, si on peut s'exprimer ainsi, eu égard à celle qui avait sévi en 1832 sur 48 départements, a régné dans le midi de la France depuis le 11 décembre 1834 jusqu'à la fin d'octobre 1835, c'est-à-dire plus de 10 mois.

Les départements du Var et des Bouches-du-Rhône sont ceux qui éprouvèrent la plus grande mortalité.

L'Italie n'échappa pas non plus à la visite de cet hôte dangereux, et les villes de Turin, Livourne, Gênes, Venise, Florence, Rome, Naples, Palerme, furent frappées par l'épidémie en 1836 et en 1837; et quelques-unes d'entre elles furent cruellement ravagées. Palerme, proportion gardée, est la ville d'Europe qui a le plus souffert du choléra, puisque sur une population de 160,000 âmes, dont le tiers environ avait émigré, le nombre total des victimes a été évalué à 25 ou 26,000.

A peu près à la même époque, les contrées septentrionales de l'Afrique, et surtout l'Algérie, furent décimées par le fléau.

L'Europe pouvait espérer que désormais elle échapperait à une nouvelle invasion de cette redoutable maladie; mais cette espérance devait être de courte durée. Parti de nouveau des bords du Gange, le choléra traversa l'Indoustan et le royaume de Lahore, envahit la Tartarie en septembre 1845, éclata à Téhéran au mois de novembre, puis de là se dirigea d'une part sur Bagdad et la Mecque, qu'il atteignit au mois de décembre 1846, faisant 15,000 victimes sur 100,000 habitants. D'autre part, il se porta sur

Tauris, et, le 28 octobre 1846, gagna les provinces caucassiennes, où il pénétra pour la troisième fois par Salian.

A partir de ce moment le choléra fut en Russie, et s'y propagea avec rapidité. Derbent et le fort de Temir-Khan-Choura furent envahis le 16 mai 1847, Tiflis le 9 juin, Georgievsk le 13 juin, Astrakan le 16 juillet, Rostov le 24, Novotcherkask le 30, Tanganrog le 2 août, Kazan et Jekatérinoslaw le 17 septembre. Il traversa successivement les provinces de Kharkow, Woronej, Orel, Toula; éclata à Moscou le 30 septembre, se propagea dans les environs du 18 au 30 décembre, et s'étendit jusqu'à Tver.

Le choléra, revenant sur ses pas, avait marché de Tiflis sur Erzeroun et Trébizonde, où il sévit en septembre 1847. Dans le même mois il s'étendit à Keresoun, situé également sur la mer Noire, un peu plus à l'ouest. Le 24 octobre il se déclara à Constantinople, respectant tous les points de la côte entre Keresoun et cette capitale. Quoique le nombre des habitants de cette ville fût considérable, puisqu'on l'évaluait à 6 ou 800,000 habitants, en y comprenant la population de Scutari, ville de la Turquie d'Asie, le choléra n'y fit pas plus de 6,000 victimes pendant près d'une année qu'il y régna.

Le choléra, engourdi par le froid, avait à peu

près cessé sa course meurtrière ; mais le printemps lui rendit bientôt son activité ; non-seulement il recommença ses ravages à Tver, à Moscou, à Kazan, à Nijnei-Novogorod, à Smolensk, mais encore il s'achemina vers Saint-Pétersbourg qu'il vint frapper le 8 juin 1848. Les individus atteints du choléra, et transportés dans les hôpitaux, succombaient si vite, que le peuple, croyant à un empoisonnement des fontaines, se rassembla dans les rues en groupes menaçants, et le bruit se répandit qu'il voulait assaillir les hôpitaux des cholériques. Alors on fut forcé de rappeler les troupes, qui étaient en grande partie à leur camp d'été ; on plaça des piquets de troupes dans les rues et des canons sur les places ; et tout rentra bientôt dans l'ordre.

Dans le courant du mois de mai 1848, sans disparaître de Constantinople, où on observa au contraire à cette époque une recrudescence de la maladie, le choléra se propagea le long de la côte de la mer de Marmara, et vint sévir à Cilivrie et à Rodosto. Vers le milieu de juin, il atteignit Gallipoli et les Dardanelles, et il se répandit bientôt à Tchesmé, petit bourg du littoral situé à dix-huit heures au sud-ouest de Smyrne, à peu de distance de l'entrée du golfe et vis-à-vis de l'île de Scio. Dans les premiers jours de juillet il arriva vers l'est, à Brousse, et dans la direction du sud, à Pergame et à Balikesser. Le 15 du même mois, il se déclara à Kirkagatch, et le 20 il éclata à Bounar-Bachi, aux portes de Smyrne. Enfin, le 22 juillet, un cas bien authentique de choléra fut constaté à Smyrne chez un militaire de la garnison.

Vers la même époque, l'épidémie s'étendit de la Syrie à l'Égypte; elle fut signalée au Caire le 16 juillet 1848, à Alexandrie le 25; et en quarante-cinq jours on compta en Égypte plus de 25,000 victimes. Le 7 août elle envahit Salonique, où elle exerça d'effroyables ravages. De là elle se propagea, dans une très-petite étendue, au nord de la Grèce.

Le choléra, qui s'était arrêté aux frontières occidentale et méridionale de l'empire russe vers la fin de l'année 1847, atteignit Jassi en Moldavie et Buckarest en Valachie au mois de juin 1848.

Le fléau décroissait à Moscou et à Saint-Pétersbourg, mais il éclatait en Sibérie et continuait ses ravages dans le Caucase. Après s'être montré à Riga dans la Livonie, et à Mitau dans la Courlande, il gagna la Prusse, éclatant le 28 juillet à Berlin et le 8 août à Stettin. Au 1er septembre, il frappa Dantzick, Hambourg, et le 23 il sévit à Lubeck. Il se manifesta à cette même époque à Varsovie, où avait lieu un rassemblement de troupes campées dans des lieux très-humides.

Au 1er octobre, la capitale de la Hollande fut envahie; le 18, Rotterdam paya son tribut à l'épidémie et fut beaucoup plus maltraitée que Amsterdam.

Le 5 octobre 1848, des bâtiments venant de Hambourg entrèrent dans le port de Sunderland, ayant à bord des matelots atteints du choléra. Le lendemain, deux cas étaient constatés à Edimbourg et à Woolwich. A dater du 24 octobre, le choléra fut au cœur de l'Angleterre, et jusqu'au 6 octobre 1849, époque de sa disparition, le *Registrar general* donne, comme chiffre de la mortalité pour la ville de Londres, 14,398 décès cholériques, pour une population de 2,206,076 âmes. Le quartier le plus maltraité d'une manière absolue a été celui de Lambeth, qui a perdu 1,640 personnes; et le moins maltraité a été celui de Hampstead, qui n'a fourni que 9 victimes.

L'Écosse, toute proportion gardée, a eu beaucoup plus à souffrir que l'Angleterre.

Pour la seconde fois, le choléra était en vue de France; il ne tarda pas à traverser le détroit, et vint s'abattre à Dunkerque le 20 octobre 1848; il y exerça des ravages pendant deux mois, et disparut presque complétement pour se réveiller dans les premiers jours de mars 1849.

Le 1er novembre 1848, il se montra à Calais; le 10, à Saint-Omer; le 15, à Yport; le 29, à Lille; le 7 décembre, à Saint-Amand; le 16, à Douai; le 19, à Hazebrouck. Le 1er janvier 1849, il éclata à Fécamp; le 4, à Valenciennes; le 5, à Dieppe; le 11, à Arras; le 21, à Ingouville; le 29, à Paris.

Voici la répartition, par mois, des décès causés à Paris par le choléra de 1849.

Mars,	130 décès.
Avril,	694
Mai,	2,426
Juin,	5,769
Juillet,	419
Août,	810
Septembre,	670
Octobre,	32
	10,950 décès.

En ajoutant à ce chiffre 8,911 décès pour les hôpitaux civils et militaires et pour les hospices, on obtient un total de 19,861 décès.

De Paris, le mal a gagné de proche en proche et a frappé, cette fois, toutes les parties de la France indistinctement. Le nord et le sud, l'ouest et l'est n'ont pas été épargnés et ont subi presque simultanément les rigueurs de ce fléau redoutable.

C'est surtout à partir du mois de mai que le

choléra a jonché de victimes le sol de la France; au mois de novembre, l'épidémie avait à peu près cessé ses ravages; elle régnait cependant encore avec une certaine intensité à Brest et à Cherbourg.

On avait tout lieu d'espérer que la ville de Lyon, qui avait été préservée du choléra en 1832, jouirait du même privilége en 1849; mais il n'en a pas été tout à fait ainsi; car, vers le milieu du mois de novembre, quelques cas se sont déclarés à l'hôpital militaire; heureusement que dans le mois de janvier 1850 il ne restait plus aucune trace de cette maladie.

L'épidémie de 1849 a ravi à la France 85,000 de ses enfants.

Vers la fin du mois de juillet 1849, l'Italie a été envahie par le choléra. Les villes de Venise, Bergame, Brescia, Vérone, Parme, Milan, Mantoue, Turin, etc., ont été plus ou moins maltraitées. Venise, surtout, a eu beaucoup à souffrir.

Au mois de septembre, le choléra s'est déclaré à Alger dans les hôpitaux militaires; malgré le zèle le plus actif, les soins les plus éclairés, le dévouement le plus admirable de la part des officiers de santé de l'armée, la mortalité a été effrayante pendant le mois d'octobre. L'épidémie n'a pas borné ses ravages à Alger, elle a atteint Oran, où, dans la seul ejournée du 21 octobre, il y a eu 228 décès: aussi toute la population a-t-elle émigré, et n'a-t-on plus trouvé de fossoyeurs.

Tlemcen, Bone, Philippeville, Arzew, Tenès, Cherchell n'ont pas été plus épargnés. Le fléau a gagné les tribus des Beni-Manasser, des environs de Milianah, de Blidah, etc.

Vers la fin du mois de novembre, l'Algérie, après avoir perdu 8,000 personnes et un assez grand nombre d'officiers de santé de l'armée d'Afrique, parmi lesquels nous citerons MM. Poulain, Hennequin, Denys, Douzinelle, Sainte-Marie, Jacquot, etc., etc., se trouva débarrassée de cette terrible épidémie.

En quittant l'Algérie, le choléra se porta sur Tunis; au mois d'avril 1850, les mesures intelligentes employées par le bey faisaient espérer qu'il sévirait avec modération et qu'il aurait même bientôt disparu, lorsque, vers la fin de juillet, il y eut une recrudescence terrible, et que 150 personnes périssaient par jour.

Le choléra a fait son entrée en Belgique en octobre 1848, et n'y a pas suivi une marche régulière et décidée; il a frappé plusieurs villes et a fait de nombreuses victimes à Liége et à Gand.

Louvain, Anvers, Mons, Bruxelles, Malines, Bruges, n'ont pas eu autant à souffrir. Mais à Bruxelles, où le nombre des cholériques a été très-restreint, la mortalité parmi les individus atteints a été excessive; c'est ainsi que du 24 avril

1849, jour où le choléra y a éclaté, au 27 octobre, où il n'a plus été constaté de nouveaux cas, il y a eu 1,244 attaques de choléra, dont 1,013 se sont terminées par la mort.

L'épidémie se ranima en Prusse le 23 avril 1849 et sévit à Berlin avec intensité. Plusieurs médecins, parmi lesquels on cite huit médecins hydropathes, ont été moissonnés, victimes de leur dévouement.

Au 25 décembre 1848, l'Autriche était aux prises avec le choléra, qui se déclara tout d'abord dans les hôpitaux militaires de Vienne. Le 10 janvier 1849, il s'étendit à la population civile et sembla disparaître au 22 mars; mais au 1er mai il reparut avec violence dans les hôpitaux civils et militaires.

La Gallicie a été horriblement maltraitée.

Le 14 janvier 1849, de nouveaux cas de choléra se manifestèrent à Constantinople. A Césarée, malgré la rigueur de la saison, il périssait 22 personnes par jour.

Pendant l'année 1849, le choléra a fait de nombreuses victimes à Saint-Pétersbourg et sur plusieurs points de l'empire russe. Un médecin de Moscou a publié une statistique des ravages qu'il a causés en Russie dans les années 1847 et 1848.

En 1847 le fléau a fait 116,600 victimes sur 285,460 personnes atteintes; en 1848, 669,998 sur 1,693,662.

La Norwège a également payé son tribut. Vers les premiers jours de décembre 1848, le choléra s'est abattu avec fureur sur la ville de Bergen. A Espevar, la mortalité a été, dit-on, si forte, que l'on a cru devoir transporter les cadavres dans un îlot désert, où on les a si mal ensevelis, qu'ils ont bientôt été dévorés par les oiseaux de proie.

En Europe, le choléra n'avait pas suffisamment assouvi sa fureur, il lui fallait encore traverser l'Océan Atlantique pour aller s'abattre à New-York, où il fit d'effroyables ravages pendant les derniers mois de l'année 1848 et jusqu'au mois d'octobre 1849.

Saint-Louis, la Nouvelle-Orléans, Cincinnati, Buffalo, Washington, ont également été envahis et fort maltraités. A Saint-Louis, on n'a pas compté moins de dix-sept médecins qui ont payé de leur vie leur assiduité près des malades.

L'épidémie s'est même étendue dans toute la partie méridionale des États-Unis; elle s'est montrée à Albany, à Indiana, dans les districts d'Harrison et de Clermont, à Louisville, dans le Kentucky et à Savannah. A Cincinnati, 9 cas se sont déclarés dans la même journée et dans la même habitation.

M. Wis [1] écrit de Quito à M. Boussingault,

[1] Acad. des Sciences, séance du 15 juillet 1850.

pour lui communiquer la relation d'une expédition qu'il vient de faire avec M. Garcia Moreno au Sangaï, volcan des Andes de l'équateur : il annonce que le choléra a envahi tout le territoire grenadin; qu'il a remonté tout le Magdalena et qu'il est à Neiva et à Bogota, à 2,600 mètres (2,000 mètres de plus que le point le plus élevé où l'on ait observé jusqu'à présent la fièvre jaune sur la côte du Mexique), où il fait de grands ravages. Ainsi, il n'y a plus d'altitude qui l'arrête. On l'attend, dit-il, à Quito, et il montera sur le Cotopaxi et le Chimborazo.

Le Canada a également payé son tribut à la maladie. Le 2 juillet 1849, le choléra a éclaté à Montréal; le 4 à Québec, le 7 à Kingston et à Toronto, le 18 à Hamilton.

Au mois de mai 1849 le choléra a reparu dans l'Inde, et s'est abattu à Bombay, sur les barraques de l'artillerie européenne. En septembre et en octobre de la même année, il fit également de très-grands ravages à Madras et à Bona, où il décima les troupes.

Le 17 juin il se manifesta à Bangkok, une des villes du royaume de Siam; le 19 il avait déjà pris une telle extension que 80 cadavres étaient brûlés sur le même bûcher. Les jours suivants, on ne pouvait parcourir les rues sans trouver à chaque pas des morts gisants sur le sol et sans voir des personnes atteintes du choléra et tombant pour ne plus se relever.

Le nombre des morts était si grand, qu'il devint impossible de les brûler tous. Quelques-uns furent enterrés, et une foule d'autres furent jetés dans la rivière. Point de cérémonies funèbres : on se hâtait de transporter les cadavres au bûcher. On les empilait jusqu'au nombre de 400 ; mais souvent on oubliait de les brûler, et la corruption cadavérique ajoutait à l'infection de l'air. Chaque jour 2 à 3,000 personnes périssaient.

En 14 jours, plus de 30,000 personnes étaient tombées victimes de cet épouvantable fléau. Les ravages du choléra ont alors sensiblement baissé, mais ils n'ont pas cessé.

Vers la fin de mars 1850, plusieurs cas de choléra ont été signalés à Paris et se sont presque tous rapidement terminés par la mort.

Serions-nous donc appelés à voir le choléra s'acclimater en Europe? Ce serait dans les choses possibles, et nous aurions alors désormais à combattre de temps en temps ce nouvel ennemi, tantôt à l'état épidémique, tantôt et plus souvent à l'état sporadique.

Dans la dernière quinzaine d'avril, il a également reparu dans trois villes de la Prusse saxonne, à Halberstadt, Oscherleben et Strassfust.

Le 15 mai un cas de choléra asiatique des plus intenses a été constaté à Louvain.

Vers la fin de juillet, le choléra a fait une nouvelle apparition sur les côtes d'Afrique. L'épidémie s'est d'abord déclarée à Bone, venant de Tunis. Jusqu'au 5 août, le nombre des cas de choléra a été de 60 environ, dont les deux tiers ont été suivis de mort. Le mal a ensuite perdu de son intensité, et le 20 août la commission sanitaire, en ayant constaté la fin, a fait donner patente nette à tous les navires.

Mais pendant que le choléra disparaissait de Bone, il sévissait déjà sur plusieurs autres points de la province de Constantine. A Guelma il a attaqué du 27 juillet au 17 août 36 personnes, dont 28 sont mortes. La plupart de ces malades étaient des militaires déjà usés par la fièvre et la dysenterie.

A Sétif, 17 personnes ont été frappées. A Bougie, un seul individu a été atteint et a succombé le 24 juillet. Mais le choléra a sévi cruellement dans les tribus kabyles de Bougie. Ses ravages ont cessé le 7 août, après avoir enlevé 538 personnes sur 1,500 habitants.

Le *Moniteur algérien* dit que presque partout les animaux mouraient avec tous les symptômes du terrible fléau. Sur plusieurs points, les populations se sont enfuies, et les moissons sont restées sur pied, faute de travailleurs.

Le choléra a envahi Bramis, Saada, etc. Il s'est introduit à El-Outaïa, El-Kantara et dans la vallée de l'Oued-Abdi.

Après avoir exercé ses ravages dans tout le sud, visité Constantine, l'épidémie, marchant parallèlement sur deux voies différentes, par les montagnes kabyles et le pays des Serrssous, est arrivée, en franchissant une partie de la vallée de l'Isser et la plaine, jusqu'à Alger, où elle a causé d'assez grands désastres.

Vers le milieu de septembre, le choléra était en voie de disparition à Alger et dans ses environs. Mais dans la journée du 22 septembre il s'est montré avec intensité à Aumale. Il a également été signalé à Orléansville et à Milianah. Dans la province de Constantine on ne rencontrait plus que quelques cas rares et isolés.

Au moment où l'on croyait l'épidémie à peu près terminée en Algérie, elle a éclaté de nouveau à Alger avec la violence et la rapidité de la foudre. Dans la journée du 20 octobre, il s'est déclaré 62 cas de choléra tant en ville qu'au lazaret, et il y a eu 45 décès. Cette recrudescence, qui promettait d'être terrible, ne s'est heureusement pas maintenue au delà de quelques jours.

Les nouvelles d'Alger reçues par le courrier parti le 10, signalaient une diminution notable dans le choléra. Du 6 au 9 novembre il n'y avait eu que

13 décès, tant au lazaret et aux hôpitaux militaires que parmi la population française et musulmane de la ville.

L'amélioration s'est soutenue depuis lors.

A Oran et dans les localités voisines, le choléra a régné aussi, mais avec bien moins d'intensité.

L'île de Malte a eu beaucoup à souffrir du choléra. A plusieurs reprises, l'épidémie avait semblé s'affaiblir et même disparaître ; mais toujours il y avait eu une recrudescence. A la date du 17 août on comptait plus de 100 attaques par jour dans les îles de Malte et de Gozzo, et plus de 50 sur 100 succombaient. A la date du 9 septembre, le choléra avait diminué à Malte; cependant on l'y observait encore.

Le 29 juillet le choléra a éclaté à Marseille, et de ce jour au 27 août on a constaté 25 décès cholériques.

Le choléra a fait explosion en Égypte. Le 8 août à Alexandrie, il y a eu 8 décès cholériques. Au Caire, à la même époque, le nombre des cas était de 30 à 35 par jour. Quelques cas de choléra ont également paru à Suez, parmi les personnes qui arrivaient du Caire.

Le choléra s'est aussi manifesté dans les îles Ioniennes, et ses ravages ont été effrayants, surtout à Céphalonie. Les populations, frappées de terreur, abandonnaient non-seulement les malades mais encore les cadavres, que l'administration faisait traîner par de longs crochets de fer dans de grands fours, où on les consumait avec de la chaux vive.

Pour la première fois, dans le mois d'août, l'épidémie a pénétré dans la Suède, mais elle s'y est montrée peu intense; plus tard elle a gagné les provinces du sud et a éclaté à Christiania, capitale de la Norwège; mais Stockholm a toujours été préservé.

Le choléra a reparu en Autriche et y a fait de nombreuses victimes pendant les mois d'août et de septembre 1850. Il a sévi avec une violence extrême parmi les ouvriers employés aux travaux du chemin de fer du mont Sœmmering. A Pesth (Hongrie) il a frappé également beaucoup de personnes; mais c'est surtout à Grosshœflen, ville de 1,300 âmes, en Moravie, qu'il a exercé sa rage homicide, puisque 68 individus ont succombé en deux jours.

Les nouvelles du Mexico, à la date du 13 août, signalaient la disparition du choléra, qui avait régné dans cette ville pendant trois mois, et avait coûté la vie à 18,000 personnes.

Le fléau n'en continuait pas moins pour cela ses dévastations dans le golfe du Mexique, et notamment à la Havane, où il sévissait surtout sur la population esclave.

Voici quels sont les enseignements que l'on peut tirer de cette longue énumération des épidémies cholériques, c'est que :

1° Le choléra n'a respecté aucune situation géographique, aucune nature de sol ; qu'il a sévi aussi bien sur les plateaux les plus salubres, que dans les vallées les plus humides et les plus marécageuses ;

2° Il a suivi les voies de communication les plus fréquentées, les grandes routes et les cours d'eau ;

3° Il a été loin d'avoir une marche régulière, et il a souvent, dans sa course capricieuse, passé sur des villages et même sur des villes entières sans les frapper de son souffle empoisonné ;

4° Le froid a semblé l'engourdir et comme suspendre ses ravages.

CHAPITRE XI.

DES ÉPIDÉMIES QUI PEUVENT COINCIDER AVEC LE CHOLÉRA.

C'est une opinion assez généralement accréditée, que le choléra, lorsqu'il doit envahir une localité, voit disparaître et comme fuir devant lui toutes les autres maladies.

Il est vrai qu'à l'approche des épidémies cholériques on observe habituellement et presque exclusivement des dérangements du tube digestif, tels que diarrhées, embarras gastriques, gastralgies, coliques, dysenteries, etc.; mais on n'en a pas moins remarqué dans certaines localités des épidémies qui ont coïncidé avec le choléra; d'où la nécessité de conclure que le choléra n'exclut pas d'autres épidémies.

Avant de citer quelques exemples, disons que dans différents pays on a signalé la grippe, en 1830 et en 1847, comme étant un des phénomènes précurseurs du choléra. On l'a vue régner à Madrid, à Londres, à Paris, etc., avec une certaine violence, peu de temps avant l'apparition du choléra.

En 1832, on observa en France, au plus fort du choléra, une épidémie de suette dans les départements de l'Oise et de Seine-et-Oise.

Une épidémie d'angines très-graves coïncida avec le choléra dans les départements du Lot et de la Haute-Saône.

A Meures, dans la Haute-Marne, une épidémie de fièvre typhoïde exista simultanément avec le choléra.

A Constantinople, on a vu que le choléra avait éclaté en même temps que la peste.

En 1847 et en 1848, le choléra fut précédé en Russie par une épidémie de fièvre intermittente et par une épidémie de scarlatine; mais les deux maladies épidémiques s'effacèrent presque complétement pour laisser le champ libre au fléau indien: une fois le choléra disparu, la fièvre intermittente et la scarlatine reparurent avec une nouvelle intensité.

En 1849, sur toute la côte est de l'Amérique, le choléra, la fièvre jaune et la fièvre rouge régnèrent en même temps. Ces trois maladies, qui étaient à l'état épidémique, frappèrent sur toutes les classes indistinctement.

Dans la dernière épidémie de choléra qui a ravagé la France, on a observé, concurremment avec cette terrible affection, des épidémies très-graves de dysenterie. Dans plusieurs communes des environs de Tours, à Rochecorbon, à Parçay, à Notre-Dame-d'Oé, à Chanceaux, etc., il y eut une effroyable mortalité causée par la dysenterie, tandis que le choléra faisait également, mais sur d'autres points très-rapprochés d'ailleurs, de terribles ravages.

A Bordeaux, le choléra et la dysenterie ont régné simultanément.

A Mortagne, M. le docteur Hullin a tracé la description d'une épidémie de dysenterie cholériforme, ayant coïncidé avec la présence du choléra dans des localités voisines.

Les mêmes faits s'étaient produits en 1832.

A Londres, à Alger, la dysenterie épidémique a existé en même temps que le choléra épidémique.

Nous pourrions multiplier ces citations; mais nous pensons que ces faits sont assez nombreux, et qu'il serait superflu d'invoquer de nouvelles observations.

CHAPITRE XII.

DU CHOLÉRA CHEZ LES ANIMAUX. — DES ÉPIZOOTIES EN TEMPS D'ÉPIDÉMIE CHOLÉRIQUE.

On a vu dans un grand nombre de pays le choléra sévir sur les animaux.

C'est ainsi qu'au mois de mars 1818 on vit à Delhy-Jeypour et à Allahabad (Inde), les chameaux, les chèvres et les chiens mourir en très-grand nombre dans d'horribles convulsions.

En octobre 1820, époque à laquelle le choléra régnait à Macassar et à Amboine, les bœufs, les singes et les chiens périssaient en quelques heures.

En 1827, à Chakoly il enleva les quinze seizièmes des chiens.

En Russie et en Pologne on observa également une mortalité très-grande sur les poules et les lièvres.

En France, dès l'apparition du choléra à Paris, M. le docteur Carrère signala à Choisy-le-Roi et à Bercy une épizootie qui fit périr 500 poules en quelques jours.

Des faits analogues furent constatés dans les départements de l'Ain, du Rhône, de l'Oise, de l'Eure et du Finistère.

Aux Sables-d'Olonne (Vendée), quelques heures avant l'invasion du choléra, des milliers d'hirondelles mortes jonchaient les côtes de l'Océan.

Pendant les premiers mois de l'année 1832, M. Clément Désormes remarqua que les carpes des étangs de plusieurs cantons du département de l'Oise offraient une certaine maladie dont il donna la description.

En 1848, à Moscou, au moment où le choléra commençait ses ravages, parut une épizootie sur les bêtes à cornes.

En France, M. Ambroise Tardieu a signalé qu'en 1848, dans une grande exploitation du département de la Marne, les poules ont succombé en nombre extraordinaire, et que le même fait s'est produit en Bourgogne.

Dans les départements du Calvados, de la

Mayenne, d'Ille-et-Vilaine, de Maine-et-Loire, pendant les mois de juillet, août, septembre et octobre, une épizootie très-grave a frappé les moutons et les bêtes à cornes.

En 1849, M. Liégey de Rambervilliers a observé le choléra chez le cheval, et il a remarqué que l'épidémie s'attaquait de préférence aux juments qui venaient de pouliner. Quelquefois le poulain mourait peu de temps avant ou après sa mère. Un fait bien autrement extraordinaire, et qui militerait en faveur de la contagion chez le cheval, c'est que plusieurs chevaux logés successivement dans la même écurie dans laquelle étaient morts des chevaux atteints du choléra, n'ont pas tardé à ressentir les atteintes du mal et à succomber.

Au mois d'août 1849, une épizootie sur les porcs, offrant les caractères les plus graves, a régné dans le territoire de Marseille et dans tout le département des Bouches-du-Rhône.

Au mois de juillet 1850, dans les tribus kabyles de Bougie, les chiens, les bestiaux, les volailles ont payé leur tribut à la maladie épidémique. On voyait les animaux atteints tomber subitement et périr en tordant leurs membres contournés et rétractés. La volaille avait le plumage retroussé et le cou tordu en arrière.

Dans plusieurs districts de la contrée transcaucasienne, notamment dans Tiflis et aux environs, on a remarqué un peu avant l'épidémie de choléra que les abeilles déployaient une activité prodigieuse; les prairies et les jardins en étaient remplis. Elles volaient par essaims et emportaient force butin. Mais dès que le fléau eut éclaté, elles se tinrent cachées dans leurs ruches, qu'elles avaient fermées avec de la cire.

Des corneilles qui nichaient dans le clocher d'une commune du Calvados ont fui devant l'épidémie.

A Glatz, près de Kœnigsberg, on a observé quelque chose d'analogue : d'innombrables quantités de corneilles et de choucas se sont enfuis, abandonnant leurs nids.

De ce que le choléra épidémique ne sévit pas seulement sur les hommes, mais qu'il atteint encore diverses espèces d'animaux, il est facile de se convaincre, comme nous l'avons déjà dit, que cette maladie est le résultat de certains miasmes dont l'action délétère s'étend à tout être animé.

FIN

TABLE DES MATIÈRES.

FIN DE LA TABLE

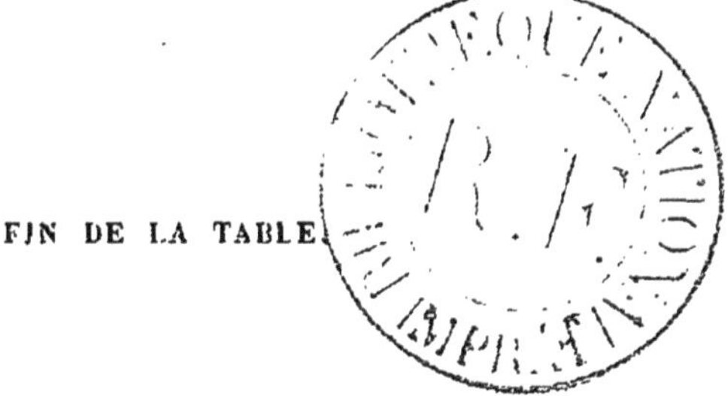

Tours, imp. Mame.

www.ingramcontent.com/pod-product-compliance
Ingram Content Group UK Ltd.
Pitfield, Milton Keynes, MK11 3LW, UK
UKHW022323190726
13856UKWH00001B/174